インド伝統医学で健康に！

アーユルヴェーダ入門

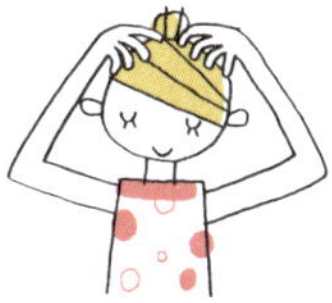

脈診・ヨーガ・マッサージ・食事などで
病気と老化をふせぐ

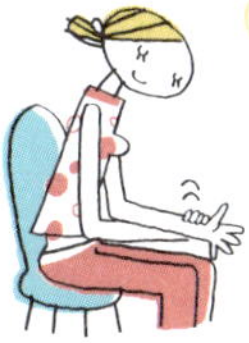

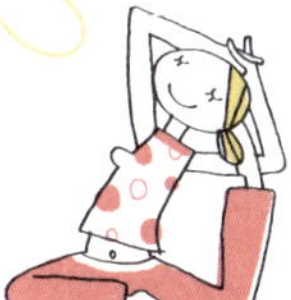

地球丸からだブックス

アーユルヴェーダ的生活は、自分について、もっと知ることから始まります。

体質がわかる 心と体の30チェック

⑧首	⑨鼻	⑩目	⑪口	⑫唇	⑬歯	⑭毛髪	⑮皮膚
長いか、短い。筋張っている。	わし鼻、小さくて細い。左右不対称。	小さく細い。奥目。	大きいか、もしくは小さい。歯肉が薄い。	引き締まり、小さく、薄い。乾燥気味。左右不対称。	歯並びが悪く、弱い。大小ふぞろい。	乾燥し、薄く黒い。表面がざらついた縮れ毛。	薄く乾燥気味で、冷たい。
均整がとれて、普通。	普通の大きさ。鼻筋が通り、高い。	瞳は輝き、普通の大きさ。	普通の大きさ	柔らかく、赤い。均整がとれ、中ぐらいの大きさ。	普通。黄色みがあり、歯肉が柔らかい。	赤みがかり、柔らかく細い。	柔らかく温かい。黄色みがかり、日焼けしやすい。
がっしりしている。安定感がある。	丸鼻。幅広く、大きい。油性。	薄い褐色で魅力的で、大きくまつげも長い。	大きい。	しっとりして滑らか。厚く、大きい。	強く白い。健康的な歯肉。	しっとりした艶のある黒髪。白髪があまりない。	色白で冷たく湿っているが滑らか。

㉔思考	㉕記憶力	㉖信念	㉗情緒	㉘仕事の好み	㉙ライフスタイル	㉚金銭感覚	チェック数
口先ばかりで行動が伴わなく、表面的。	昔のことは覚えていないが、記憶は速い。	信念が変わりやすく、長続きしない。	不安になりやすく、すぐ緊張する。	デザイナーや写真家など創造力を使う仕事。	計画性がなく仕事を変えることが多い。	お金を浪費し、困ることが多い。	ヴァータ V 13 個
計画的で、完璧主義。集中力がある。	すぐ思い出し、物覚えがよい。	勇敢で強い信念を持っている。	批判的で攻撃的。	法律家、外科医など知的な仕事。	計画的で、無駄がなく、チャレンジ精神旺盛。	普通。派手なものを好む。	ピッタ P 14 個
おっとりして穏やか。	物覚えは遅いが、一旦覚えると忘れない。	保守的、執念深い。心変わりが少なく、独善的。	物事にこだわり、執着する。	看護師やスポーツ選手など。	変化を嫌い、規則的で着実。	お金を貯めるのが上手。倹約家。	カパ K 10 個

アーユルヴェーダの3つのドーシャに関する以下の30項目について、いちばん自分に合うものをチェックし、ドーシャごとにチェック数を合計します。2個か3個当てはまる場合もすべてチェックし、どれも当てはまらない場合やわからない場合はチェックしないでください。最もチェック数が多いドーシャがあなたの体質傾向です。さらに詳しい体質チェックは、chapter2「あなたの体質を徹底チェック！」をご覧ください。

	①出生時の大きさ	②身長	③体重	④骨格	⑤筋肉	⑥関節	⑦顔
ヴァータ V	痩せて小さい方。	低いか、細くてノッポ。	太りにくく、痩せている。	肩やお尻が小さく、軽くて華奢。	靭帯が目立ち、発達が悪い。	突出していてポキポキ音がして、筋ばっている。	のっぺりした卵形。顎は小さい。
ピッタ P	普通の大きさ。	普通の身長。	普通。体重の増減がある。	中ぐらい。	発達がよく、しっかりしている。	柔軟で手指が反り返りやすい。	尖った顎で、ひし形な顔。
カパ K	大きい方。	背が高く頑丈、または低くて太い。	肥満しやすく、重い。	肩ががっしりしていて、お尻が大きい。	強く、がっしりして発達している。	健康的でスムーズに動き、大きい。	丸顔で大きく、顎も大きい。

	⑯汗	⑰温度	⑱大便	⑲活動性	⑳睡眠	㉑性行動	㉒生殖能力	㉓話し方
V	汗をほとんどかかなく、体臭が少ない。	暖かいのが好き。	硬く乾燥している。不規則で便秘しやすい。	活発でいつも忙しく落ち着きがない。熱中しやすい。	熟睡しにくく、途中で目が覚める。	情熱的で強く、想像力豊か。	弱い。	言葉は豊富で、早口。
P	暑さに弱く、汗っかき。体臭が強い。	寒さに強い。	規則的で快便。柔らかい。	情熱的で知的。機転がきく。	普通。健康的な眠り。	官能的でうまく、むらがない。	普通。	鋭く、明瞭ではっきり話す。無駄がない。
K	普通。ほんの少しかく程度。体臭も強くない。	寒いのが嫌い。	量が多い。間隔は長いが規則的。	慈愛深く献身的。動作はゆっくりで遅い。	熟睡しやすい。眠ることが好き。	情熱を持続するが、刺激されにくい。	強い。	ゆっくり落ち着いて話す。

ヴァータ

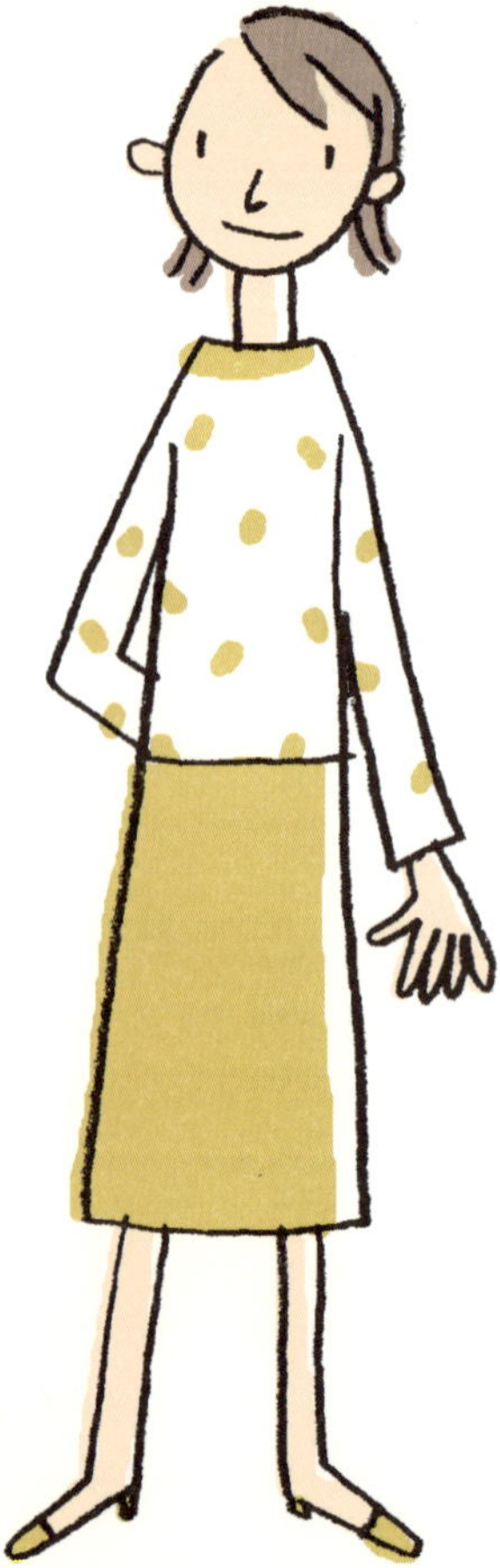

profile

私は、痩せ型で骨格が華奢です。体は軽く機敏で活発、早口で、理解力や記憶力もよく、がんばりがきき、睡眠時間は短くても大丈夫です。たくさん食べても太りません。流行に敏感で新しいことをすぐに取り入れますが、飽きっぽくて長続きしません。寒がりで、すぐ手足が冷たくなり、頭痛、腰痛、便秘がよく起きます。体調がよくない時は、不安感が増し、何事にも心配症になり、空虚感におそわれて情緒不安定になることがあります。

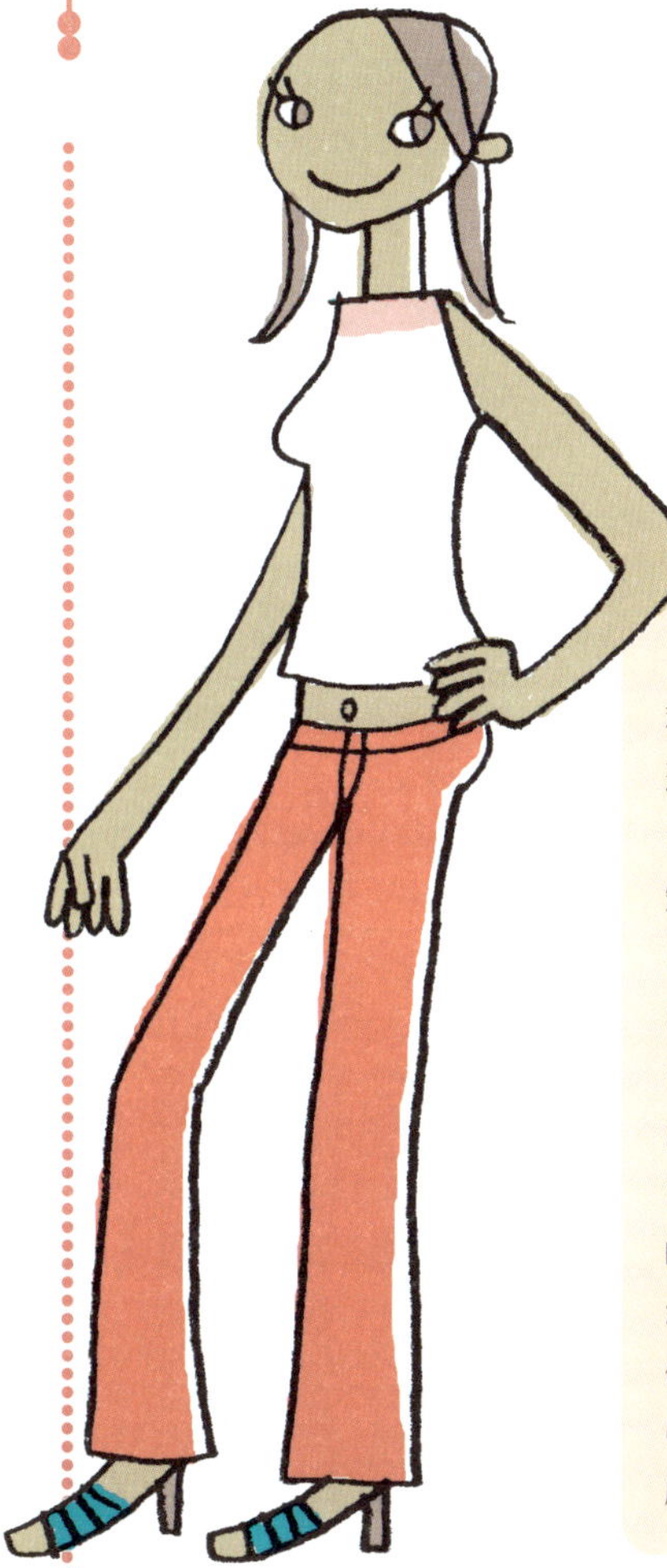

ピッタ

profile

私は、運動が好きで筋肉や骨が適度に発達し体も柔らかく、スタイルはよい方です。人からは知的で情熱的だといわれ、いつもリーダー的な役割をまかされます。見栄っ張りなので、いつも高級品を身につけています。ただ短気な所があり、怒りをがまんできずに、人に対して攻撃的になり敵を作ってしまうことがあります。食欲は旺盛で、快便ですが、体調をこわすと下痢になりがちです。汗かきで、皮膚が弱く湿疹がよくできます。

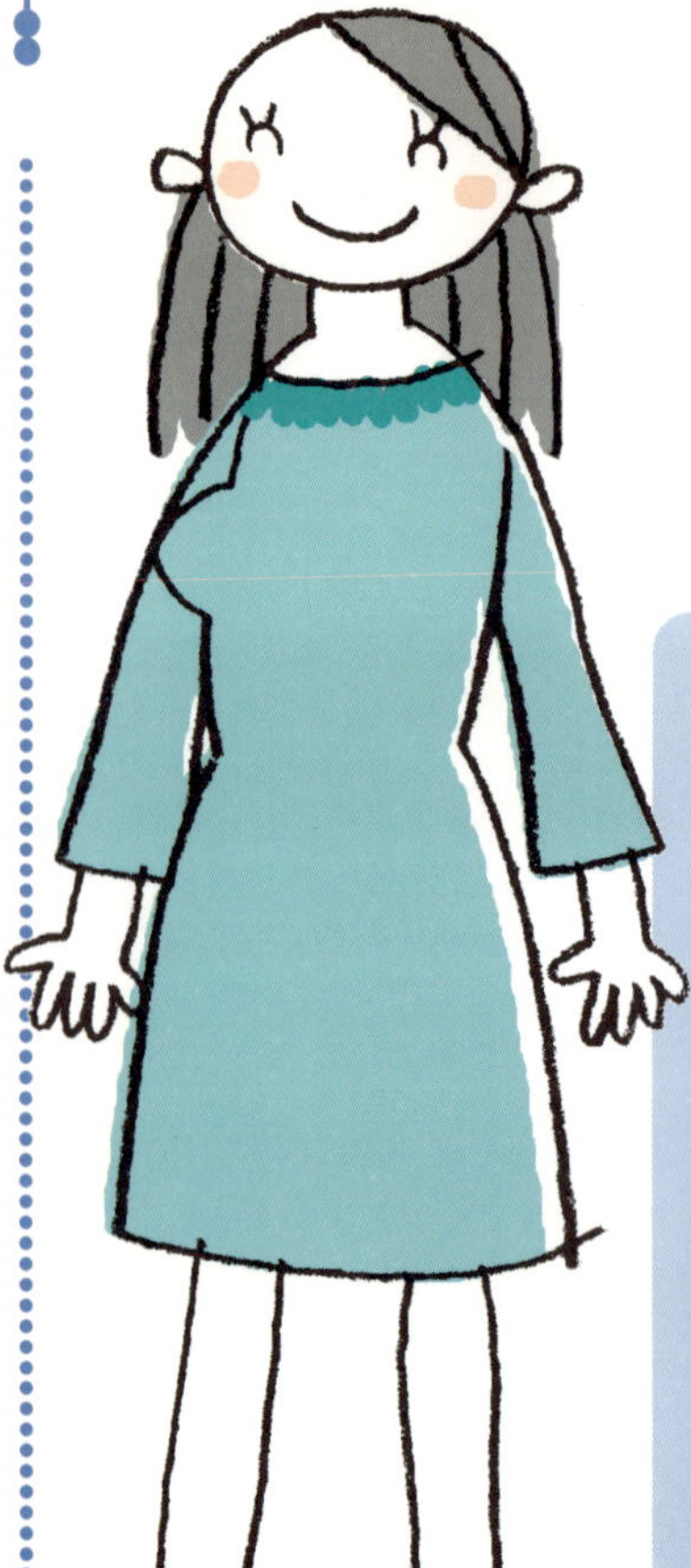

カパ

profile

私は体格がよくグラマーです。ただ太りやすいのが悩みです。眠ることが好きで、起こされないといつまでも寝ています。動作や話し方はゆっくりですが、あまり物事には動ぜず、いつも精神状態が安定しています。人からは穏やかで優しい性格だといわれます。体力と持久力があり、長時間の作業にも耐えられます。何事も自分のペースで最後までやり通さなければ気がすみません。毎年、花粉症になり鼻水と鼻づまりに悩まされます。

アーユルヴェーダ的理想の1dayライフ

1日の時間にもヴァータ、ピッタ、カパがそれぞれ優勢になる時間帯があります。

そこで1日の過ごし方も、これら3つのエネルギーバランスの変化に合わせることが大切です。

「爽やかに目覚め、健やかに暮らし、穏やかに1日を終え眠りにつく」。

そんなアーユルヴェーダ流の生活で、忘れていた自然のリズムを取り戻しましょう。

午前中の過ごし方

午前6時から10時は緩慢な性質のカパの時間帯ですが、機敏な性質のヴァータの時間である6時前に起床すると、身も心も軽く起きやすいはずです。「早起きは三文の得」ということわざもあるように、さわやかに目覚めて今日1日をスタートしましょう。目覚めの状態を観察してみて、まだ眠く重い人はカパが、やけにお腹がすいている人はピッタ、疲労感のある人はヴァータが増えています。

- 寝床の中で脈診（P84）。
- 目覚めのヨーガ（P90）。
- 洗顔、歯磨き、舌の掃除（P9）。
- 鼻洗浄（P157）。
- オイルマッサージと沐浴（P118）。
- 朝のヨーガ（P94）。
- 太陽礼拝のポーズ（P92）。
- 軽い朝食をとる。

脈診

朝、目が覚めたら、あわてて布団から出ないでください。まず寝床の中で脈に触れてみましょう。アーユルヴェーダでは自分自身への気づきを高めるために、自己脈診をすすめています。特に朝の空腹時の脈は、健康状態を示しています。男性は右の手、女性は左の手の脈を取ります。毎日脈に触れていると、脈の変化で自分の体調に気づけるようになります。

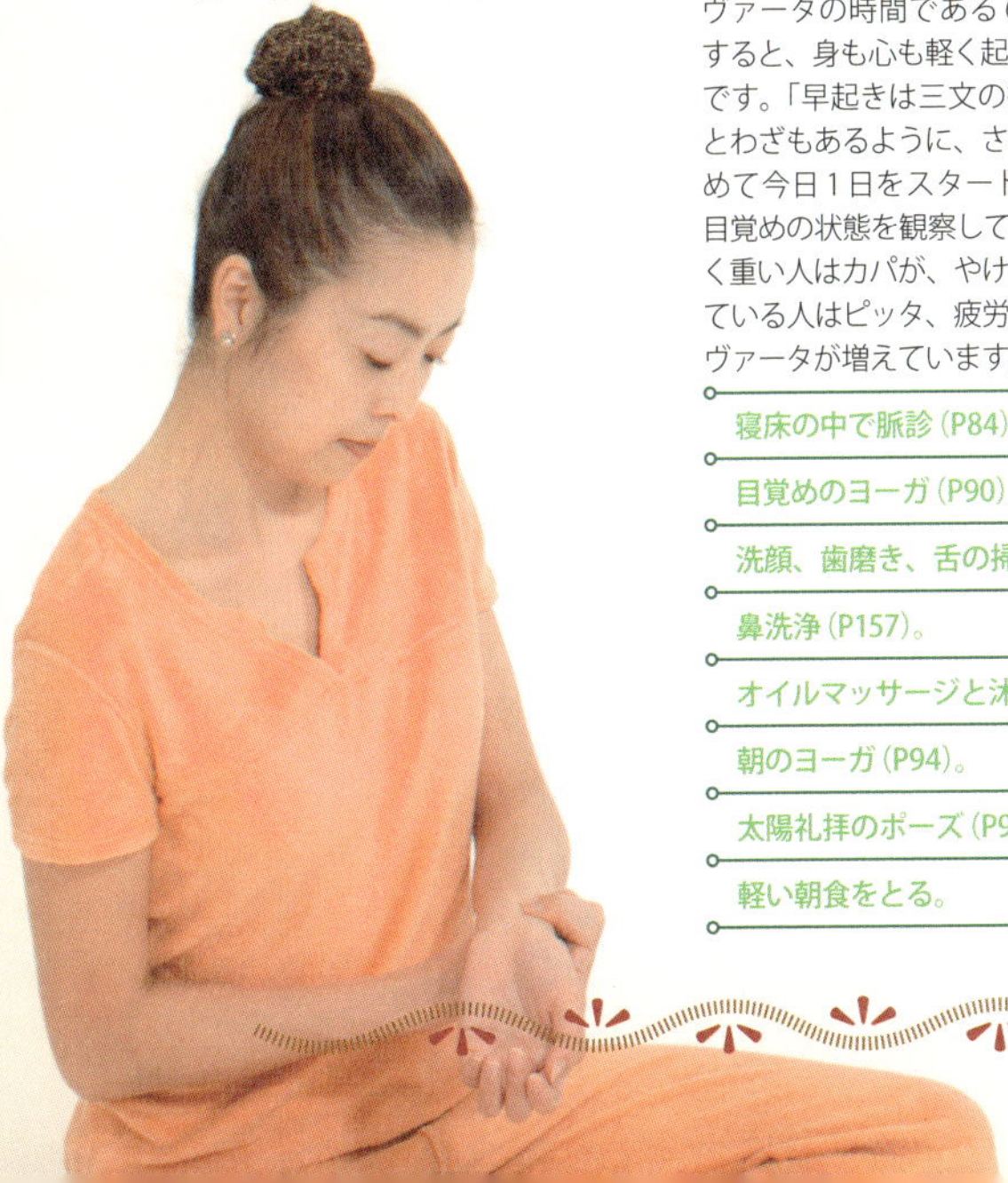

目覚めのヨーガ
朝のヨーガ

脈診の後もまだ布団から出ずに、寝た状態で伸びをして目覚めのポーズを行いましょう。目覚めのポーズは５つほどの簡単なポーズです。布団の中でゆっくりとポーズをしながら、自分の体の声に耳を傾けて、その日の体調に気づきましょう。起きて朝の身支度を整えたら、次は朝のヨーガで体をしっかりほぐします。ポーズによって体の隅々に血液が流れると全身が活き活きと目覚め、あなたの１日が元気に始動します。

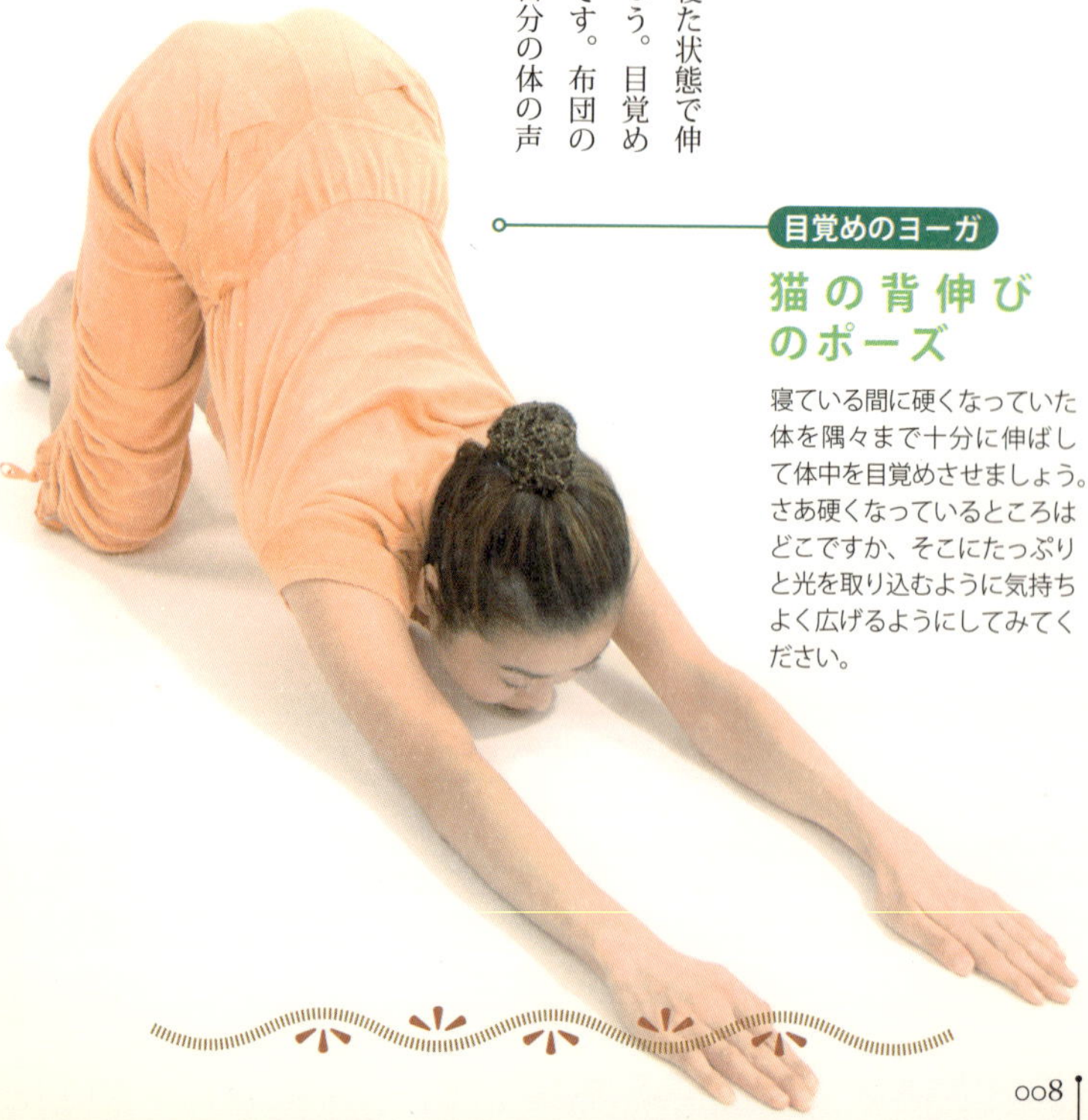

目覚めのヨーガ

猫の背伸びのポーズ

寝ている間に硬くなっていた体を隅々まで十分に伸ばして体中を目覚めさせましょう。さあ硬くなっているところはどこですか、そこにたっぷりと光を取り込むように気持ちよく広げるようにしてみてください。

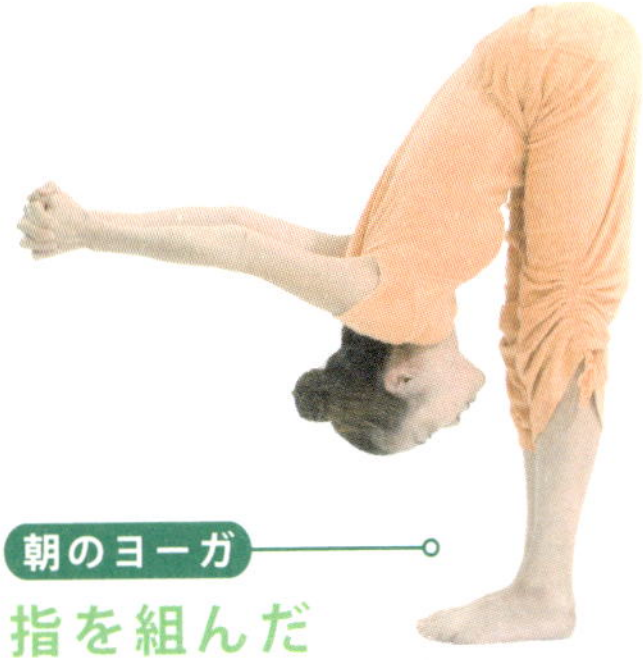

朝のヨーガ

指を組んだ おじぎのポーズ

両足をそろえて立ちます。指を組んで上体と一緒に腕を足の方に伸ばし下ろしていきます。無理をせずゆっくり膝の裏も背中も伸ばしていきましょう。さらに胸を広げて肩甲骨と肩甲骨を近づけるようにして硬くなった肩を回すようにポーズを行います。

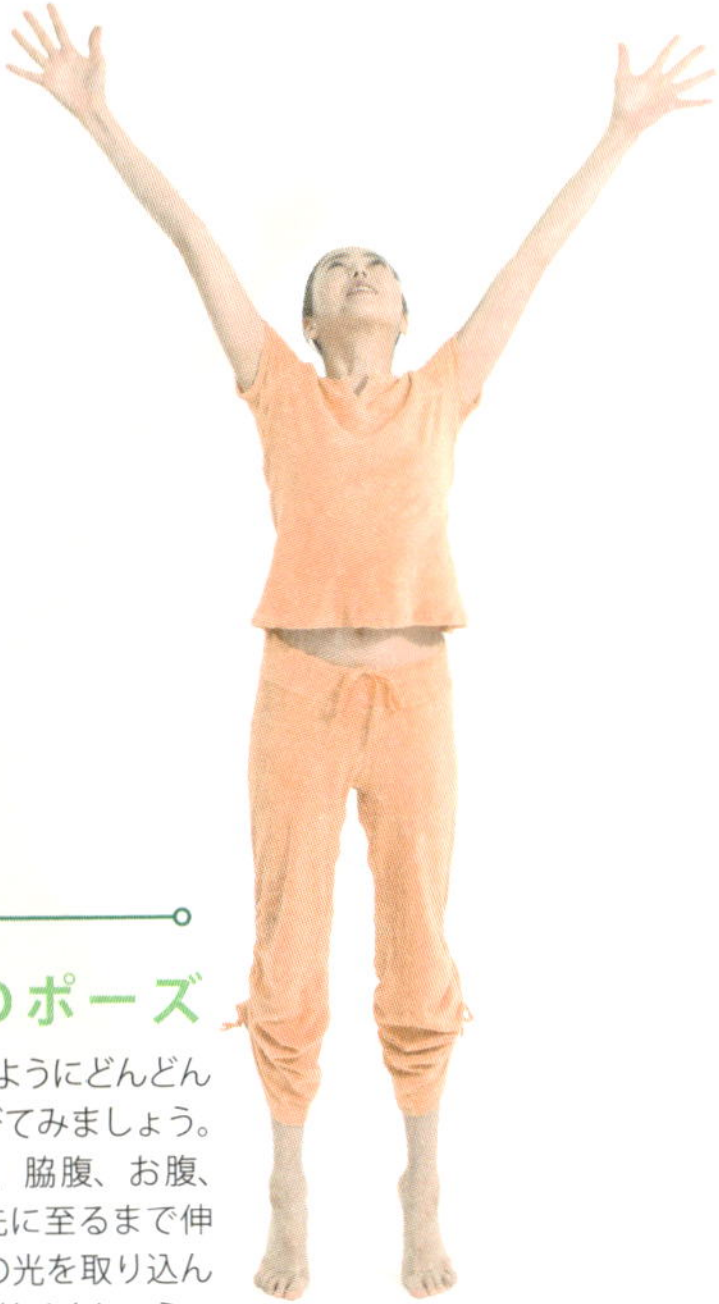

朝のヨーガ

椰子の木のポーズ

すくすくのびる木のようにどんどんと空に向かって伸びてみましょう。つま先から足、腰、脇腹、お腹、背中、肩、腕、指先に至るまで伸びて、体も心も朝の光を取り込んで、爽やかな1日を始めましょう。

朝の洗面に、舌の掃除を加えましょう

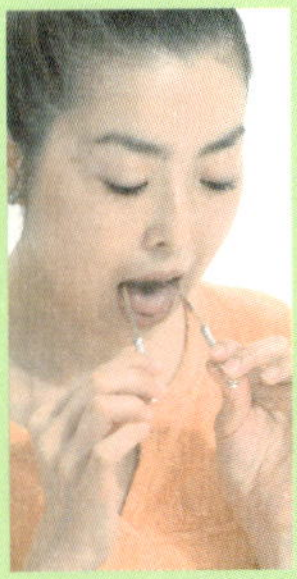

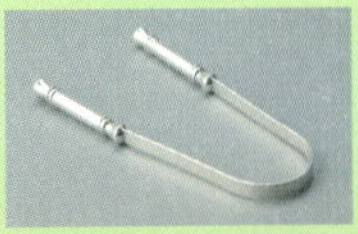

▲舌を掃除する器具、タングスクレイパー。
◀長く伸ばした舌上にタングスクレイパーを当て、ハーと息を吐きながらタングスクレイパーを舌先に向けてこすります。

アーユルヴェーダでは、睡眠中に皮膚や口腔内に体内の老廃物が出てくるといわれているため、起床時に入浴や歯磨きに加えて、舌の掃除を行います。もし舌に苔がついているなら、それは舌の表面の細胞や白血球などの垢、あるいは細菌の代謝産物、食物のかすなどが混ざった物です。さらに舌には全身が反射しているため（P174）体のお掃除にもつながります。

セルフマッサージ

オイルを塗布しながら行うマッサージは、アーユルヴェーダでは「アビヤンガ」と呼ばれます。特にゴマ油をオイルに使うアビヤンガは若返りのマッサージとして知られ、消化力の増進、知性や発毛の促進、皮膚や子宮を浄化するなどの効果があるといわれています。朝のセルフマッサージは、余裕があれば全身に塗油して行います。時間がない時は、頭と耳と足の3点マッサージがおすすめ。特にツボ（マルマ）を刺激してみましょう。

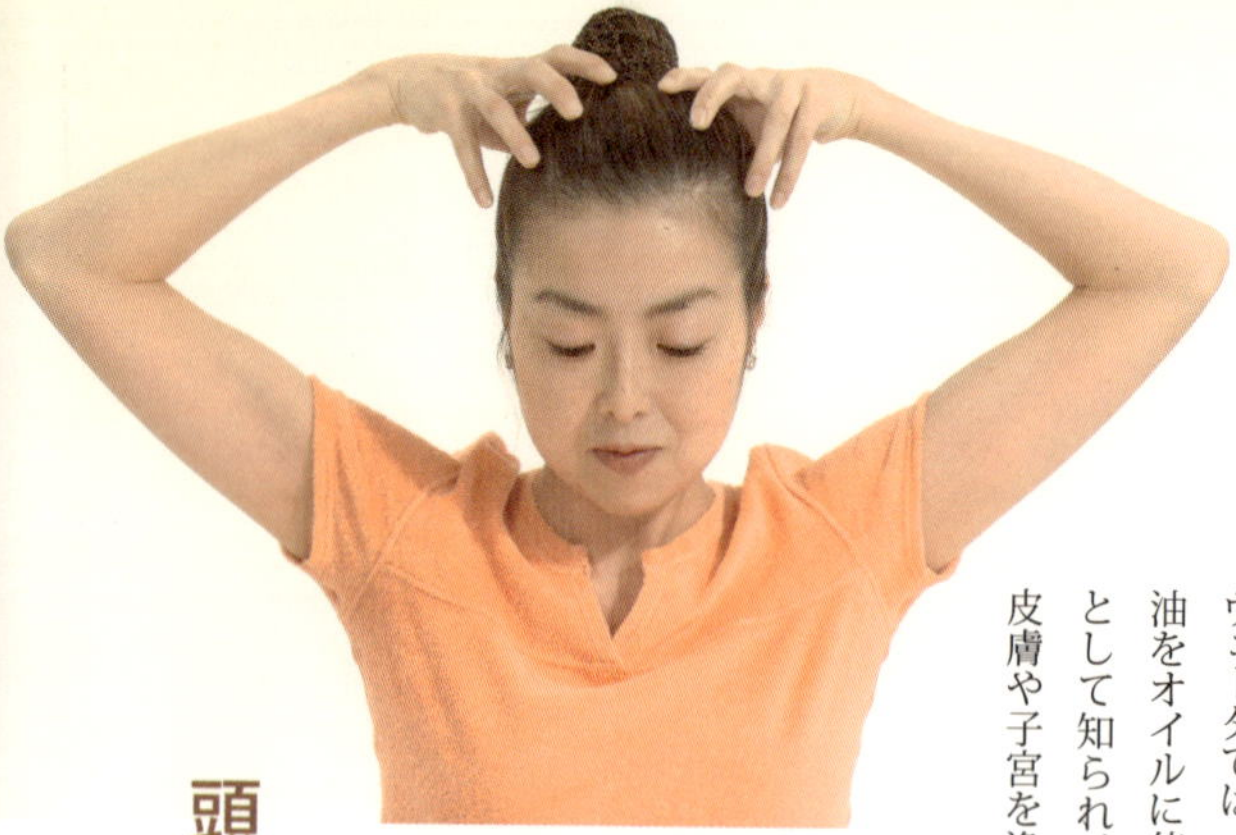

頭

頭のマッサージは「シローアビヤンガ」と呼ばれ、疲れ目、頭痛、不眠などに効果的です。10本の指の腹で軽く押し、クルクル回し、両手で頭を左右に開くようにしたり、気持ちよくツボ（マルマ）刺激をしながら行いましょう。頭皮からオイルをしみこませ、ストレスを緩和する効果も期待できます。

ガルシャナ（乾布摩擦）のすすめ

▼勢いよく皮膚をこすれば、体がポカポカしてきます。

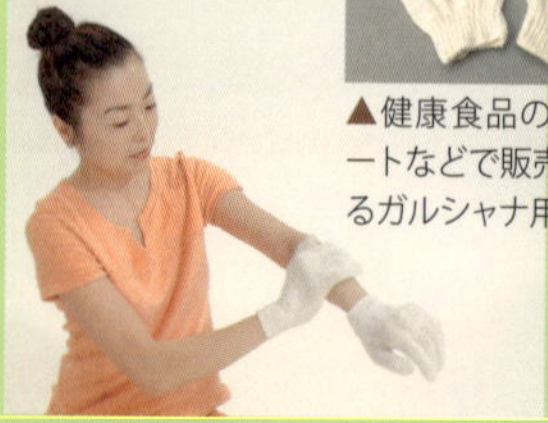

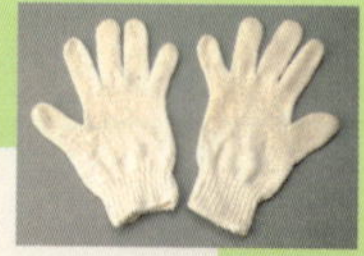

▲健康食品の店やデパートなどで販売されているガルシャナ用絹の手袋。

日本にも昔から乾布摩擦がありますが、もしかしたそのルーツはインドかもしれません。アーユルヴェーダでは、朝のカパの時間やカパが増えやすい春や、カパ体質の人に、絹の手袋を使った乾布摩擦をすすめています。シャッシャッシャッと勢いよく乾布摩擦すれば、カパの冷たさと湿り気が取り除かれ、過剰なカパがバランスされます。

足

心地よいと感じる力で 2、3 分マッサージをします。特に足裏、足の甲、指の間は入念に行うことで、むくみを取るだけでなく血行や代謝が良くなります。ここ数年ブームになっているリフレクソロジー療法も、足裏には全身が反射されていると考え、足を中心に刺激するセラピーです。アーユルヴェーダでも足は、とても効果的なマッサージ部位です。

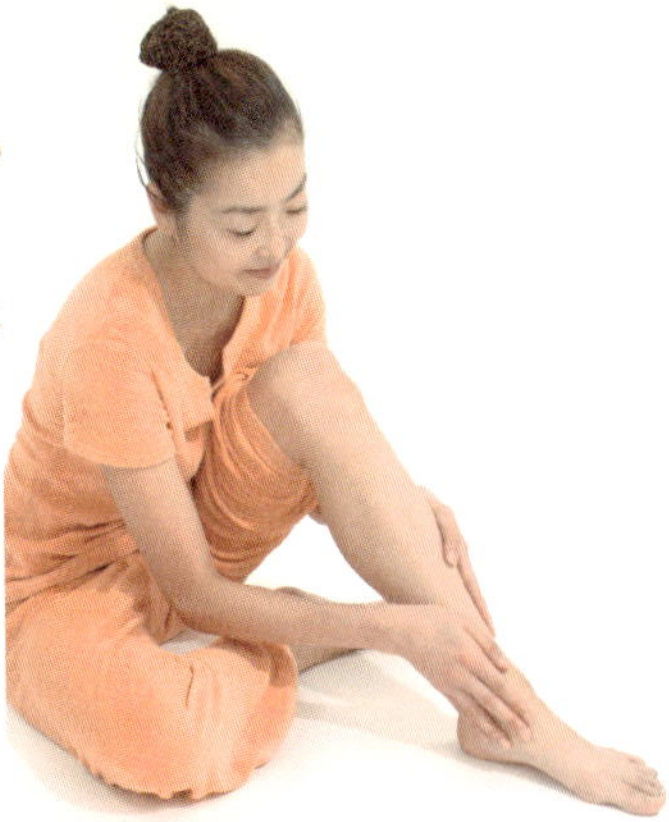

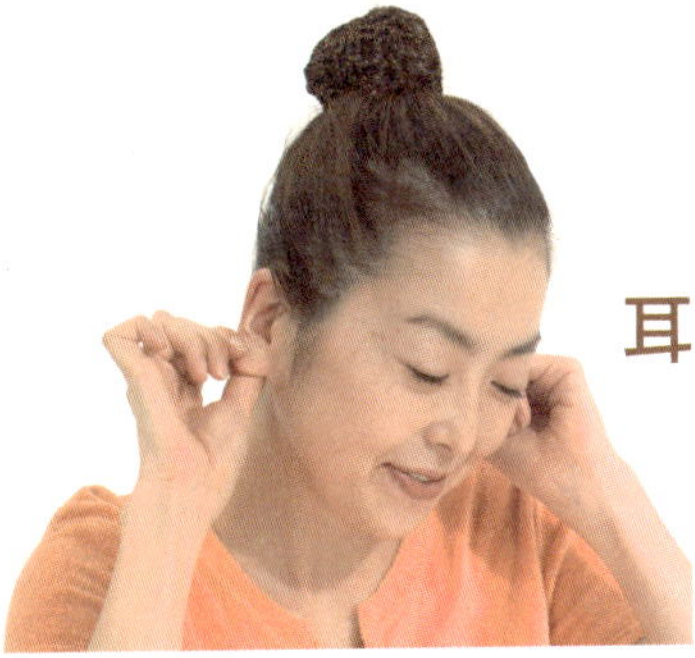

耳

耳も、足と同様に全身が反射し、たくさんのツボが集まっている部位です。熱いものを触った時に、耳を押さえて熱を冷ますことがあるように、耳は体の中でも冷たい部位です。耳の前後、内側、耳たぶを親指と人差し指でマッサージして、体の代謝を上げましょう。

ゴマ油をキュアリングして マッサージオイルに

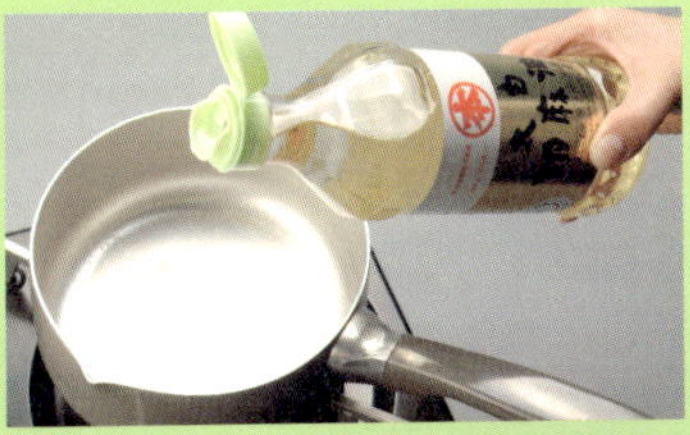

▲鍋に精製ゴマ油を入れ、弱火で温める

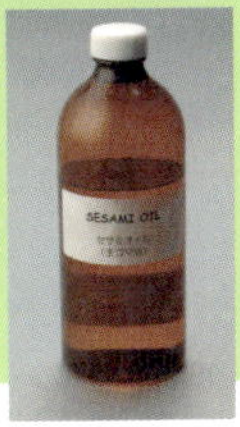

▶キュアリングしたゴマ油は、遮光びんに入れて冷暗所で保存。

ゴマ油は使用する前に一度加熱処理をして用います。これをキュアリングと呼び、不純物をとばし浄化する作業です。これによってゴマ油が浄化されるといわれています。
未焙煎の精製ゴマ油 1 びんを鍋に入れ、100 ～ 110 度になったら、すぐ火を消し、荒熱がとれたら遮光びんに入れてできあがりです。

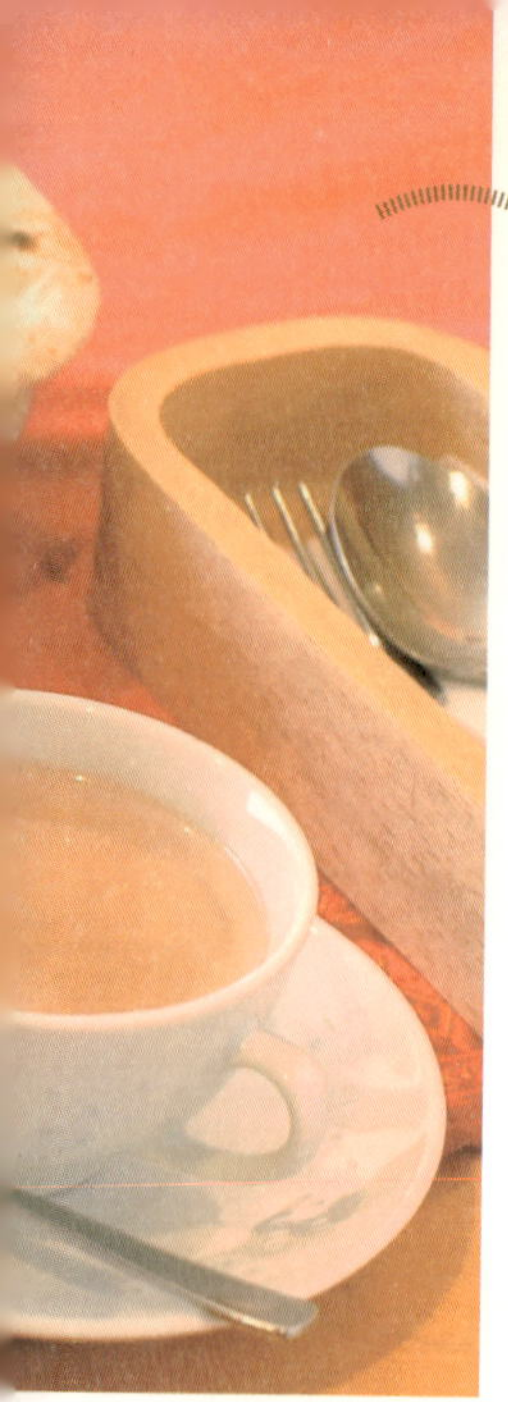

昼食

太陽のパワーが高い昼間は、ピッタの火の質を持ちます。体の中にも消化の火が燃え盛り、消化液がよく分泌され、消化力の強い時間帯です。ですから昼食は1日のメインの食事にして質、量ともにたっぷりとりましょう。重い質の食物も昼に食べればよく消化されます。昼食の30分前に生のショウガスライスに塩とレモン汁をかけたものを数枚いただくと、さらに消化の火が高まり食事がおいしくいただけます。

昼食のレシピ

写真はカレー料理の昼食例。東京・目黒にあるネパール・チベット料理店「カトマンズ ガングリ」（☎ 03 - 3493 - 4712）のランチメニューです。

インドの料理は油もよく使いますので少し重めですが、多くのスパイスが使われているのでアグニ（消化力）を高めアーマ（毒素、老廃物）を作りにくくします。

❶**ケロングチキン**（鶏肉と野菜の中辛炒め）❷**キーマカレー**（ひき肉とグリンピースのカレー）❸**ひよこ豆とじゃがいものカレー**：ひよこ豆とじゃがいもはピッタとカパに向いた食材です。油を控えめにしてカパを増やさないように。❹**ダル**（3 種の豆のスープ）：豆に渋さと甘さを加えるとあらゆる体質の人の健康維持を助けます。❺**ドライフルーツ**（ドライマンゴ、ナツメグ）❻**サラダ**：消化に重い生の野菜は、たまにとる程度にして常食しないように。ヴァータ、カパの人はできるだけ温野菜を。❼**チャパティ**：全粒粉を使用しすべての体質によい。カパはさらに大麦やライ麦のパウダーを使ってもよいでしょう。❽**チャイ**（ミルクティー）

昼間の過ごし方

午前 10 時から午後 2 時はピッタの時間。太陽のように活動的に過ごせる時間です。ただし野外で日を浴び過ぎたり、この時間に仕事で議論を闘わせたり、同僚と仕事のことで言い争ったりするとピッタを悪化させてしまいます。計画的な行動と活動の中に冷静さを忘れずに活動しましょう。批判的になること、イライラすること、激論を交わすことは避けて、ピッタが増えすぎないようにしましょう。

- 十分な量の昼食をとる（1 日の主となる食事に）。
- 昼食後に 30 分ほど休憩をする。
- 仕事や勉強や家事に集中する。
- 体質に合ったティータイム。

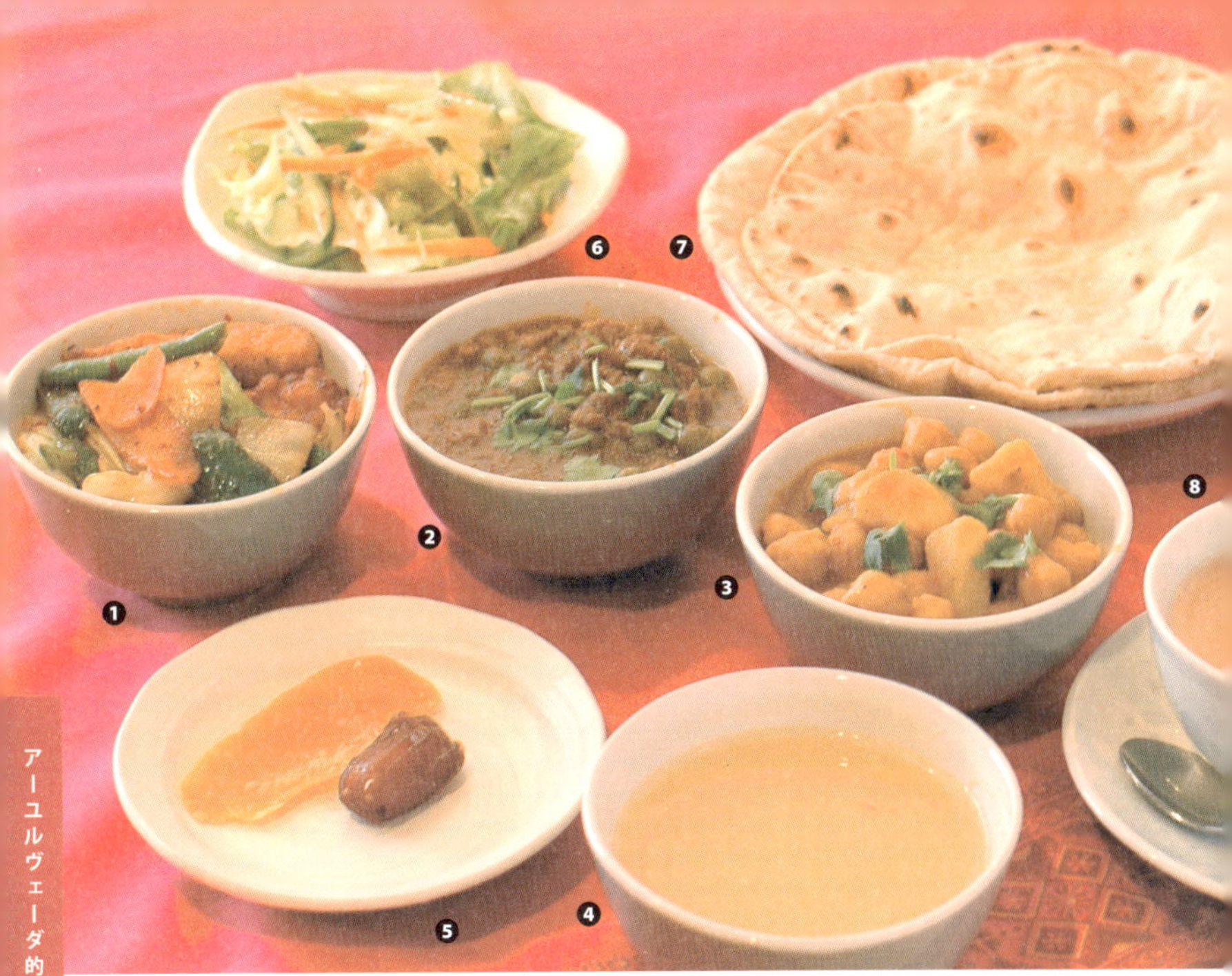

体質別1日の食事のとり方（昼を外食とした時の例）

	朝	昼	夜
V ヴァータ	きちんと規則正しく ・ご飯とみそ汁と塩鮭 ・フレンチトースト ・甘いオレンジジュース	メインの食事 ・和定食 ・天丼と野菜の煮物 ・けんちんうどん	軽く ・ゴマ塩玄米のおにぎり ・豆腐の納豆詰め ・野菜の甘酢あんかけ
P ピッタ	きちんと規則正しく ・トースト ・青汁 ・ターメリック入り牛乳	メインの食事 ・ちらし寿司 ・マッシュルームの詰め物 ・野菜カレーとナン ・すいか（食後）	軽く ・胚芽米のご飯 ・温野菜サラダ ・ほうれんそうのソテー ・鍋物
K カパ	抜いても可 ・ショウガはちみつレモン ・お粥（薄味）と梅干し ・ターメリック入り豆乳	メインの食事 ・ドライカレー ・なすとポテトのカレーとナン ・温野菜サラダ ・パパイヤ	軽く ・山菜そば ・雑穀のお粥 ・雑穀とトウモロコシスープ ・スパイシー焼きなす

ティータイム

午後2時から6時はヴァータが優勢な時間帯なので、軽快に活動的に過ごすことができます。ただ朝から休まずワサワサ動いていたあなたは、そろそろ疲れと消耗を感じるころ。ちょっと一休みしたい時間帯でもあります。ですから3時のお茶は、アーユルヴェーダ的にみてとても理にかなった習慣なのです。

アーユルヴェーダでは3食の食事以外、必要以上に間食をとることはすすめませんが、手を休めて穏やかな時を過ごしたりお茶で一服をすることは大切です。ここでは体質にあったハーブティーと簡単なおやつをご紹介します。

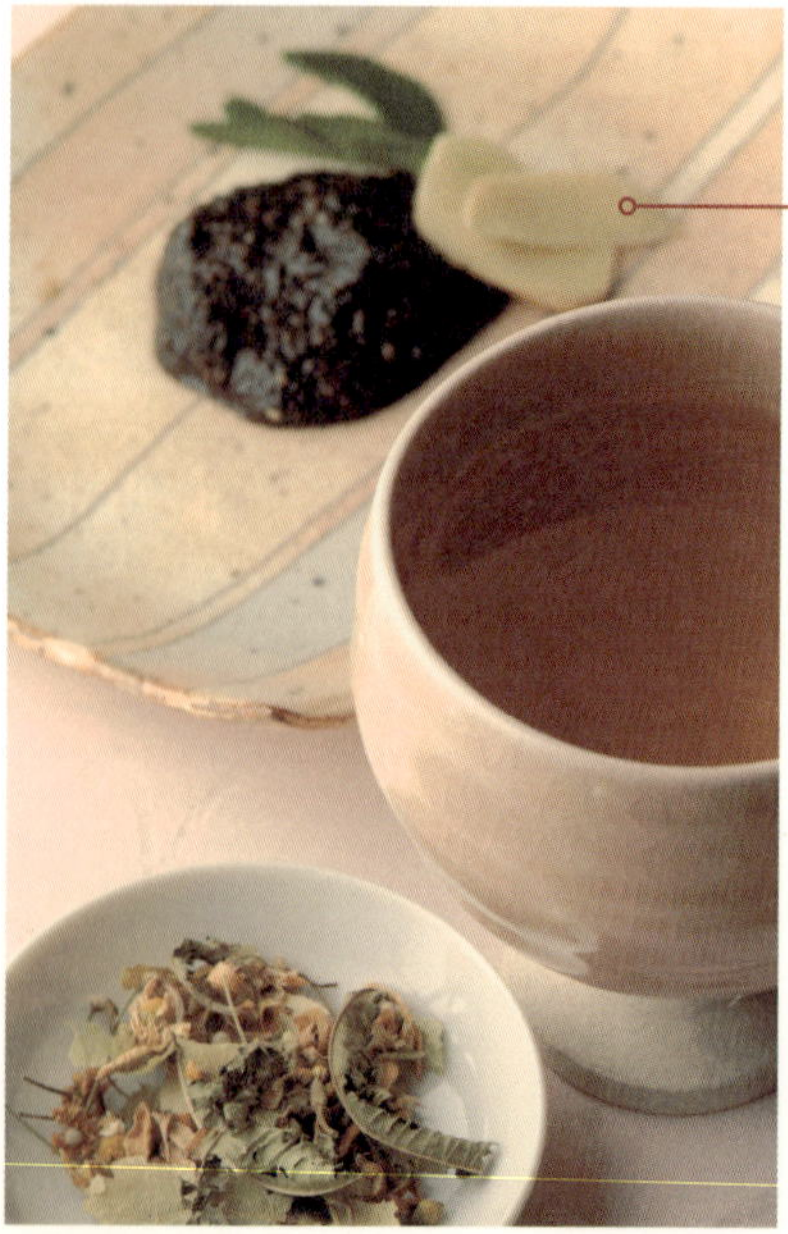

ヴァータをバランスする ティー＆おやつ

動きと軽さを特徴とするヴァータ体質にとって3時のお茶は、貴重なリラックスタイムです。ただコーヒーのような苦い刺激物はかえってヴァータを増大させてしまうので避けましょう。また何かをしながらや動きながらの飲食も逆効果。仕事中でも少し手を休め落ち着いてティータイムをとるように心がけましょう。カップや器は、安定性のある形で、暖色系の色彩のものを選べばさらにヴァータをバランス（調和）する手助けになるでしょう。

リラックスティー

リンデン、レモンバーベナ、カモミールなどのハーブをブレンドした温かなハーブティーは、心を落ち着けリラックスさせてくれます。胃腸が重い時はおやつはやめてティーだけで。

黒ゴマと黒砂糖のペースト

すり黒ゴマ50gに黒砂糖大さじ2を少量のお湯で混ぜ合わせるだけ。過剰なヴァータを減らすことができるおやつです。

ピッタをバランスする
ティー＆おやつ

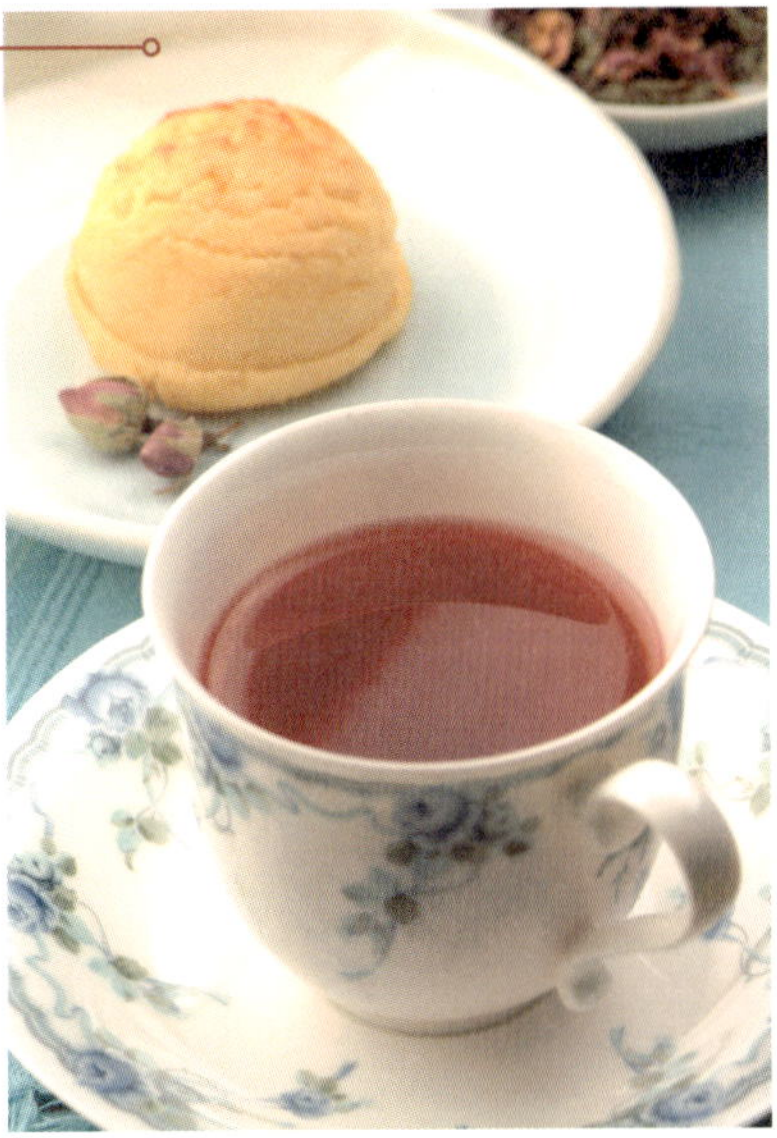

熱と鋭さを特徴とするピッタ体質は、思うようにいかなかったり、人から注意されたことなどにイライラして、思わず強い言葉で相手を傷つけてしまうことにもなりがち。そんな時は、心も体も涼しい環境で休めるクールダウンが必要。ティータイムはピッタのクーリングに絶好のチャンスです。カップや器は、曲線形の安定したフォルムで、白やブルーなどの爽やかな色彩のものを選びましょう。

クーリングティー
リフレッシュ感を与えるペパーミント、ピッタの鎮静に効果的な美しいローズ、苦味とクエン酸で疲れを癒すハイビスカスなどのハーブをブレンドして飲んでみましょう。

スイートポテト
ミルクで作ったさつまいものお菓子、スイートポテトは、温めずに常温でいただくのでピッタ向き。安定感のある丸い形に作ればさらにピッタをバランスします。

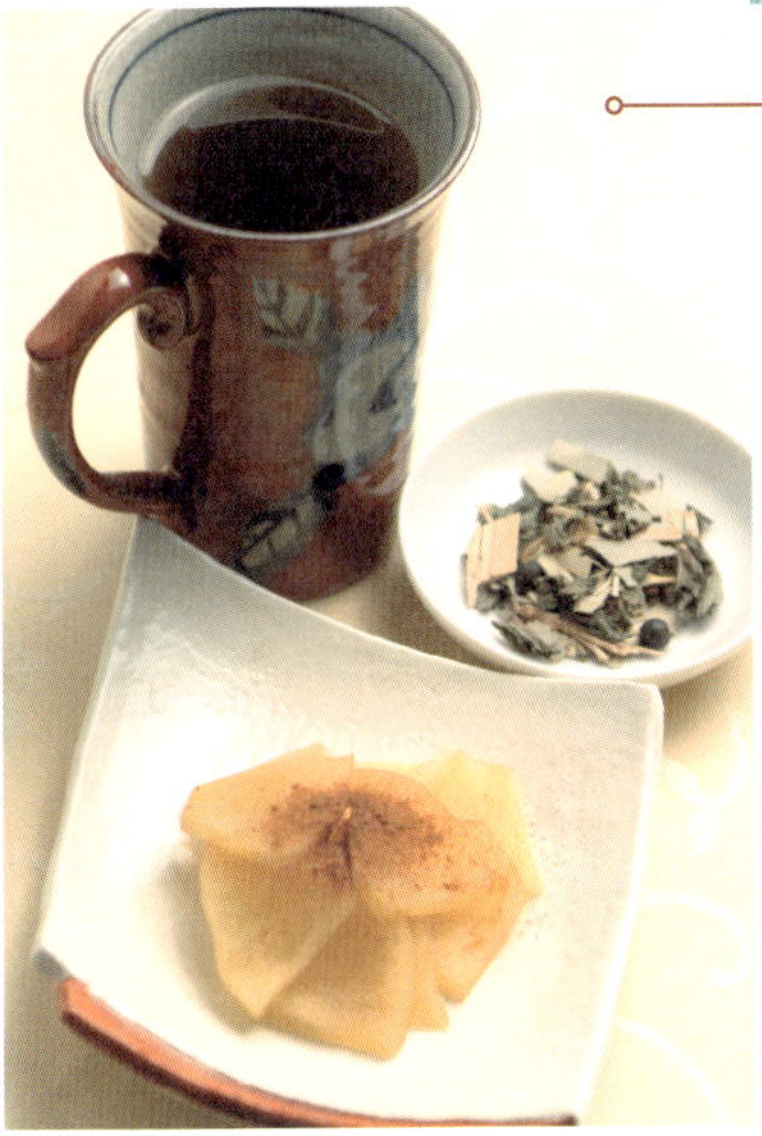

カパをバランスする
ティー＆おやつ

重さと安定が特徴のカパ体質は、間食はできるだけ控えた方がよいため、3時のお茶にも無理におやつはとらない方がよいでしょう。それでも口寂しさを感じる時には、カパを増やしにくいこんなおやつをどうぞ。カップや器は、シャープな形状で、オレンジ色や幾何学模様のようにはっきりした色彩のものを使ってみてください。

リフレッシュティー
ジュニパーベリーやフェンネル、リンデンウッドのような老廃物を除去するデトックス効果のあるハーブに、浄化力やリフレッシュ効果のあるペパーミントをブレンドしたハーブティーがおすすめです。

りんご煮
りんごを銀杏切りにして鍋に入れ、水も油も加えずに煮て、水分が出てしなっとしたらできあがり。お皿に盛ってシナモンとはちみつをかけていただきましょう。

無判断の時 ＝ 純粋な静寂の時

就眠前には、正座やアグラを組んで瞑想し、ゆったりと座って、その日1日の出来事から心を休め瞑想してみましょう。瞑想中には、その日のうちに抱いた否定的な思いをすべて捨て去るようにすることが大切です。あれこれ考えることは眠りを浅くする原因になります。瞑想とともにできるだけ無判断の時を持ち、純粋な静寂に触れてみましょう。頭から今日のいやなことが消え去り、明日への力がわいてきます。

夜間の過ごし方

夜の食事は、早めに消化のよいものを少量とります。できれば午後 8 時頃までにとりたいもの。食後は 3~5 分間は座って消化を見届けましょう。食後 1 時間ぐらいしたら 15 分程度の散歩がおすすめです。入浴も食後すぐは絶対に避け、食後 3 時間くらいたってからがベスト。夜間は興奮するようなテレビ番組は避け、間接照明にして静かに読書や音楽で心を鎮めましょう。瞑想を行い無判断の時を持ち、できれば 10 時までには床につきましょう。

- 早めの軽い夕食。
- 夕食後の散歩。
- お風呂（半身浴）。
- 夜のヨーガ（P100）。
- 瞑想する（P106）。
- 早めに就寝。

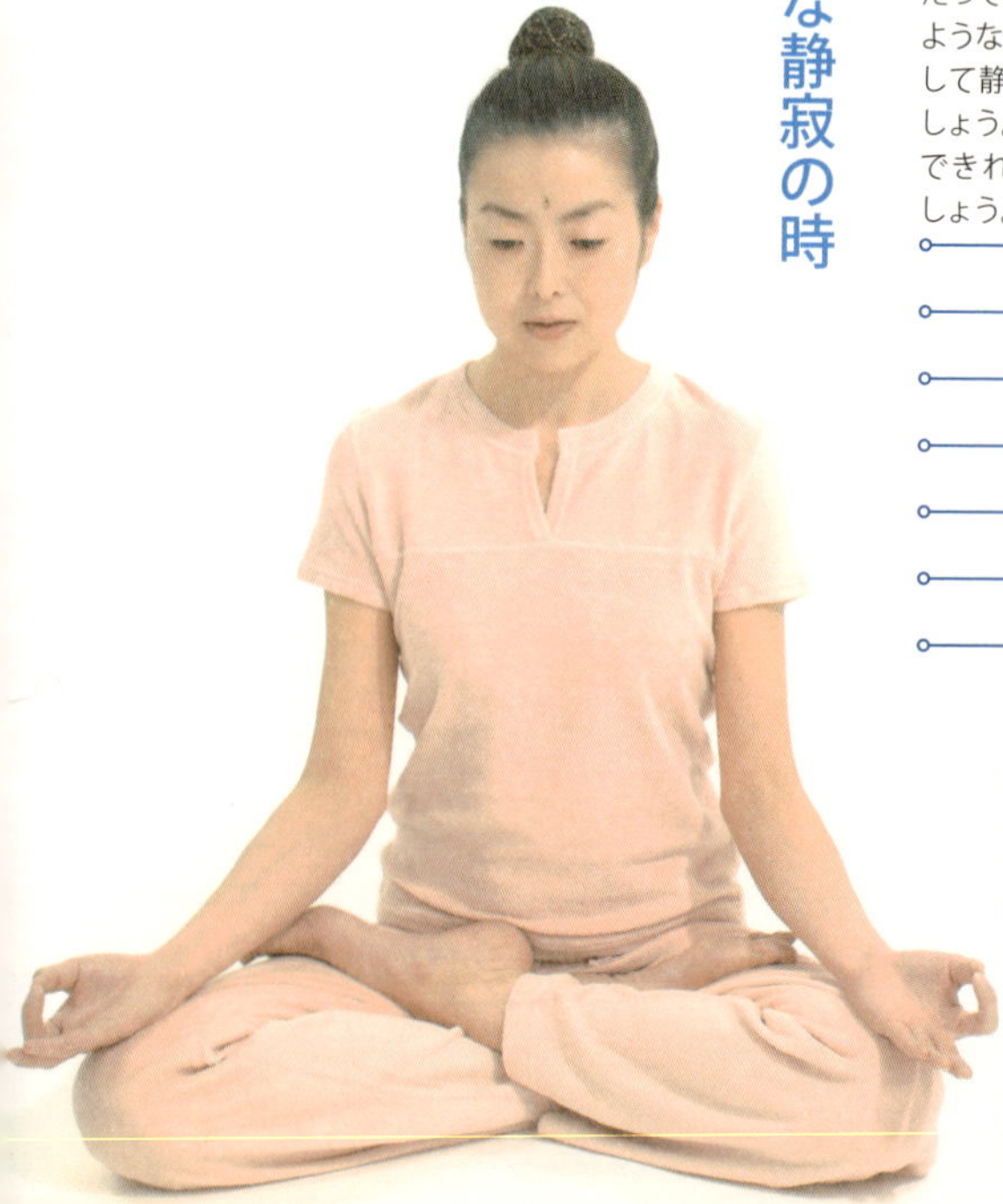

蓮華座は、蓮の花を体で表現した伝統的な瞑想のポーズです。足を組んで足裏がそれぞれ反対の足の上に上向きになるような姿勢で、この足裏が咲いている蓮の花を表しています。瞑想によって雑念に汚されない心の純粋さを得ることを、泥沼の中でもきれいに咲く蓮の花にたとえたものです。

アーユルヴェーダをひもとく15のキーワード

体を支える3つのエネルギー

1 ヴァータ

ドーシャと総称される要素の1つで、五元素（空、風、火、水、地）の風と空から成っている。目に見えないので、風のエネルギーと呼ぶことができる。風は、物を動かすので、体内では胃腸の運動、筋肉の運動や循環、排泄を担っている。

2 ピッタ

ドーシャと総称される要素の1つで、五元素の火と水から成っている。目に見えないので、火のエネルギーと呼べる。火は、物を燃やして変換させる力なので、体内では胃腸での消化や体内での代謝、産熱を担っている。

3 カパ

ドーシャと総称される要素の1つで、五元素の地と水から成っている。目に見えないため、水のエネルギーといえる。水は、物をくっつけるので、体内では筋肉や骨などの構造の維持、免疫機能、水分などの代謝を担っている。

心を左右する3つのエネルギー

4 サットヴァ

トリグナと総称され、心の性質の1つ。「純粋性」の意味を持っている。サットヴァが心に増えることで、心が純粋な状態、つまり至福の状態を体験できる。サットヴァが増えると、オージャスも増える。

5 ラジャス

トリグナと総称され、心の性質の1つ。「動性」や「激質」の意味を持つ。ラジャスが心に増えることで、心が動き、願望や欲求が起こる。場合によっては注意が散漫になり、躁状態になる。またピッタとヴァータも増える。

6 タマス

トリグナと総称され、心の性質の1つ。「惰性」の意味を持つ。タマスが心に増えることで、心が動かなくなり、気力や意欲がなくなる。場合によっては、鬱状態になる。また、カパが増える。

7 アーマ

マは熟したの意。アは否定語なので、未熟あるいは未消化物の意味。体内のトリドーシャあるいはトリグナがバランスをくずすと発生する。心のアーマは、メンタルアーマと俗称している。病気を引き起こす病的老廃物。

8 オージャス

活力素の意味。体内の消化や代謝が順調になることで生成する。精気とも呼べる生体エネルギー。オージャスを増やすことは、心身の健康を増進させるのに必須なもので、食事や生活の仕方によって左右される。

9 アグニ

アグニとは「火」の意味。消化や代謝を担うエネルギーのこと。体内のあらゆる酵素の働きを支えているエネルギーともいえる。アグニがつまり酵素活性が順調になることで、全身の代謝や消化が順調に進む。

10 プラクリティ

「本質」という意味。本来のトリドーシャのバランス、つまり体質という意味でも使われる。出生時に決まるバース・プラクリティと後天的な影響で決まるボディ・プラクリティの2種類が一致することが、健康の定義の1つ。

11 ヴィクリティ

「過剰」の意味。本来のプラクリティのバランスよりも、過剰になった部分があることにより病的な症状が出現する。病的症状の原因。ヴィクリティをなくすように、種々の治療や生活指導を行う。

12 ヨーガ

ヨーガとは、「つなぐ」という意味。心をつないでおく方法だという説明や、宇宙と自分をつなぐ方法がヨーガだとする考えがあるが、実際は、宇宙と自分がすでにつながっていることに、気づく方法がヨーガである。

13 マルマ

マルマとは「急所」の意味。ヴァルマ、マツマとも発音される。体内には107個のマルマがあり、全身を1個として加えると108個になる。急所であると同時に、意識と体の結合点となる肉体の部分のこと。

14 チャクラ

マルマが触れることのできる肉体的構造ならば、チャクラは、手では触れられないエネルギーレベルの構造で、体内には7つ、あるいはそれ以上あるとされている。マルマを的確に扱えば、チャクラの流れが活性化される。

15 スロータス

体内の肉体的通路の総称で、発生したアーマがスロータスを塞ぐことが病気悪化の直接的原因。ナーディは、チャクラと同じくエネルギーレベルの流れ道のこと。スロータスの流れの改善が、健康にとって大切になっている。

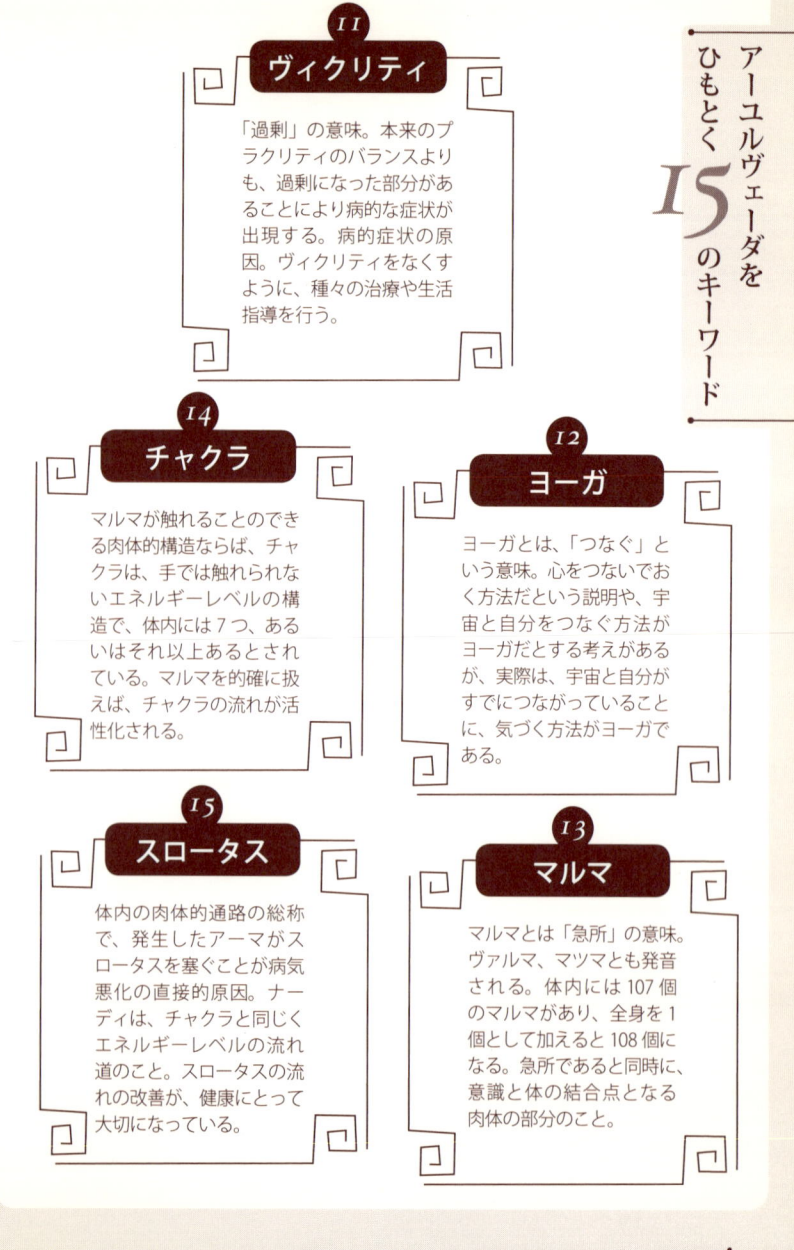

Contents

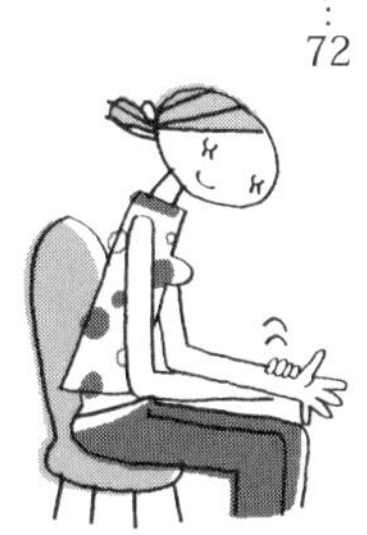

Chapter 3 アーユルヴェーダの生活テクニック……75

Chapter 4 アーユルヴェーダの食生活……127

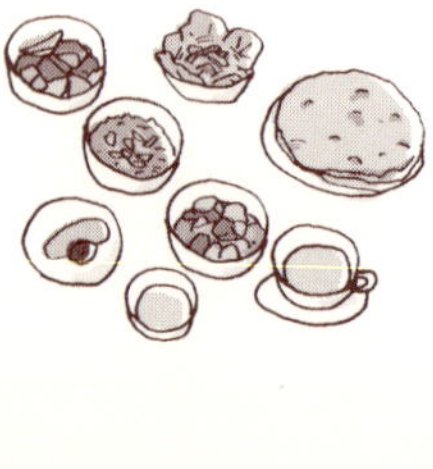

Contents

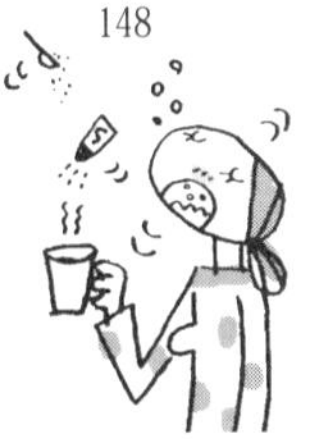

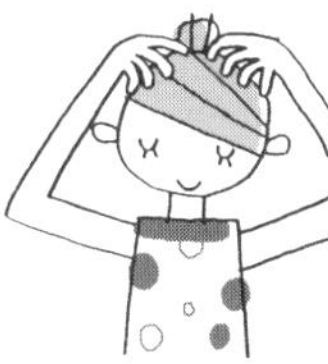

はじめに

アーユルヴェーダが日本で普及し始めたのは、１９８５年ごろからですが、この間、世界的にも伝統医学を再認識する機運が盛り上がってきました。１９９８年に、米国のＮＩＨにＣＣＡＭ（補完代替医療センター）ができたのをきっかけに、ＣＡＭ（補完代替医療）に関する感心が高まってきたからです。アーユルヴェーダは、ＣＡＭの代表の1つとして認識されています。

一方、ヨーガも、昨今、空前の世界的ブームになっています。

アーユルヴェーダとヨーガは、インドでは別々のものとみなされていますが、欧米では、本来は1つの生命科学に包含されるものとして認識されるようになっています。我々もアーユルヴェーダとヨーガを統合した見地から、本当の生命科学アーユルヴェーダに基づく日常生活術を紹介することにしました。

これまで多くのアーユルヴェーダの本が出版されていますが、ほとんどが日常生活に関するものです。それほどアーユルヴェーダは、身近なものなのです。それはとりもなおさずアーユルヴェーダやヨーガが「自然療法」の1つだからなのです。読者の方々には自然に生きるための理論的な生活術を知っていただきたいと願っています。

富山県国際伝統医学センター　上馬場　和夫

Chapter I

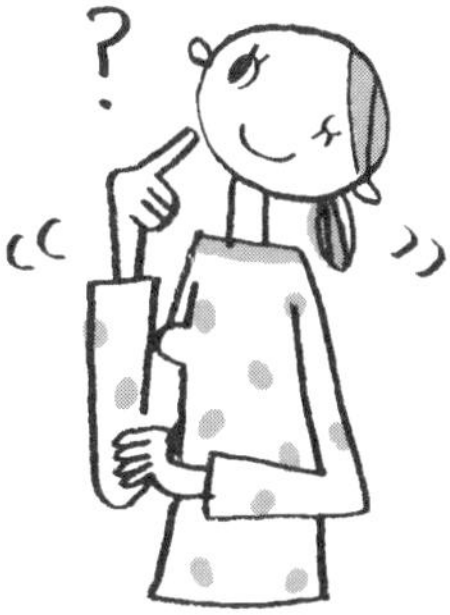

アーユルヴェーダとは？

現存する世界最古の伝統医学として

　アーユルヴェーダとは、古代インドから伝えられているインド伝統医学のことですが、現存する伝統医学の中では最も古いともいわれています。アーユルヴェーダの起源は、ヴェーダ文献にあります。ヴェーダ文献とは、バラモン教（古代インドの民族宗教）の教典のことですが、最初のヴェーダ文献である『リグ・ヴェーダ』が、紀元前15世紀頃に著されたとされています。『リグ・ヴェーダ』以外にも、『サーマ・ヴェーダ』、『ヤジャル・ヴェーダ』、『アタルヴァ・ヴェーダ』など４つの主たるヴェーダ文献が有名ですが、これらのヴェーダの中から、生命に関する知識を集大成したウパヴェーダ（副ヴェーダ）がアーユルヴェーダです。ですから、その起源は、今から３５００年前にさかのぼることになります。

　ウパヴェーダには、アーユルヴェーダ（生命の科学）以外にも、スターパティアヴェーダ（建築学）、ガンダルヴァヴェーダ（芸術学）、ダヌルヴェーダ（兵法）などが著されています。アーユルヴェーダとともにインドから世界中に普及しているヨーガも実は、ヴェーダを起源とする知識です。ヨーガの起源を示す遺跡物としては、ハラッパーの遺跡（インドとパキスタン）にあるヨーガのポーズをする彫像（27ページ写真）が有名です。これ以外にも多くの種類のヨーガの彫像が、ハラッパーやモヘンジョダロをはじめとする紀元前３０００年頃の遺跡から出土されています。ヨーガの彫像は、古代インドの英知アーユルヴェーダの起源が、５０００年前にさかのぼることを物語っています。

● 伝統医学の起源と伝播

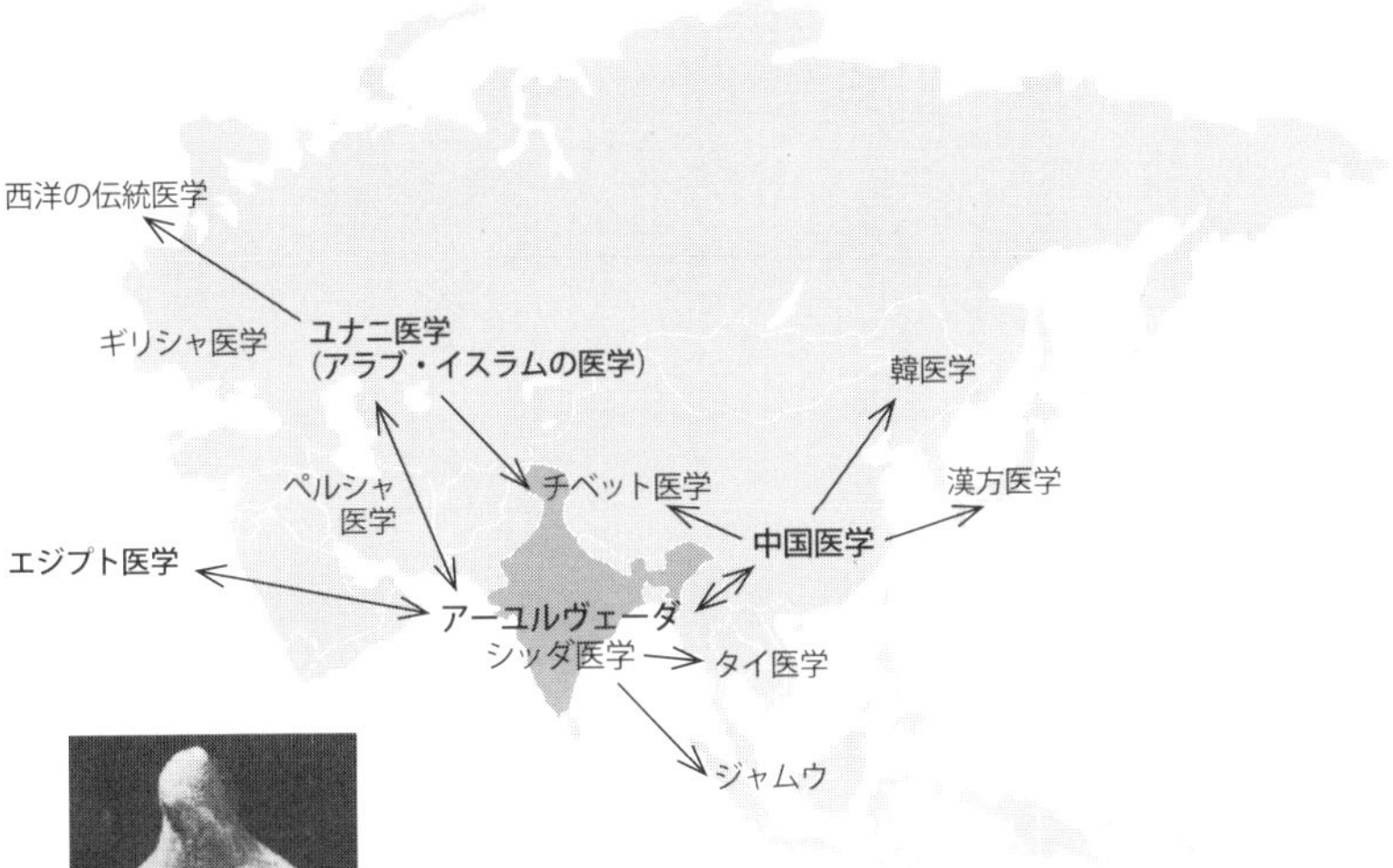

伝統医学の広まり方を見ると、各種伝統医学はどれもインドから広まったということがわかる。

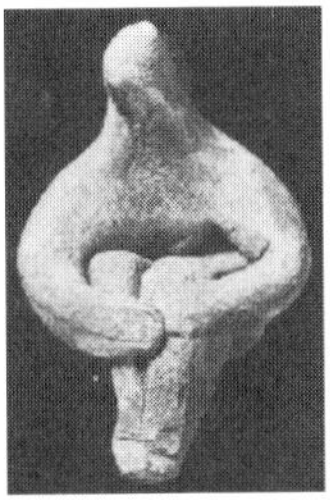

ハラッパーの遺跡から出土したヨーガのアーサナ(ポーズ)をしている像(紀元前 3000 年)。

その後、アーユルヴェーダやヨーガは、チベット、ペルシャ、中国、タイ、インドネシアなどに伝えられ、それぞれの場所における伝統医学の確立に役立ちました。タイ式マッサージなどは、ヨーガマッサージとも呼ばれ、一説には、アーユルヴェーダの名医でお釈迦様の主治医ジーヴァカが、インドからタイに持って行ったといわれています。また、インドネシアの伝統薬ジャムウは、その処方集であるウサダロンタールが、椰子の木から作られた薄い板に書き込まれていますが、これもやはり、インドのアーユルヴェーダから伝えられた内容だと推定されています。古代中国で行われていた白内障の手術も、インドの方法が伝えられたものだといわれています。

生き方の知恵を教えてくれる生命科学

アーユルヴェーダの原義は、実は、「インド伝統医学」ではありません。「生命の科学」あるいは「寿命の科学」という意味を持つサンスクリット語です。現代的な表現をすれば、「ライフサイエンス」です。ですから、病気の治療のことばかりを問題にしているわけではなく、病気の治療と予防、さらには健康の維持増進や若返りなども目的としたまさに生命の科学なのです。我々が、アーユルヴェーダに注目している理由は、現代医学にないすばらしい治療法を持っている可能性があるためではなく、人だけでなく社会の病気の予防と、各個々の人に応じた健康増進法、生き方の知恵を教えてくれるものだからなのです。さらには、死に方の知恵も教えてくれるものと私達は合点しています。自分がなぜ生まれ、なぜ死なくてはならないのか、という人間としての基本的な疑問に、アーユルヴェーダあるいはヨーガは、ある一定の回答を与えてくれるのです。

最近、高校生から学ぶ生命科学を、初等中等教育から取り入れるべきだということが唱えられています。そこでは子供たちに早いうちから、遺伝子のことを学び、生命をトータルにとらえることが必要だとされています。しかし、最先端の遺伝子のことを理解させても、それで本当に生命をトータルでとらえられるというのでしょうか。遺伝子を理解すれば、人間をすべて理解できるかのような誤解が、現在の社会におけるさまざまな弊害を生んでいるのではないでしょうか。最新の研究成果によって遺伝子の

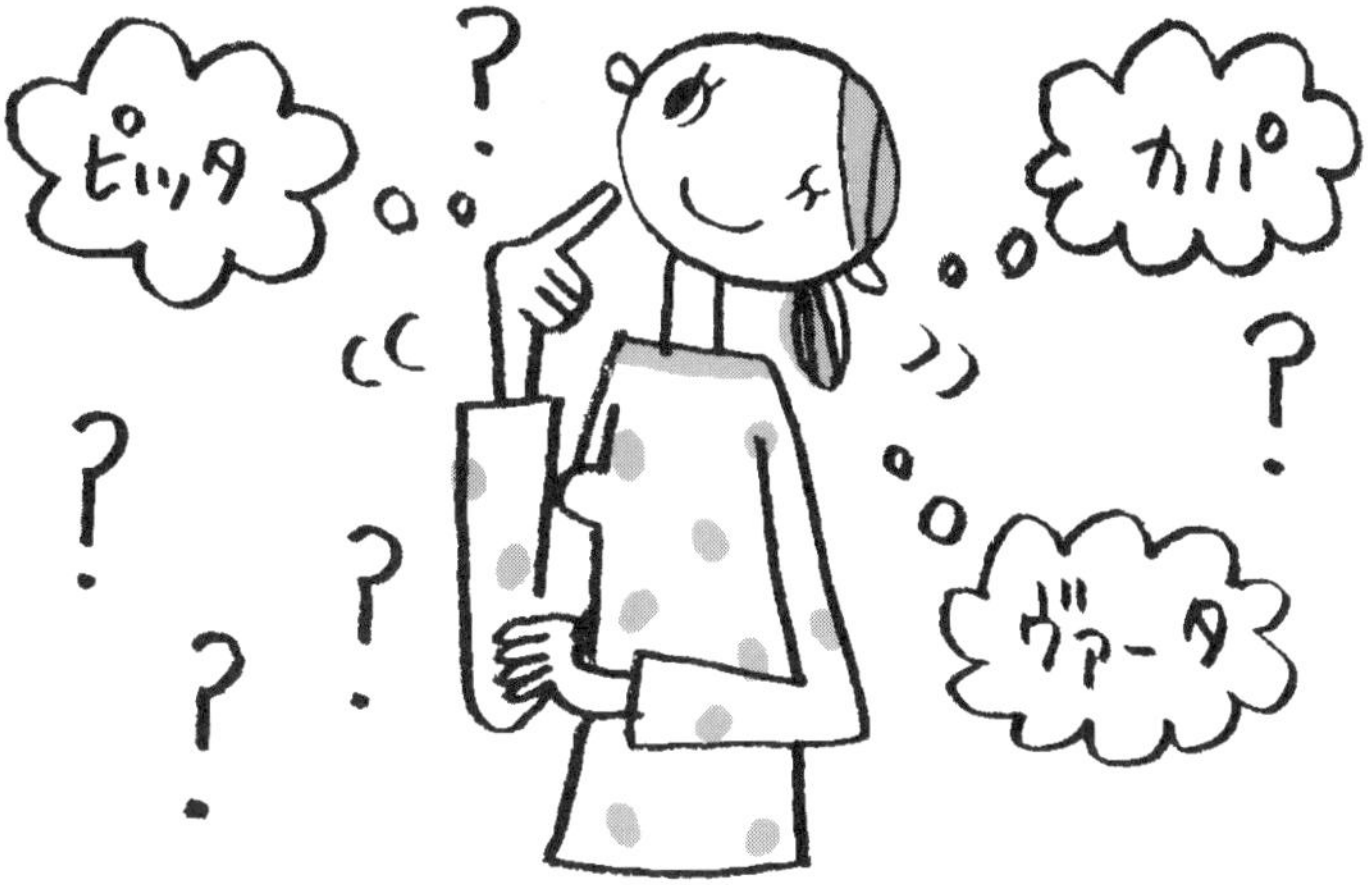

ことがわかればわかるほど、人間は遺伝子だけでは片付かないということが明らかになってきました。

アーユルヴェーダでは、個人差を、遺伝子的な要因（ジェネティック）と、後天的な要因（エピジェネティック）とでとらえ、個々人の状態に応じた生活の仕方、生き方を説いています。特に病気は、治る病気だけでなく、治らない病気もあることを説き、そのような病気を持った場合の、生き方の知恵も説いています。

アーユルヴェーダは、自分の体と心の状態を、平易な言葉で説明し、個人差に応じて生活するコツを説いているといっても過言ではありません。あるいは1日の時間帯、季節、年齢などの時間的要因による自分の心身の変化を法則で理解させてくれ、どのように対処すればよいかを示してくれる、まさに「生き方の知恵」なのです。そのための生命の法則（科学）について、これから説明していきましょう。

自分の体と心の法則を知りましょう

私達は何を考えることなく、朝のコーヒーを飲み、おやつの休息をとっています。また、自分の体が朝と夕とで同じものとして考えたり行動したりしています。実は、医学が進歩すればするほど、自分達の体や心が、1日あるいは1年の間で常に変動しており、その変動は一定の法則に基づいてリズムをなしていることがわかってきました。

たとえば、肉体面では体温1つをとっても、朝と夕の体温は、朝や早朝で低く、午後から夕方になって高くなってきます。体温が同じ37度であっても、朝の37度と夕方の37度では、夕方の37度は正常ですが、朝の37度は病的な意味を持っています。血圧も1日の間で体温と似た変動を示し、朝には低く、午後から夕方になると高くなります。

肉体的な変化ばかりでなく、精神的な情緒の変動も、1日さらには1年の単位で一定の変動をしています。短期記憶といって、物事を覚え込む能力は午前中に最もよいのですが、記憶を思い起こす長期記憶は午後の方がよくなります。思考力は午前中の遅くに高くなり、午後の早い時間に落ち込みます。推理力は、午後遅くから夕方にかけて落ちてきます。五感の感度は、午後遅くから夕方の早い時期に鋭くなります。また、時間感覚は、体温が低い時（早朝や晩遅く）には速いのですが、体温が高い時（午後から夕方）には遅くなる、つまりなかなか時間が経った感じがしないといわれています。

体と心を支えるエネルギー

　以上のような体と心の変化は、どのようにして起きているのでしょう。きわめて明快な理論でその変化の理由を説明しています。

　つまり体内では、物質の基礎にエネルギーが働いているというのです。あるいは、ある現象の基礎には、あるエネルギーが働いており、それによって脈や呼吸など、さらには心までが制御されているというのです。これらのエネルギーはドーシャと総称されています。人体内の心や体の動きが、1日の中で、季節によって、年齢によって変動すること、個人差があることなどは、このドーシャの作用するバランス状態によって起こるものだとアーユルヴェーダでは考えるのです。体の3つのエネルギーをトリドーシャ（ボディリ・ドーシャ）、心の3つの位置エネルギーをトリグナ（メンタル・ドーシャとサットヴァ）と総称しています。

●アーユルヴェーダの体と心を支えるエネルギー

トリドーシャ<体を支える３つのエネルギー>

ヴァータ（風のエネルギー）
ピッタ（火のエネルギー）
カパ（水のエネルギー）
……ボディリ・ドーシャ

トリグナ<心を左右する３つの性質>

サットヴァ（純粋性）

ラジャス（動性）
タマス（惰性、闇性）
……メンタル・ドージャ

体の3つのドーシャの性質と働き

ドーシャという言葉には、サンスクリット語で「不純なもの」「増えやすいもの」「体液」「病素」などという意味があります。これらは、目に見えないもので、中国医学でいう「気」つまり生体エネルギーに相当するものです。それぞれの生体エネルギーは、それを構成する要素（五元素）が異なり、それぞれの性質と働きがあります。風のエネルギーであるヴァータは、空と風から構成され、軽、冷、動、速、乾燥性を持って、運動のエネルギーとして体内における運搬や循環、異化作用（細胞を分解する働き）を制御しています。中国医学では、「气」に相当すると考えられます。火のエネルギーであるピッタは、火と水の元素から成り、熱、鋭、軽、液、微油性を持ち、変換のエネルギーとして、代謝や消化を制御しています。中国医学では「火の気（炁）」に相当するでしょう。水のエネルギーであるカパは、水と地の元素から構成され、重、冷、遅、油、安定性を持ち、結合エネルギーとして、構造や体力を維持し、同化作用（細胞を作る働き）を担っています。中国医学でいう「米の気（氣）」に相当するものでしょう。

人体でたとえれば、カパは、カルシウムとリン、タンパク質をくっつけて構造を維持する水のエネルギーの役目をしますが、ピッタは、胃の中に入ってきた食物を血や肉に変換します。ヴァータは、体の各所に栄養を送り、代謝された老廃物を排泄する循環や運搬の働きをしているのです。これら3つのトリドーシャがバランスよく働けば健康で、アンバランスになると病気の過程が進行するというわけです。

● 体と心を支える3つのエネルギー

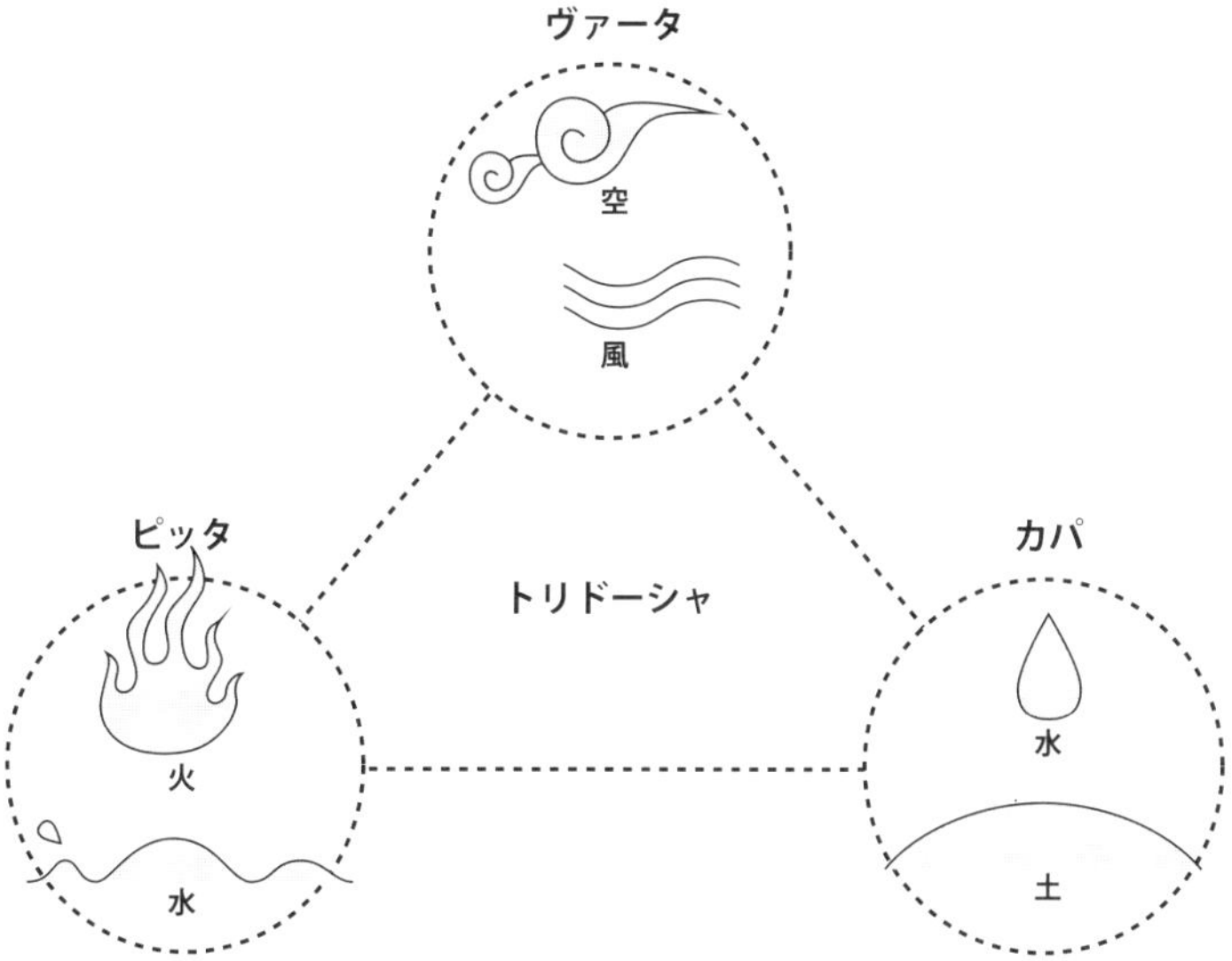

● ドーシャの性質と作用

体のドーシャ		構成 五大元素	性質	作用
ヴァータ	風のエネルギー 運動エネルギー	風、空	軽、動、速、冷、乾燥性	異化作用 運動、運搬、伝達
ピッタ	火のエネルギー 変換エネルギー	火、水	熱、鋭、軽、液、微油性	代謝、消化作用
カパ	水のエネルギー 結合エネルギー	水、地	重、油、遅、冷、安定性	構造の維持 体力・免疫力、同化作用

体と心は密接に関係し合います

体の3つのエネルギー（トリドーシャ）と、心の3つの性質（トリグナ）とは、密接に関係しています。ドーシャは、「同じ性質のものが同じ性質のものを増やす」という法則で変化します。たとえば、ラジャスとは、動性ですので、ラジャスが増加すると、活動的になりすぎたり、怒りやイライラなどが出てきます。これは、動性を持つトリドーシャ、ヴァータとピッタを増加させます。一方、タマスは安定性や惰性ですので、タマスが増加すると、怠惰となり精神活動が沈滞します。肉体的には、動かない性質を持つカパを増加させることになります。このようにラジャスとタマスは、トリドーシャに直結して即座に影響を与えているのです。ラジャスとタマスとは、メンタル・ドーシャとも呼ばれ、増大することは心身の健康を害することにつながります。

一方、残り1つのトリグナ、サットヴァは純粋性を持っています。ですからドーシャ（不純なものの意）には含まれません。そしてサットヴァは、増大することで、トリドーシャのバランスをよくさせるように働きます。また精神的には、愛情や優しさ、正しい知性などをもたらします。こうしてサットヴァは健康の基礎になるのです。

このような心と体の関係が発生する理屈は、トリドーシャの内にトリグナが含まれていると考えると理解しやすくなります。アーユルヴェーダでは、体の上位に心が位置していると考えますので、このようなたとえが、正当だといえます。

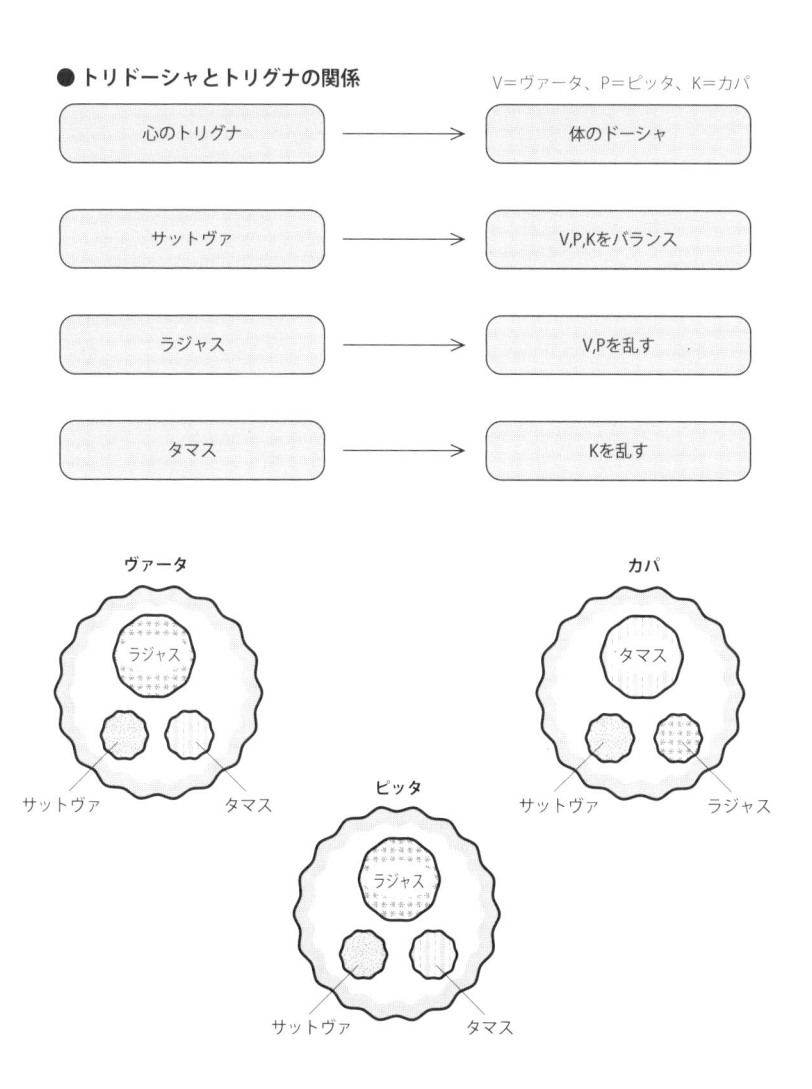

●トリドーシャとトリグナの関係

V=ヴァータ、P=ピッタ、K=カパ

心のトリグナ	体のドーシャ
サットヴァ	V,P,Kをバランス
ラジャス	V,Pを乱す
タマス	Kを乱す

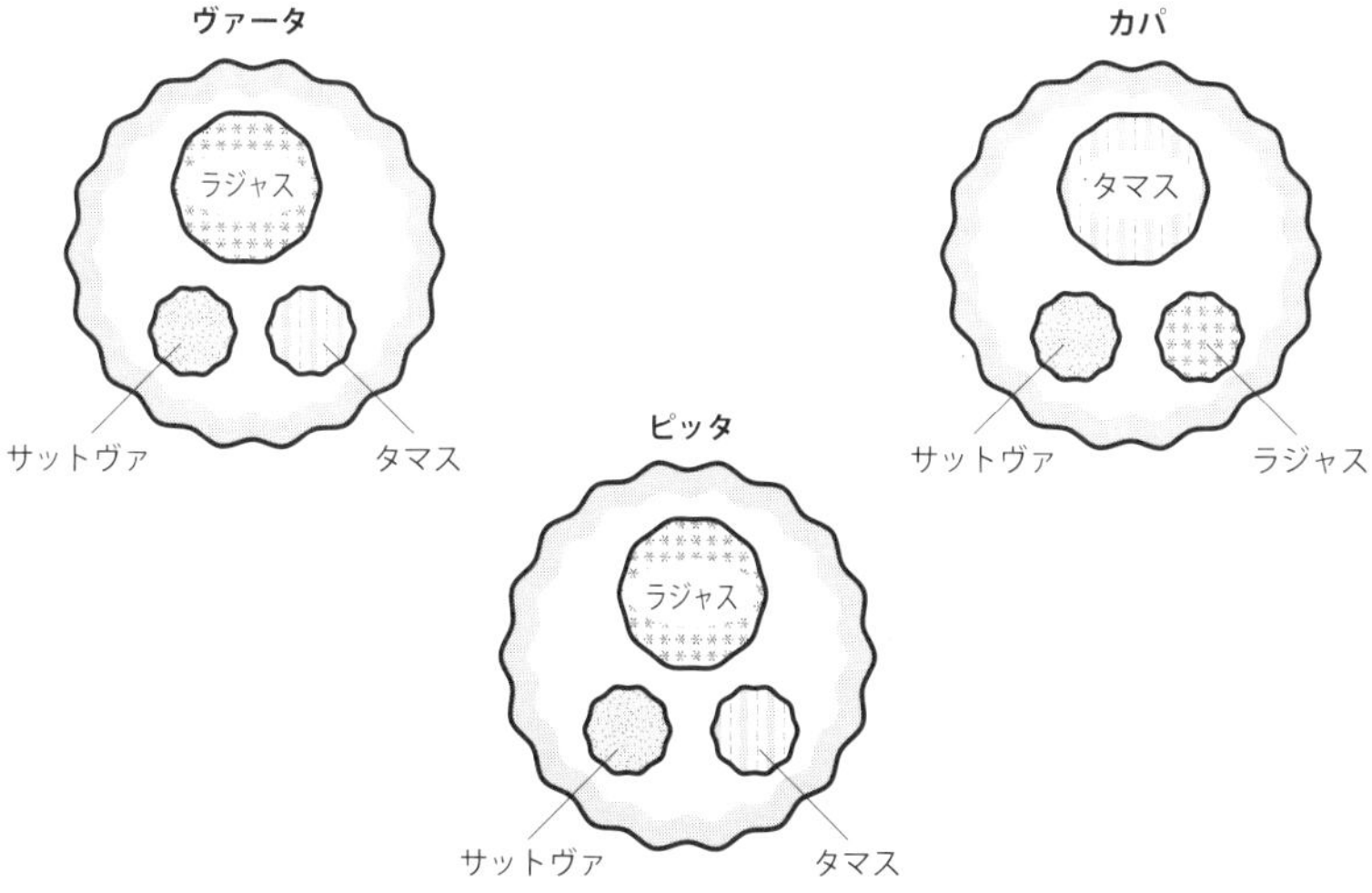

なぜ病気が起きるのでしょう

これまで述べたようにアーユルヴェーダのよい点は、自分の体は、自然の一部として、自然界で起こっていることとの相似的現象ととらえていることです。たとえば、体内で起きている種々の生化学的・生理学的反応を、木を燃やして飯ごう炊飯をしている状況にたとえています。ヴァータは吹く風（風のエネルギー）です。燃える火がピッタ（火のエネルギー）に相当します。のせている飯ごうの中の米と水はカパ（水のエネルギー）です。

ドーシャがバランスしている状態とは、ちょうどよい風（ヴァータ）が吹いて、ちょうどよい火（ピッタ）がおき、ちょうどよい量の米（カパ）を炊いている状況です。そうすると、おいしいご飯が炊け、それを食べると栄養になりますから、元気で健康になります。そのような元気の素はオージャスと呼ばれています。

一方、ドーシャがアンバランスになったとします。たとえば、風（ヴァータ）が強くなりすぎたとします。そうしますと、炎がゆらゆら動いて、火が強く当たる場所と当たらないところができたりします。そして、まばらに炊けた米になります。これでは、まずくて食べても消化できない未消化物を作ることになります。火（ピッタ）が強すぎると焦げて、水（カパ）が多いと、半煮えになります。このような状況で未消化物が作られます。このような未消化物は、アーユルヴェーダでは、アーマと呼びますが、粘着性が強く、体内の通路を閉塞させてしまうことで、種々の病気や老化を起こす素となっているのです。

● 飯ごう炊飯にたとえた体内

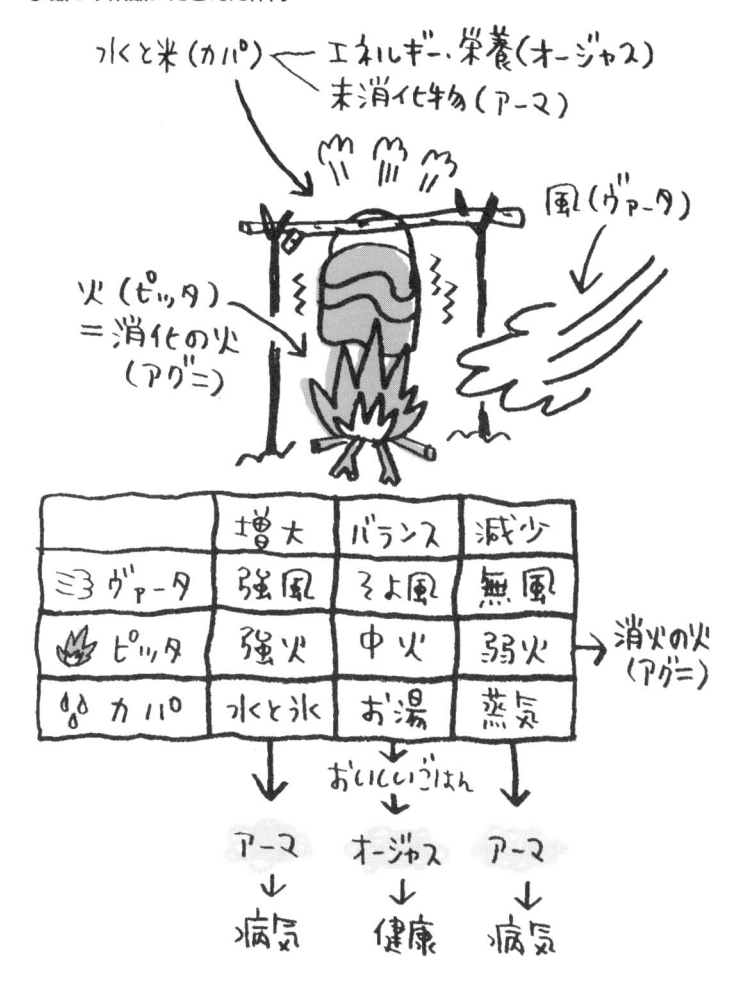

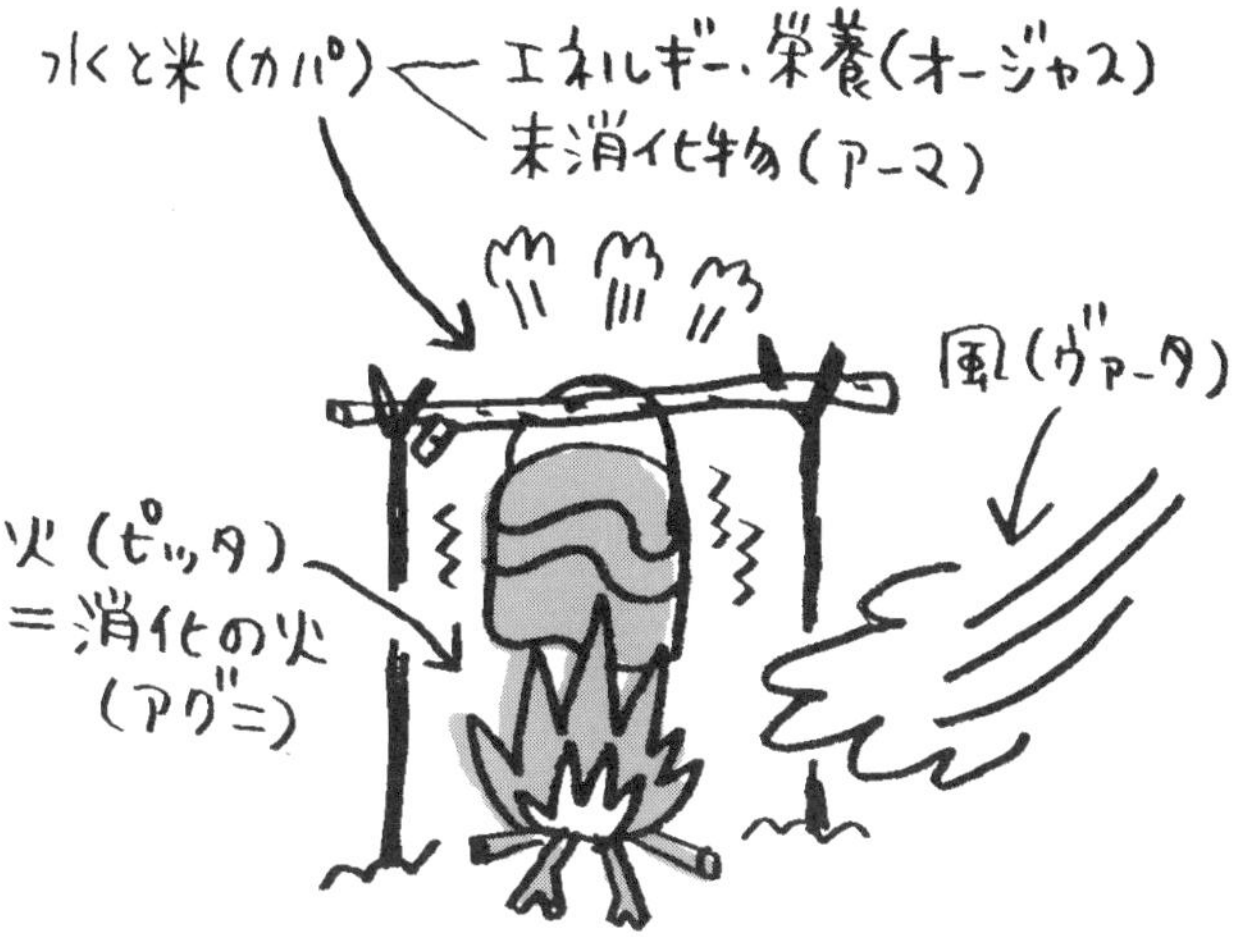

	増大	バランス	減少
ヴァータ	強風	そよ風	無風
ピッタ	強火	中火	弱火
カパ	水と氷	お湯	蒸気

→ 消火の火（アグニ）

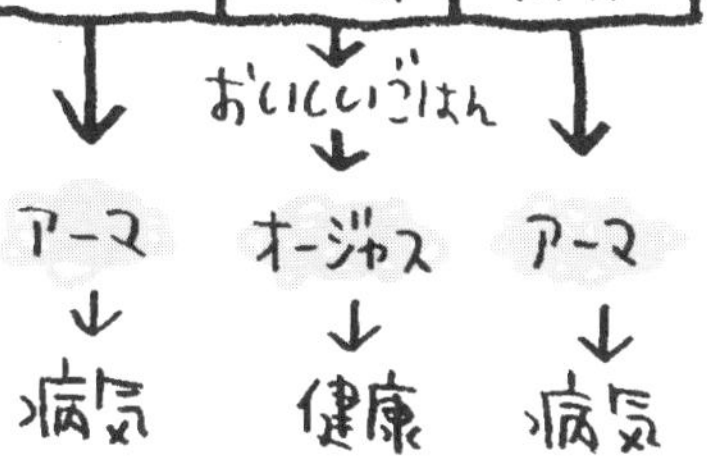

●アグニの3つの状態とドーシャバランス

飯ごう炊飯の場合、風であおられる火は、ピッタに相当しますが、米を調理する力そのものですので、消化の火、アグニとも呼んでいます。ちょうどよい風（ヴァータ）が吹き、ちょうどよい火（ピッタ）がおきて、ちょうどよい米と水の飯ごうがかかってると、ちょうどよいアグニ（消化の火）の状態になります。アグニがちょうどよいと、おいしくて栄養になるご飯が炊けるということになります。それはオージャスという元気の素ができるからです。オージャスとは、活力素と呼ばれているエネルギーです。

しかし、もしここで風が強すぎますと（ヴァータが増大）、不安定なアグニになります。つまり火があおられて強くなる部分と当たらない部分ができます。そのため一部が半煮えで、一部が煮えすぎというまばらなご飯になるのです。しかし火が強くなりすぎますと（ピッタが増大）、強すぎるアグニになって米が焦げてしまいます。今度は米が多すぎると（カパが増大すると）、消化が遅くなり、遅いアグニになります。その結果、消化が不十分になって未消化物がたまります。このように、ドーシャのバランスが消化の力（アグニ）を決めている大きな要因なのです。

体のドーシャやアグニだけでなく、心のドーシャと心のアグニという概念もあります。これも体のドーシャとアグニとの関係に似た変化を示します。つまり、心のドーシャであるラジャスとタマスが増大しすぎると、心のアグニであるメンタル・アグニが不順になり、心のアーマであるメンタル・アーマが蓄積することになり、心の病気を引き起こすことになるのです。

● 体と心のアグニとアーマ

	ドーシャ	アグニ	アーマ
体	ヴァータ ピッタ カパ	ボディリ・アグニ （パーチャカ・ピッタ）	ボディリ・アーマ
心	ラジャス タマス	メンタル・アグニ （サーダカ・ピッタ）	メンタル・アーマ

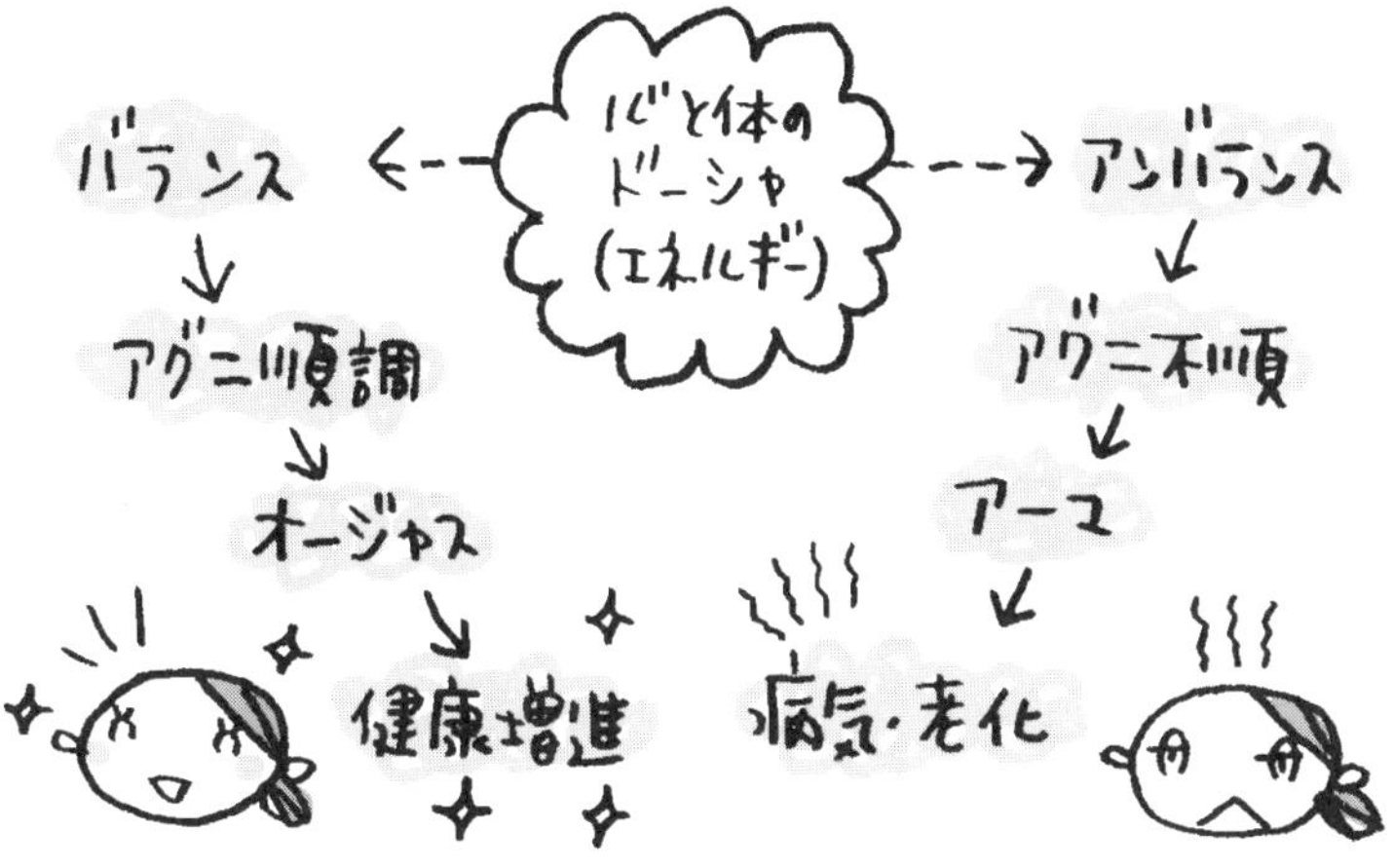

食物が体の組織に変わるまで

アグニは、先に消化の火と表現しましたが、実は代謝と消化の双方を担っています。体内の酵素の働きを担うのがアグニといってよいでしょう。現代医学では、人体内には多くの酵素があることが解明されています。アーユルヴェーダでは、それらを13種類に分類しています。

これらとは、胃腸のアグニであるジャータラ・アグニ、肝臓にあって各五元素に対応したブータ・アグニ（5種類）、さらに各組織要素（ダートゥ）に存在するダートゥ・アグニ（7種類）です。これらのアグニは、胃腸での消化から各組織での代謝までを司っているのです。

特に各組織要素にある、ダートゥ・アグニは、ダートゥの順々の変化を正常に行う働きをしており、それらのアグニが順調に作用することで、組織要素が生成されます。その順序は、血漿《けっしょう》→血液→筋肉→脂肪→骨組織→骨髄→生殖器というふうに起こります。それらの生成時には、マラという生理的な老廃物も生成されます。マラの代表が、汗や爪、髪などです。また同時に、ミツバチが蜜を花々から集めるように、オージャス（活力素）も少量ずつ生成されます。オージャスは、生殖器のできる段階に最も作られ、心臓に蓄積されています。しかし、もし、ここでアグニが不順になると、次の組織への変換時にアーマが生成されることになります。マラとオージャスが生成されて元気になるか、あるいはアーマという毒素が生成されて病気になるか、どちらになるかは、アグニが順調かどうかにかかっています。

● 栄養食物が体の組織に変わる様子

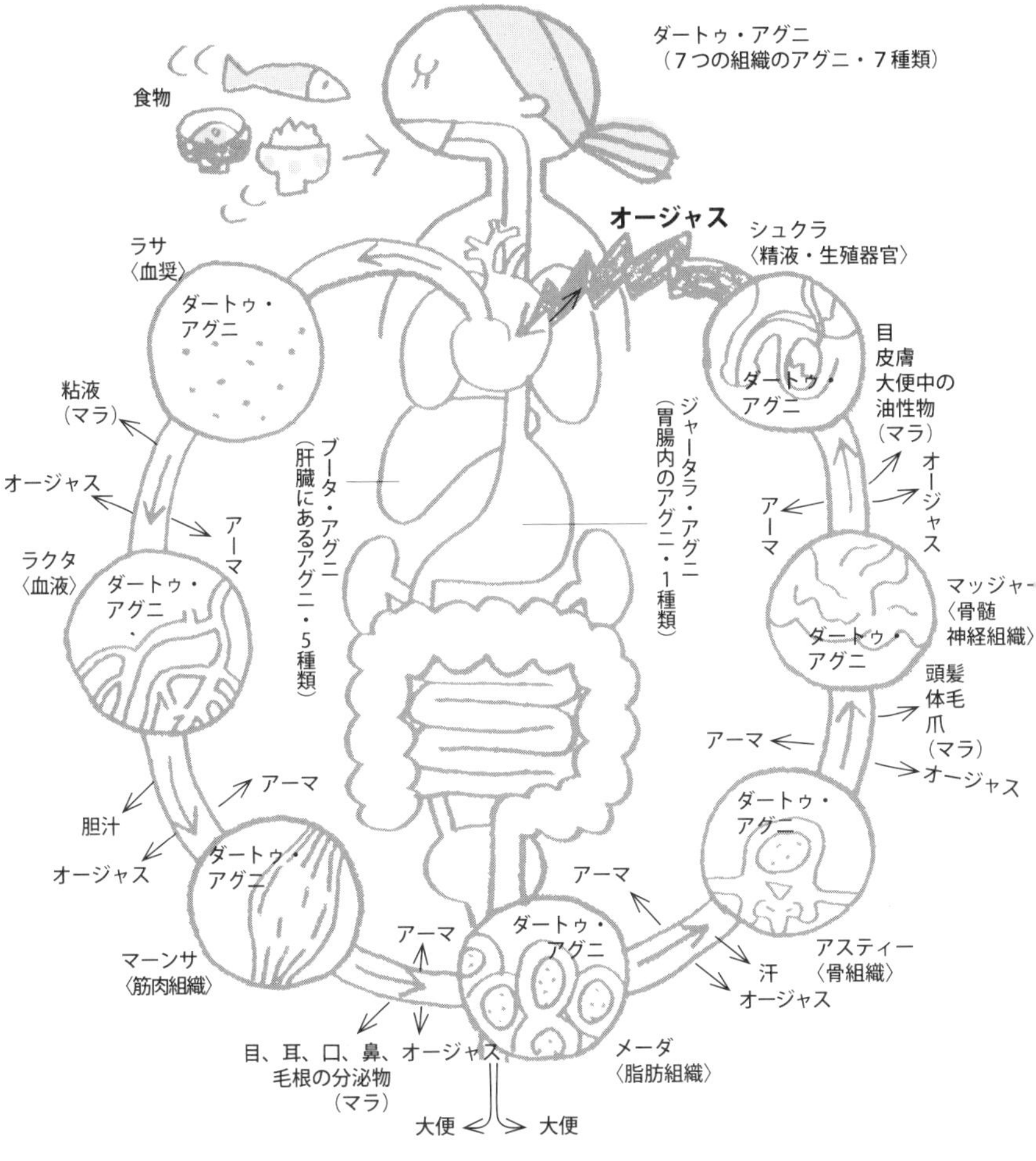

ドーシャのバランスを乱す5つの要因

ドーシャがバランスをくずし、その結果アーマが蓄積するようになる要因とは何でしょうか。これらは5つに分類できます。つまり、❶体質、❷時間、❸日常生活、❹場所、❺天体、です。中でも一番大きな要因は、体質なので、アーユルヴェーダでは体質を重視しているのです。

❶体質（アンバランスになりやすさ）

体質とはプラクリティ（本性）と呼ばれています。つまり生まれつきの性質ということです。生まれつきヴァータがアンバランスになりやすい人をヴァータ体質、ピッタがアンバランスになりやすい人をピッタ体質、カパがアンバランスになりやすい人をカパ体質と呼んでいます。

1つのドーシャだけがアンバランスになりやすい人は少なくて、たいていは2種類のドーシャがアンバランスになりやすい複合体質です。3つのドーシャの組合せがありますので、7種類あるいは10種類の体質ができあがります。

❷時間（1日、季節、人生）

次にドーシャバランスに影響する要因は、時間です。これには、簡単な規則があります。つまり、朝方6時から10時まではカパの増えやすい時間帯、10時から14時まではピッタが、14時から18時まではヴァータが増えやすい時間帯です。さらに同じサイクルで夜半からのドーシャのバランスも決まってきます。18時から22時までは再びカパの時間帯、22時から深夜2時まではピッタの時間帯、2時から早朝の6時まではヴァータの時間帯という具合です。

1日における変遷は、そのまま四季にもほぼあてはまります。つまり、春はカパの増えやすい季節、夏はピッタの増えやすい季節、晩秋から冬にかけてはヴァータの増えやすい季節といわれています。さらに、同じようなドーシャの変遷が、人間の一生においてもあてはまります。若年期（0～16～30歳）はカパが増えやすく、壮年期（30～60歳）にはピッタが、老年期（60歳以上）ではヴァータが増えやすいという具合です。

● 各エネルギーが増えやすい時間、季節、年代

エネルギー	一日の中での注意ゾーン	一年の中での注意ゾーン	一生の中での注意ゾーン
カパの増えやすいとき	6時から10時、18時から22時	春	若年期 0歳から30歳
ピッタの増えやすいとき	10時から14時 22時から2時	夏から初秋	壮年期 30歳から60歳
ヴァータの増えやすいとき	14時から18時 2時から6時	晩秋から冬	老年期 60歳以上

生命エネルギーのバランスは時間、季節、年齢に影響を受けている。
自分の体質名が表すエネルギーが増えやすい時、バランスをくずしやすくなる。

❸日常生活（一挙手一投足、食事、行動、心）

アーユルヴェーダでは、日常生活の一挙手一投足すべてが、ドーシャのバランスに影響するとしています。この場合のドーシャの変動は、単純な加減法によっています。つまり「似たものが似たものを増やし、異なったものが異なったものを減らす」という法則に従ってドーシャが増減します。ですから、ヴァータを増やすものは、ヴァータと同じ性質あるいは構成要素を持っており、ピッタを増やすものはピッタと同じ性質あるいは構成要素を持っています。カパを増やすものは、カパと同じ性質あるいは構成要素を持っているのです。宇宙には10組の性質（属性グナ）があり、あるドーシャの持つ属性と、生活法の持つ属性との関係で、ドーシャやトリグナのバランスが決まってきます。

❹場所（環境条件）

これは、住む場所の環境条件がドーシャに影響するということです。これも前述しました「似たものが似たものを増やし、異なっ

●10組20種のグナ

軽	熱	乾燥	鋭	動	硬	純	荒	粗	液
重	冷	油	鈍	静	軟	濁	滑	微細	固

●似たものが似たものを増やす

動、軽、冷、速性のもの	ヴァータを増大	ラジャスの増加と関係
熱、鋭、軽、微油性のもの	ピッタを増大	ラジャスの増加と関係
重、遅、油、冷性のもの	カパを増大	タマスの増加と関係

たものが異なったものを減らす」法則に従っています。ですからピッタと同じ性質を持つ熱帯の場所では、ピッタが増えやすくなります。一方乾燥して寒い場所では、ヴァータが増大してきます。温帯では、各季節に応じたドーシャのバランスの変化が起きるのです。

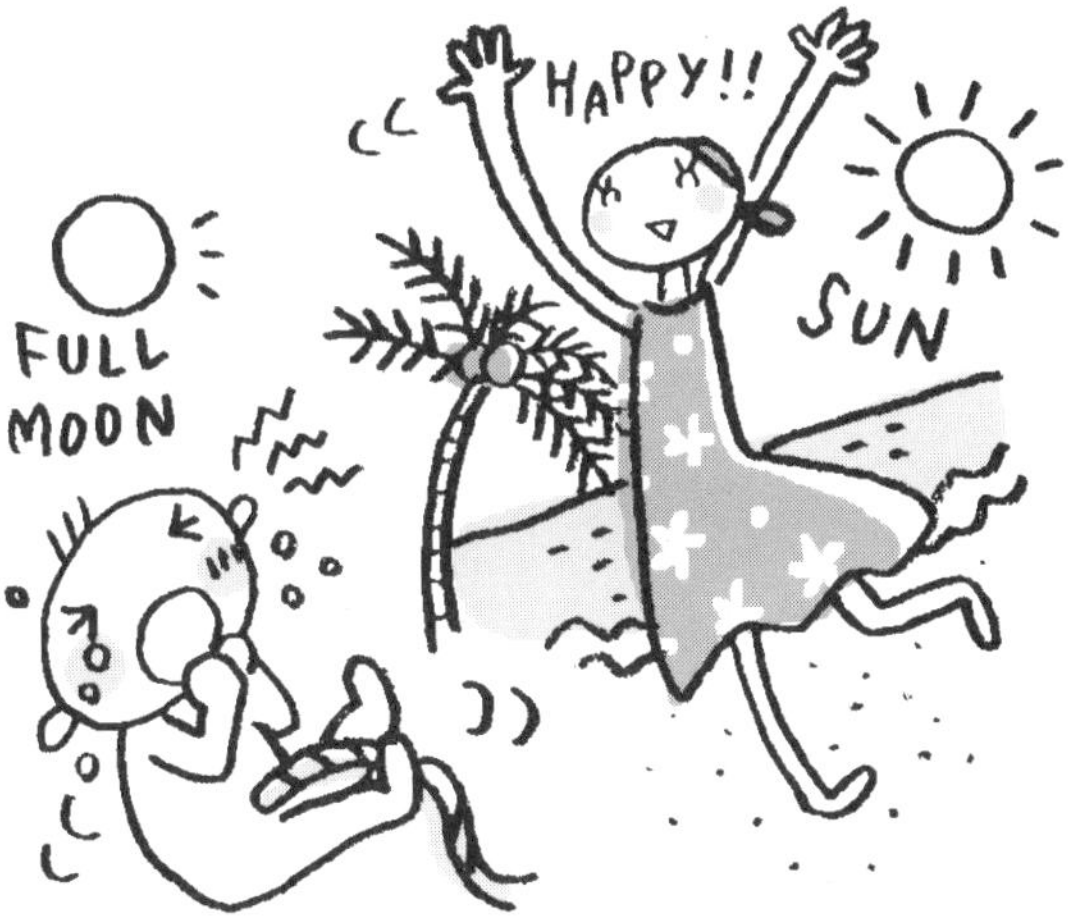

心の病が太陽の多い南の島に移ると治る。満月のときに出産が多くなるなど、人体は宇宙の影響を受けている。

❺天体（太陽、月、他の惑星）

アーユルヴェーダには、「大宇宙がそうであるように、小宇宙（人体）もそうである」ということわざがあります。これは、大宇宙と小宇宙とが相似形であるということです。これは現代の高等数学における「フラクタル理論」と同じことをいっています。フラクタル理論は、部分と全体が同じ自己相似性の構造を持つことをいい、大宇宙で起こっていることが、人体内でも起こるということを意味します。このように、大宇宙の天体と人間とは影響しあい、人体におけるドーシャのバランスを決める要因となっているのです。

未病を癒す予防医学として

最近、未病という言葉をしばしば耳にするようになりました。これは中国医学の用語で、『黄帝内経素門』に記載されたもので、已病《いびょう》（既に病んだ状態）に対応する用語です。つまり、「未だ病まざる状態」ということです。

47ページの図は3つの医学の病気と健康の位置づけを比べたものです。現代の西洋医学は、病気でなければ、健康という定義を下す傾向にあります。しかし、中国医学あるいは漢方医学では、病気が発症する前の状態を未病として定義し、その前に手を打つことをすすめています。病気になってから対処するのでは、あたかも干ばつが起きてから井戸を掘るようなものだというのです。まさに現代医学の盲点をついた概念でしょう。このように伝統医学では、病気が進展する前に対処するという予防医学的概念が主流でした。これら伝統医学の中でもアーユルヴェーダの未病理論は、中国医学よりもさらに徹底しています。図のように、中国医学で未病としている状態を、さらに4つに細分化することで、病気の過程を克明に観察し、それを防ぐ手だてを持っていたのです。

そのような疾病の進展する過程は、トリドーシャのバランス状態によって分類されています。ドーシャがバランスをくずすということは、増大しすぎるという意味ですが、増大したドーシャは、一定の部位に蓄積してきます。そこで増悪して、局所的な症状を発生するようになります。それがさらに進展すると、全身に播《は》種《しゅ》（散らばること）して、全身的な異常になってきます。そうなりますと、全身の弱い部位（抵抗減弱部位）にたまって極在化するようになります。その後、症状が明らかになり、最終的には慢性化するということになるのです。

　このようにアーユルヴェーダ的にみていくと、慢性疾患がいかに長い過程で作られるかということが理解できるのです。最近、現代医学の研究からも、癌が10数年かかって発症することがわかってきました。まさにアーユルヴェーダの未病の状態で、すでに癌などの芽が出ていると考えられます。その段階で、アーユルヴェーダ的な診断を受けて、異常ありとされ治療を受けていれば、現代的な疾病の発生を予防できる可能性はあります。予防医学が注目される現代において、未病を治療するアーユルヴェーダが必要とされる可能性は、大きいでしょう。

● 病気と健康の位置づけ

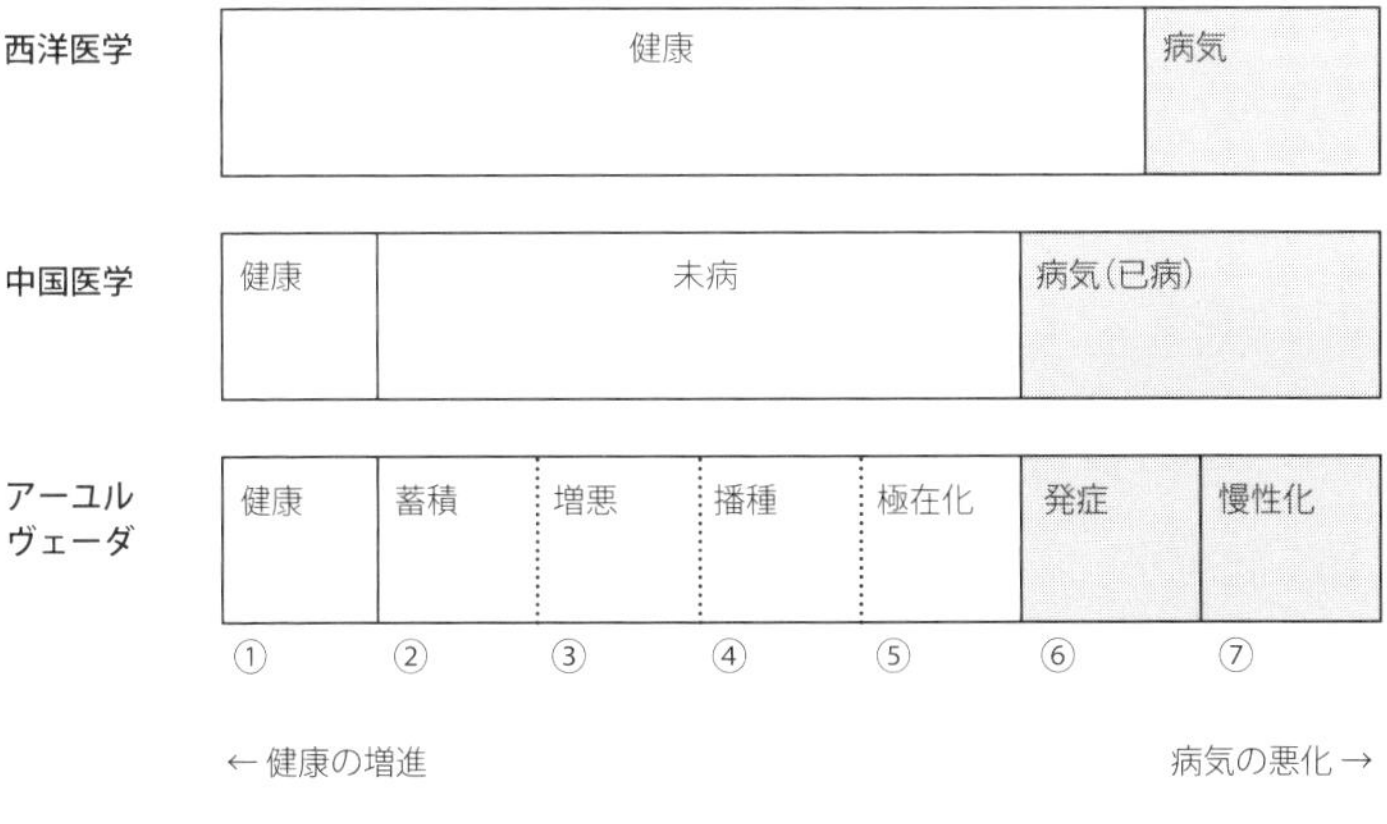

column インドの知恵 1

自分に合った色と音を見つけましょう

アーユルヴェーダでは、自然界にあるあらゆるものが、トリドーシャに影響すると考えています。これは、「同じものが同じものを増やし、異なるものが異なるものを減らす」という単純な計算で変化すると考えます。そのような観点から推論しますと、色や音の持つ性質から、トリドーシャへの作用を理解することができます。

ヴァータは、軽、動、冷、速、乾燥、硬性などを持っていますので、軽さと乾燥性を持つ黄色、あるいは硬くて軽性を持つクラリネットなどの木管楽器は、ヴァータの色と音でしょう。ピッタは、軽、速、熱、湿、滑、軟性を持っていますので、赤色やトランペットなどの金管楽器がピッタの色と音でしょう。カパは、重、遅、冷、湿、滑、固性を持っていますので、青色とたいこなどの打楽器やギターなどの弦楽器が、カパのものに相当するでしょう。1人の体質が、3つのドーシャの統合でできあがるように、音や色は、これら3つの要素が統合して、美しい色や音を提供してくれるのです。

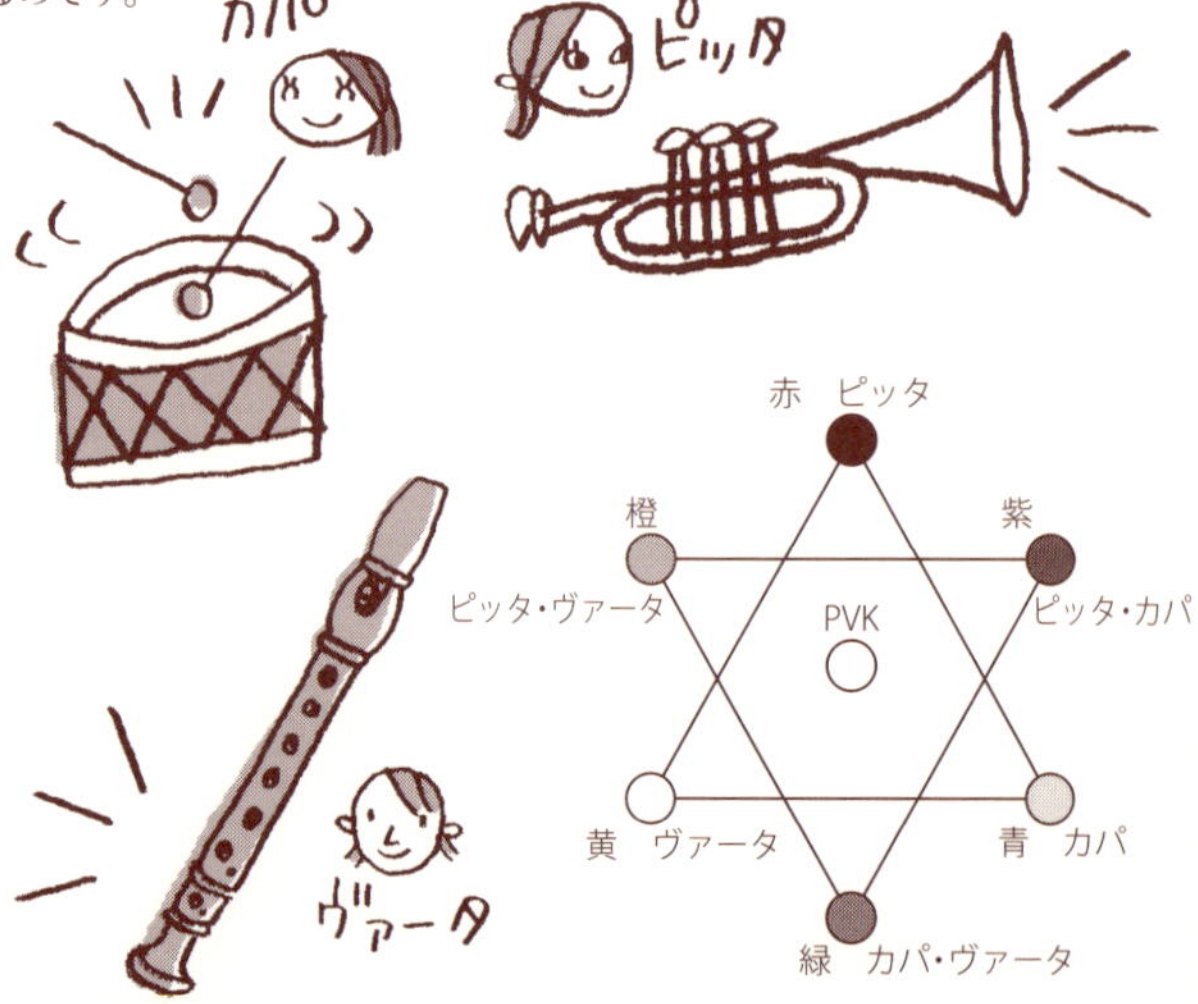

Chapter 2

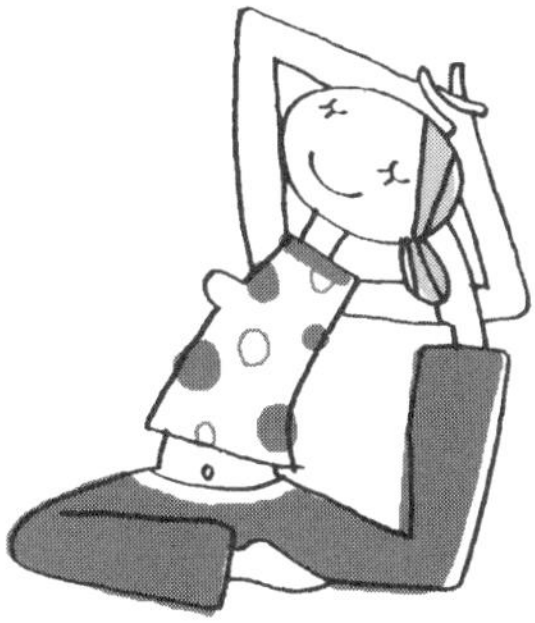

あなたの体質を徹底チェック！

体質チェック•プラクリティ

アーユルヴェーダでいう体質とは、プラクリティ（本性、nature）と呼ばれています。つまり、その人の本来の状態ということです。その人は本来、どのドーシャがバランスをくずしやすいかということが、体質プラクリティなのです。

最近の欧米でのアーユルヴェーダの普及に伴い、問診表を使えば、簡単に体質を推定できるのではないかという考え方が出てきました。以下の問診表も、古来からある視診・問診・触診による体質診断法とは異なる方法ではありますが、だいたいの体質の目安をつけ、アーユルヴェーダの理解を早めるには便利な表ですので、試してみてください。

回答は、幼少時期からの自分の性向を答えるようにしてください。幼少時期からの、ヴァータ、ピッタ、カパそれぞれのバランスのくずしやすさが、スコアとして計算されますので、最も多いスコアを示すドーシャが、あなたの体質で優勢なドーシャです。ただし、あくまで目安ですから、断定はしないでください。

ヴァータ度チェック

1＝あてはまらない　2＝ややあてはまらない　3＝どちらともいえない　4＝ややあてはまる　5＝あてはまる

1	動作が素早く早口で、歩くのも人より速い	1	2	3	4	5
2	新しいことを覚えるのが早いが、忘れるのも早い	1	2	3	4	5
3	好奇心が強く何事にも興味を示すが長続きしない	1	2	3	4	5
4	体型は痩せている。またはもともと痩せ型である	1	2	3	4	5
5	手足の静脈が浮き出てよく見える	1	2	3	4	5
6	便秘しがちである	1	2	3	4	5
7	何か決める時にくよくよしがちで決まらない	1	2	3	4	5
8	お腹にガスがたまりやすく、おならが多い	1	2	3	4	5
9	元来冷え性で手足が冷たい。寒さを感じやすい	1	2	3	4	5
10	座っている時も手足や体をいつも動かしている	1	2	3	4	5
11	関節がポキポキなることが多い	1	2	3	4	5
12	歯の大きさが不揃いで歯並びもよくない	1	2	3	4	5
13	特に冬は、肌がかさつきやすい	1	2	3	4	5
14	新しい環境にたやすくとけ込める	1	2	3	4	5
15	お金を儲けるのが早いが浪費するのも早い	1	2	3	4	5

合計点数（ヴァータ度：　　　点）

● プラクリティ判定法

体質チェックで出た点数を下の計算式にあてはめて、
すべての体質で計算してください。0.35以上になる体質があなたの体質になります。

例）ヴァータ度を調べる

$$\frac{\text{ヴァータ度点数}}{\text{ヴァータ度点数＋ピッタ度点数＋カパ度点数}} \geqq 0.35 \text{ならヴァータ体質}$$

同じようにカパ度点数、ピッタ度点数にかえて
各体質の点数を調べてください。
複数の体質の場合は一番多い点数の体質を特に注意してください。

●複数の体質が0.35以上になった場合 → 2つか3つの複合体質
●すべてが0.35より少ない場合 → カパ・ピッタ・ヴァータの3つの複合体質

ピッタ度チェック

1＝あてはまらない　2＝ややあてはまらない　3＝どちらともいえない
4＝ややあてはまる　5＝あてはまる

1	自分を主張し頭脳的、知的でリーダーに向いている	1	2	3	4	5
2	汗っかきで夏が苦手である。口が渇きやすい	1	2	3	4	5
3	大食漢で、お腹がすくと機嫌が悪い	1	2	3	4	5
4	気が短い方で、イライラしやすく怒りっぽい	1	2	3	4	5
5	話し方や行動に無駄がなく、雄弁家と言われる	1	2	3	4	5
6	若白髪、若ハゲやシワが若い頃から目だつ	1	2	3	4	5
7	胸やけや口内炎がよく起こる	1	2	3	4	5
8	顔色や肌の色は赤みや黄色みが強い	1	2	3	4	5
9	大便が毎日２回以上あり、便は柔らかいことが多い	1	2	3	4	5
10	冷たい飲み物や食物を好む	1	2	3	4	5
11	知的で鋭い目つきをしている	1	2	3	4	5
12	日に当たると日焼けしやすい	1	2	3	4	5
13	完璧主義者で、人にもきびしい。話し方がきつい	1	2	3	4	5
14	皮膚にホクロやそばかすが多い	1	2	3	4	5
15	目が充血しやすい	1	2	3	4	5

合計点数（ピッタ度：　　　点）

体質チェック●プラクリティ

カパ度チェック

1＝あてはまらない　2＝ややあてはまらない　3＝どちらともいえない
4＝ややあてはまる　5＝あてはまる

1	生まれつきがっちりして体型が大きく、腕力が強い	1	2	3	4	5
2	肥満しやすく、腕や足の血管が見えにくい	1	2	3	4	5
3	食事を抜いても我慢できる。口も渇くことは少ない	1	2	3	4	5
4	毛髪が黒くて年齢以上にふさふさしている	1	2	3	4	5
5	睡眠不足になることはない	1	2	3	4	5
6	肌が柔らかく滑らかで、色白である	1	2	3	4	5
7	歯が白くて大きさが揃っており虫歯も少ない	1	2	3	4	5
8	激しい運動や労働によく耐えることができる	1	2	3	4	5
9	歩行や食べ方がゆっくりしている	1	2	3	4	5
10	イライラすることは少なく集中力がある	1	2	3	4	5
11	覚えるのは遅いが、一旦覚えると忘れにくい	1	2	3	4	5
12	ひっこみ思案で、恥ずかしがりや	1	2	3	4	5
13	湿気が多くて寒い気候が苦手で、すぐに鼻水が出る	1	2	3	4	5
14	食物に興味が強く、食事によくお金を使う	1	2	3	4	5
15	心が穏やかで、怒ることは少ない	1	2	3	4	5

合計点数（カパ度：　　　点）

体調チェック❶ヴィクリティ

体質はヴァータの人でも、いつもいつも大福のような甘いものを食べていると、カパが常々乱れることになります。そのような現在のドーシャの乱れをヴィクリティ（原義は、過剰）と呼びます。よく「インドに旅行したときにアーユルヴェーダの名医から、ドーシャをチェックしてもらったけれど、医師によって診断が違うのはどうしてですか」と質問を受けることがあります。これは、その医師が、体質を診ているのではなく、現在のドーシャのアンバランスあるいは、その時に一番優勢なドーシャを診て、その結果を伝えたという場合が多いと推定されます。プラクリティとヴィクリティの区別を知らないとアーユルヴェーダを誤解することになります。ヴィクリティの判定には、アンバランスになった症状の強さで概算するように問診票を作っています。あくまで正答を与えるものではないかもしれませんが、アーユルヴェーダを理解するには役に立つものでしょう。

ボディリ・ドーシャのアンバランス度

体のドーシャであるボディリ・ドーシャ（ヴァータ、ピッタ、カパ）のアンバランス度をチェックしてみましょう。20点以上になると、そのドーシャがヴィクリティとなっていると判定します。

ヴァータのアンバランス度

0＝あてはまらない　1＝ややあてはまらない
2＝どちらともいえない　3＝ややあてはまる　4＝あてはまる

1	肌がかさついて、乾燥している	4	3	2	1	0
2	ふけが多い	4	3	2	1	0
3	眠りが浅く、睡眠不足ぎみである	4	3	2	1	0
4	腸の調子が悪く、下痢と便秘が交代する	4	3	2	1	0
5	ガスがたまって、おならが多い	4	3	2	1	0
6	便秘がちである	4	3	2	1	0
7	手足が冷たく寒がり	4	3	2	1	0
8	頭痛、腹痛、筋肉痛などの痛みや痙攣が起こる	4	3	2	1	0
9	何でもない時に、心臓がどきどきする	4	3	2	1	0
10	午後になると疲労感が強くなり気が滅入ってくる	4	3	2	1	0

合計点数（ヴァータアンバランス度：　　　点）

体調チェック❶ヴィクリティ

ピッタのアンバランス度

0=あてはまらない　1=ややあてはまらない
2=どちらともいえない　3=ややあてはまる　4=あてはまる

1	やたらに汗が出る	4	3	2	1	0
2	肌に赤いブツブツ（発疹）ができる	4	3	2	1	0
3	顔面や鼻が赤い	4	3	2	1	0
4	目の白いところが赤く充血する	4	3	2	1	0
5	お腹がいっぱいになるまで大食する	4	3	2	1	0
6	冷たい飲み物や食物を食べずにおれない	4	3	2	1	0
7	口内炎ができている。あるいは口臭が強い	4	3	2	1	0
8	口が渇きやすい。あるいは口内が塩辛い味がする	4	3	2	1	0
9	胸やけがしたり、肛門の灼熱感がある	4	3	2	1	0
10	大便が軟便ぎみで下痢しやすい	4	3	2	1	0

合計点数（ピッタアンバランス度：　　　点）

カパのアンバランス度

0=あてはまらない　1=ややあてはまらない
2=どちらともいえない　3=ややあてはまる　4=あてはまる

1	体が重く、何事もおっくうである	4	3	2	1	0
2	湿気が多くて冷たい気候になると体調が悪い	4	3	2	1	0
3	手足がだるかったり、関節の痛みがある	4	3	2	1	0
4	口内が甘い。あるいは口中がねばねばする	4	3	2	1	0
5	食事を抜いても苦にならない	4	3	2	1	0
6	風邪気味で鼻みずや鼻づまりが抜けない	4	3	2	1	0
7	痰が出る。咳が多い	4	3	2	1	0
8	すぐに居眠りや、うつらうつらしてしまう	4	3	2	1	0
9	少なくとも8時間はぐっすり眠ってしまう	4	3	2	1	0
10	みみずばれ様の発疹ができやすい	4	3	2	1	0

合計点数（カパアンバランス度：　　　点）

メンタル・ドーシャのアンバランス度

心のドーシャであるメンタルドーシャ（ラジャス、タマス）も、増大すると心の病気です。24 点以上を異常としています。

ラジャス度

0＝あてはまらない　1＝ややあてはまらない
2＝どちらともいえない　3＝ややあてはまる　4＝あてはまる

1	優柔不断で、気持ちが常に変化する	4	3	2	1	0
2	休みなく動いたり、おしゃべりしすぎたりする	4	3	2	1	0
3	神経質で不安感が強い	4	3	2	1	0
4	分裂的で、判断や行動が正反対のことがある	4	3	2	1	0
5	野心的で、攻撃的、批判的である	4	3	2	1	0
6	権威主義で、権威に弱い	4	3	2	1	0
7	怒りっぽくて激怒することが多い	4	3	2	1	0
8	自尊心が強く見栄っぱりである	4	3	2	1	0
9	新しいことをすぐに取り入れられない	4	3	2	1	0
10	物事によくこだわる	4	3	2	1	0
11	よく感傷的になる	4	3	2	1	0
12	快適や贅沢を求める傾向が強い	4	3	2	1	0

合計点数（ラジャス度：　　　点）

タマス度

0＝あてはまらない　1＝ややあてはまらない
2＝どちらともいえない　3＝ややあてはまる　4＝あてはまる

1	恐怖感が強い	4	3	2	1	0
2	うそをよくついたり、よく秘密にする	4	3	2	1	0
3	抑うつ的になり自殺を考えることがある	4	3	2	1	0
4	自己破壊的（自虐的）になる	4	3	2	1	0
5	人をすぐに憎んでしまう	4	3	2	1	0
6	執念深い	4	3	2	1	0
7	破壊的である	4	3	2	1	0
8	人がいないところで不正なことをよくする	4	3	2	1	0
9	何事もおおざっぱである	4	3	2	1	0
10	怠惰である	4	3	2	1	0
11	鈍感で無感情である	4	3	2	1	0
12	人のものや意見などをよく盗む	4	3	2	1	0

合計点数（タマス度：　　　点）

体調チェック❷不健康度

これは、体や心の未消化物（アーマ）あるいは不完全燃焼物による不調の程度を診る問診表です。ドーシャのアンバランスよりも、より改善しにくい異常による変化を意味しています。ドーシャのアンバランス（ヴィクリティ）であれば、改善できる可能性が大きいのですが、アーマにまでなりますと、改善するのに時間と手間がかかるのです。ヴィクリティは、季節などの時間により、出没しますが、不健康度は、時間に関係なく出現しています。これは、20点以上を異常と判定するようにしています。

体の不健康度

0＝あてはまらない　1＝ややあてはまらない
2＝どちらともいえない　3＝ややあてはまる　4＝あてはまる

1	食物への興味がわかず、食事時でもお腹がすかない	4	3	2	1	0
2	食べても味がしない	4	3	2	1	0
3	胸やけがしたり、酸っぱいものがこみ上げてくる	4	3	2	1	0
4	舌に苔がある、あるいは口内がねばねばする	4	3	2	1	0
5	発疹やにきび、化膿病変、歯槽膿漏ができて治りにくい	4	3	2	1	0
6	尿の濁りが強い	4	3	2	1	0
7	慢性の便秘や下痢がある	4	3	2	1	0
8	おならの臭いや体臭、口臭が強い	4	3	2	1	0
9	関節や足の裏、かかとなどが理由もなく痛む	4	3	2	1	0
10	寝て起きた時、体がだるくこわばっている	4	3	2	1	0

合計点数（体の不健康度：　　　点）

心の不健康度

0＝あてはまらない　1＝ややあてはまらない
2＝どちらともいえない　3＝ややあてはまる　4＝あてはまる

1	いろいろ思い浮かぶけれども、集中力や注意力がない	4	3	2	1	0
2	恐い夢や不安な夢をみて、疲れてしまう	4	3	2	1	0
3	心配で気持ちが落ち着かないことが多い	4	3	2	1	0
4	理由もなく腹がたち、人の欠点が目につく	4	3	2	1	0
5	何事をするにも気が進まなく、しりごみしてしまう	4	3	2	1	0
6	物に興味がむかず、投げやりな気持ちになる	4	3	2	1	0
7	不安やあせりなど否定的な気持ちばかりが浮かぶ	4	3	2	1	0
8	過去を思い出したりしては、いつまでも後悔する	4	3	2	1	0
9	目がさえて眠れないことが多い	4	3	2	1	0
10	何かと死にたい気持ちになる	4	3	2	1	0

合計点数（心の不健康度：：　　　点）

あなたの体質判定記入表

最後に、これまで行った3つの問診表の結果を下表にまとめてみましょう。これを見ればあなたの健康状態が一目でわかります。折にふれ、季節の変わり目に行うようにすると、自分の生活を見直すきっかけになります。

年　　月　　日　　曜日　　天気（　　　　）

プラクリティ	ヴァータ度	ピッタ度	カパ度	体質判定	
	％	％	％	（　　　　）体質	
ヴィクリティ	ヴァータ度	ピッタ度	カパ度	ラジャス度	タマス度
	点	点	点	点	点
アーマ蓄積度	体の不健康度		心の不健康度		
	点		点		

年　　月　　日　　曜日　　天気（　　　　）

プラクリティ	ヴァータ度	ピッタ度	カパ度	体質判定	
	％	％	％	（　　　　）体質	
ヴィクリティ	ヴァータ度	ピッタ度	カパ度	ラジャス度	タマス度
	点	点	点	点	点
アーマ蓄積度	体の不健康度		心の不健康度		
	点		点		

自分のプラクリティ（本質）を知る

アーユルヴェーダは個の医学とも呼べるほど、個人差を重視し、体系化しています。それが、体質（プラクリティ＝本性）ですが、体質とは、ヴァータ、ピッタ、カパの3つのドーシャのうち、どのドーシャがバランスをくずしやすいかというものです。基本的にプラクリティは、生来的なもので、一生変化しないとされています。これをバース・プラクリティと呼びます。しかし、その後の生活次第では、あたかも、別の体質の特徴を出す場合があり、これをボディ・プラクリティと呼びます。

50ページの体質チェックで判定したように、プラクリティにおいて優勢なドーシャが、その人においてバランスをくずしやすいドーシャとなります。優勢なドーシャは、基本的な3つのドーシャの中の1つが単独というタイプはまれで、3つの組合せにより7つあるいは10種類の体質に普通分けられます。ほとんどの人では2つのドーシャが優勢になっています。しかしもっと厳密にいえば、3つのドーシャの組合せは人の数だけありますので、無数の体質があるともいえます。

体質とは、3つのドーシャというエネルギー、つまり波動の生まれつきの組み合わせで決定されることから、その人の波長あるいはカラーといえば理解しやすいかもしれません。

実際、ヴァータが黄色、ピッタが赤色、カパが青色と対応していますので、7つの体質は、3原色から虹の7色が作られることにたとえられます。あなたのカラーも、これら3原色の組み合わせなのです。

アーユルヴェーダの体質に関する考え方は、現代医学の遺伝学にも酷似しています。つまり、生来的にある一定のドーシャのバランスをくずしやすいということは、体質的にある一定の病気になりやすいということです。

たとえば、ヴァータ体質は、ヴァータ性疾患である、高血圧、心臓など循環器疾患、脳血管疾患などになりやすいと考えています。またピッタ体質は、胃腸疾患、肝臓、胆臓、膵臓疾患など、ピッタが増大して起きる疾病にかかりやすくなると考えられています。最後のカパ体質は、肺気管支疾患、喘息、糖尿病、肥満など、カパが増大して起きる疾病に、生来的になりやすいと考えています。アーユルヴェーダでは、そのように自分のなりやすい疾病を予防しながら生活することをすすめています。

これは、最近のＳＮＰｓ（単一遺伝子多型）の概念と似ているのです。たとえば、肥満や肺癌、高血圧などになりやすい人では、特定のＳＮＰｓを持つ場合が報告されています。近い将来、アーユルヴェーダの体質論と、ゲノム医学とが融合して、ヴァータ体質ではＡＣＥのＳＮＰｓが、ピッタ体質では、ＵＣＰ１のＳＮＰｓが、カパ体質では、β２ＡＤＲやβ３ＡＤＲのＳＮＰｓなどと関連していることがわかってくるかもしれません。このようにアーユルヴェーダの概念は、最も古いのに、最も新しいものを持っているのです。

アーユルヴェーダでは、体質が異なっても、ヴィクリティ（現在のドーシャの乱れ）が同じことはよくあります。たとえばカパがヴィクリティになり肥満になったとしても、その人の体質は、ヴァータ、ピッタ、カパのいずれの場合もあると考えます。

ヴァータ体質の心身の特徴

ヴァータの質、つまり軽くて冷たく動性の属性が、この体質の心身の特徴です。肉体的には、たいてい体格は華奢で痩せています。身長は低いか、細くてノッポ。鼻はわし鼻で目は小さい傾向にあります。皮膚が冷たく乾燥ぎみで、髪も乾燥しています。歯ならびは悪く大小不ぞろいのことが多いようです。筋肉質ではないので血管や靭帯が浮きでて見えます。

ヴァータがバランス（調和）されている時は、機敏で活発、体が軽くて敏捷です。頑張りもききます。しかしヴァータのバランスがくずれると、便秘になったり、寒がりで手足が乾燥して冷たくなったり、ガスがたまってきます。また緊張性頭痛、腰痛などの体の痛みが起きてきます。不眠にもなります。病気としては循環器疾患や脳・血管疾患、神経系疾患などになりやすい人です。

心の面では、ヴァータのバランスがとれている時には行動がすばやく敏感、快活で、想像力が豊かです。順応性が高く理解力もよくて、記憶も速いのですが、ヴァータのバランスがくずれると、不安が強くなり、気分が変動しやすくなって、衝動的で、すぐに緊張してしまったり、恐がりで何事にも心配症になりがちです。また空虚感をともなった抑欝症状を出すことがあります。行動も速性ですので、早口です。睡眠時間も少なくてすみます。また物事を率先して行いますが、長続きしません。悪くいえば信念が変わりやすい人です。住所や仕事も変えることが多く、お金を浪費する傾向もあります。

ヴァータ体質の人

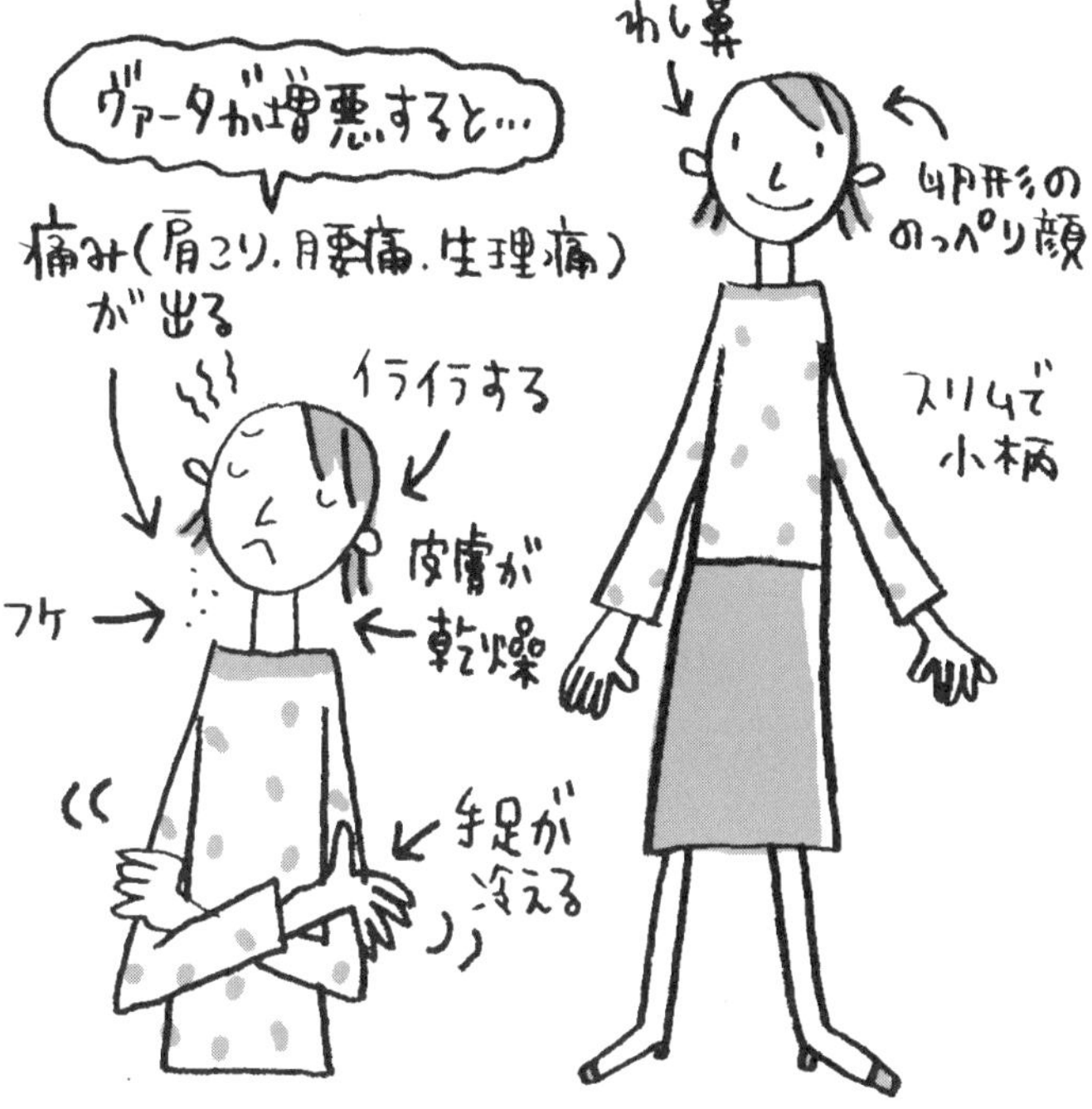

ヴァータが増悪すると…
痛み（肩こり、腰痛、生理痛）が出る
イライラする
皮膚が乾燥
フケ
手足が冷える
わし鼻
卵形ののっぺり顔
スリムで小柄

性格	体
機敏で快活。順応性があり、理解が速い。想像力が豊か。気分が変わりやすい。ストレスを受けやすい、緊張しやすい。	便秘しがち。寒がりで冷え性。腹部膨満、不眠、乾燥肌になりやすい。頭痛、脳卒中、高血圧になりやすい。
アンバランスになりやすい季節、年齢	**適している仕事**
晩秋〜冬、老年。	ダンサー、デザイナー、教育者、著作者、写真家。

ピッタ体質の心身の特徴

ピッタ体質の心身の特徴は、熱性と鋭さ、強烈さです。体格は、中肉中背でスタイルがよく、皮膚は暖かくて軟らかく、黄色みがかっています。髪も細くて軟らかで、関節も柔軟で手指が反り返ります。元来、熱が体内に多いため、寒さに強いが暑さにも弱く汗っかきです。めったに便秘することがありません。むしろ下痢をすることが多くあります。目つきは知性を象徴して鋭く、闘志や敵対心に溢れています。ですからたいていは快食で快便です。体も軟らかく、皮膚も輝いています。皮膚は黄色の場合以外に、日焼けしやすいため小麦色の肌をしていることが多い人です。

ピッタのバランスがくずれると、異常な汗っかきになり、皮膚が弱くて赤い湿疹やじん麻疹などができてきます。肝臓や胆嚢、胃腸の病気を発症して、胸やけがします。またすぐに目が充血してきます。口臭や体臭、若禿、白髪が目だつようになります。病気では肝疾患や胃十二指腸潰瘍、心疾患、アルコール依存症、皮膚病などになりやすい人です。

心の面ではピッタがバランスした状態では、情熱的で知的です。勇敢で機転がきいています。チャレンジ精神が旺盛です。また集中力もよいものです。行動や話に無駄がなくリーダーに最適な人物です。知性の働きは火の作用によるからです。しかし、ピッタがバランスをくずすと短気で怒りっぽくなります。何かと批判的になり喧嘩っ早くなったり、あるいは完璧主義に走って敵を作る傾向にあります。

ピッタ体質の人

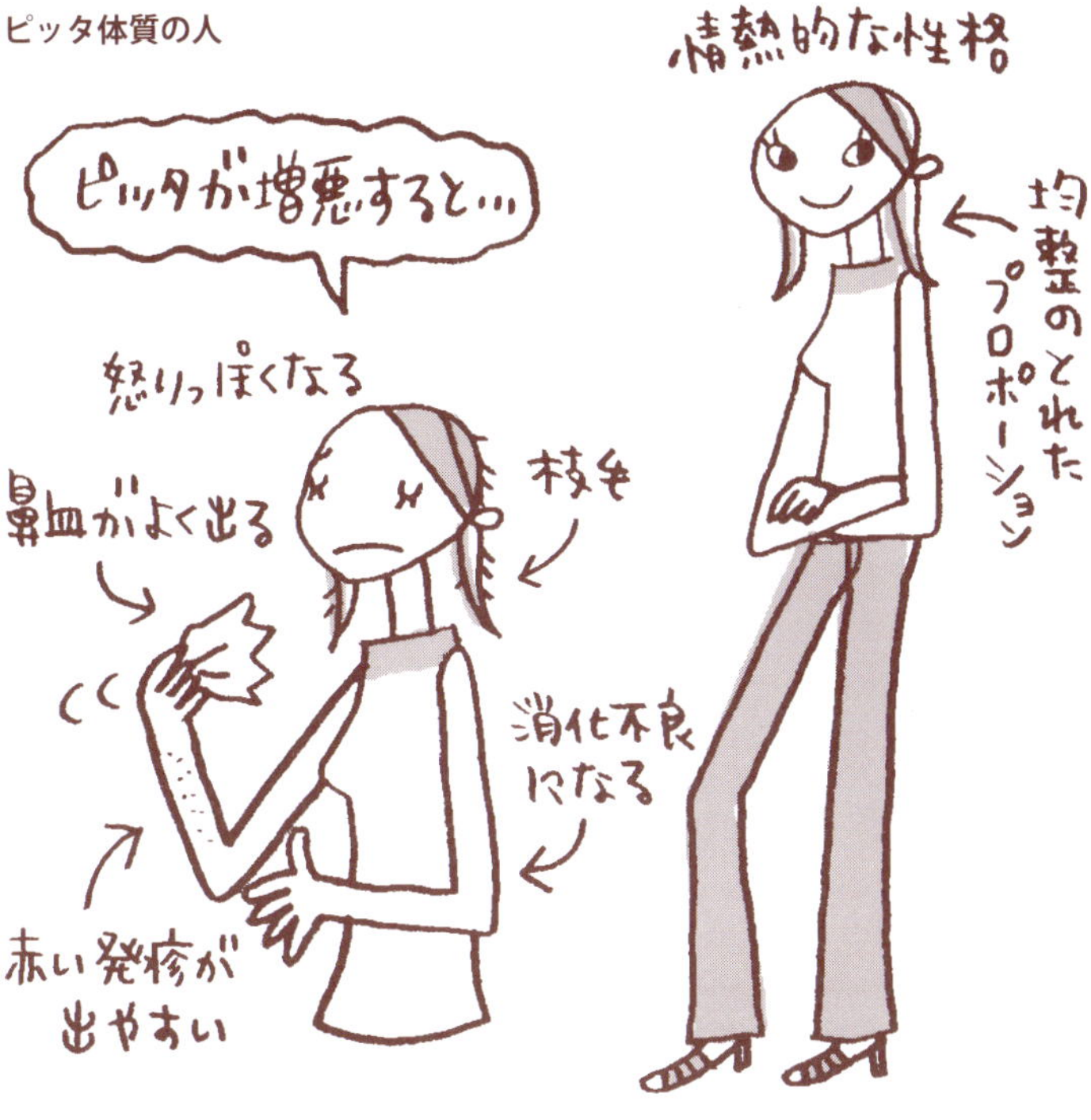
情熱的な性格
ピッタが増悪すると…
怒りっぽくなる
鼻血がよく出る
枝毛
均整のとれたプロポーション
消化不良になる
赤い発疹が出やすい

性格	体
情熱的で知的。勇気がある。リーダーに適する。怒りっぽい。完璧主義で見栄っ張り。	快食、快便。体が柔らかい。皮膚が輝く。髪にこしがない。皮膚発疹や出血、目の充血、下痢、消化器疾患を起こしやすい。
アンバランスになりやすい季節、年齢	**適している仕事**
夏〜秋、壮年。	経営者、政治家、外科医、法律家、経理士。

カパ体質の心身の特徴

カパ体質の心身の特徴は、安定と重さ、滑らかさです。カパは構造を作るドーシャですので、非常に体格がよく肉体労働や運動によく耐え持久力があります。目は大きくまつ毛も長く魅力的な人です。髪も黒くて艶があり白髪があまりありません。皮膚は色白で冷たく湿っているが滑らかです。そのため皮膚の血管は埋もれてしまって、はっきり見えません。体臭も強くありません。しかしカパがアンバランスになると、だるさや眠気を訴えます。すぐに肥満してしまいます。また、痰や鼻汁が多いなどの症状を訴えます。病気では、アレルギー性鼻炎や鼻水や鼻づまりに悩まされることが多く、気管支炎や喘息などの気管支疾患全般にかかりやすい人です。また湿気に弱いため関節の異常をおこしやすい人です。

心の面では、カパがバランスしていると、慈愛深く献身的で、穏やかさと寛大さに溢れています。情にもろく波風が立たないことを好みます。辛抱強く着実に物事をやり遂げる人です。しかしカパが増大すると、物事にこだわることが多くなり、執念深くなります。また、思考が鈍くなっておおざっぱになります。さらに活動する意欲がなくなって抑うつ状態になりがちです。愛欲に溺れたり、独善的で保守的になりがちです。動作や話し方は遅く落ち着いています。物覚えは速くはないが一旦覚えたものは忘れません。何事も蓄積する性格なのでお金などを貯めるのが上手です。眠ることが好きで、ほっておくといつまでも寝ていますので、運動不足と肥満になりがちです。

カパ体質の人

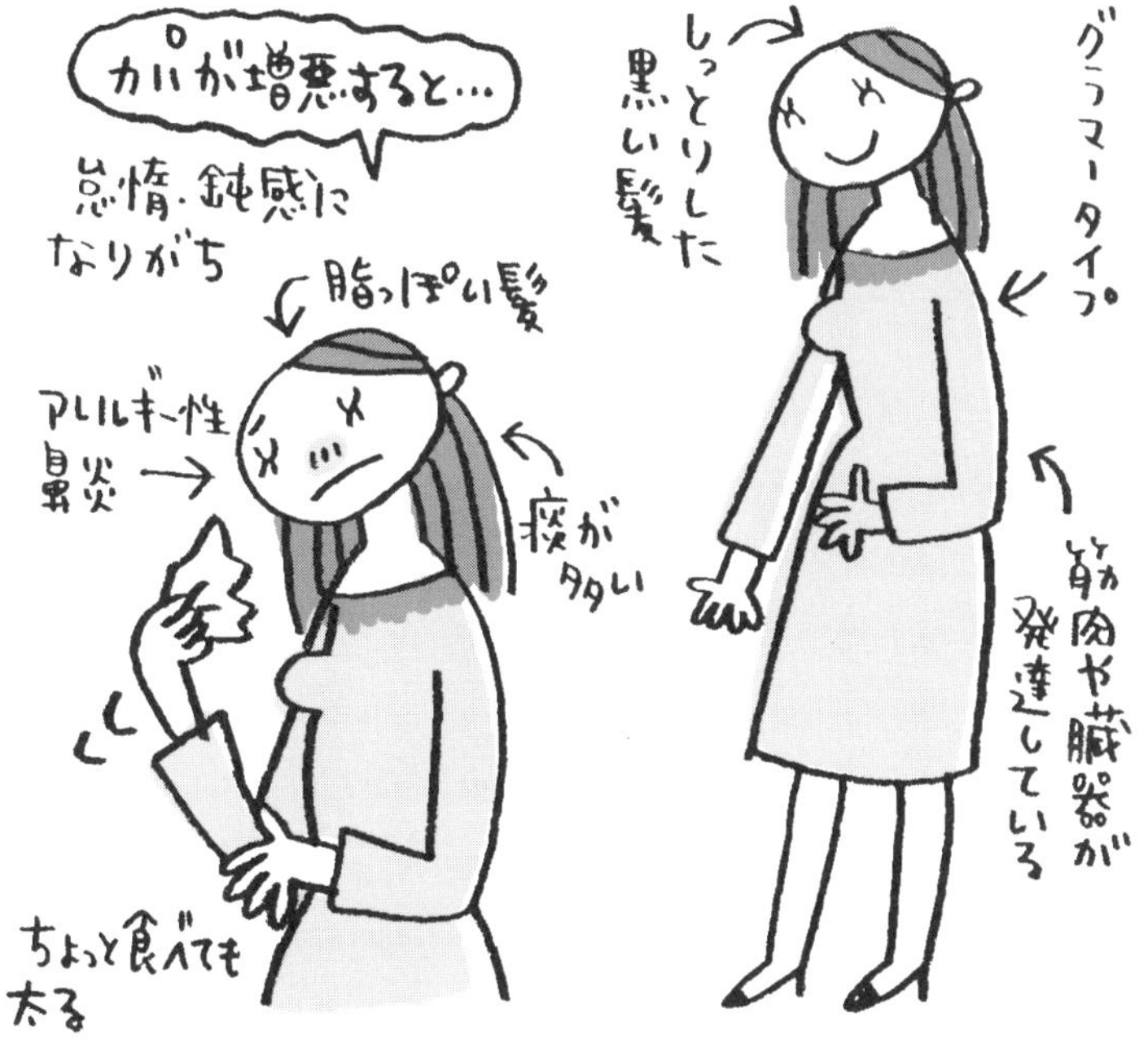
カパが増悪すると…
怠惰・鈍感になりがち
脂っぽい髪
アレルギー性鼻炎
痰が多い
ちょっと食べても太る
しっとりした黒い髪
グラマータイプ
筋肉や臓器が発達している

性格	体
心が落ち着いている。辛抱強く着実。慈愛に満ちて献身的。鈍感で、おおざっぱ。頑固で保守的。	体力、持久力がある。体格がよい。肥満しやすい。痰、鼻水、鼻づまり。糖尿病、気管支炎になりやすい。
アンバランスになりやすい季節、年齢	**適している仕事**
春、若年。	看護師、管理者、コック、建築家、カウンセラー、肉体労働者。

複合体質について

2種類が複合した複合体質の特徴は、2つのドーシャがともにアンバランスになりやすいということです。個性においても、2つのドーシャの持つ長所と短所を兼ね備えています。

●ヴァータ・ピッタ体質

たとえば、ヴァータ・ピッタ体質では、冷え性ですが、熱いのにはあまり耐えられません。食欲は旺盛で、大食をする傾向にありますが、すぐに胃腸が悪くなります。想像力と実践力に富んでいますが、ストレスに対して交互に不安と怒りがやってきます。ヴァータとピッタの両方が持つ「軽さ」という質が強調されます。また、時間や季節によるドーシャの変遷では、ヴァータの季節（晩秋から冬）とピッタ（夏から秋）の季節の双方に調子が悪くなる人です。

●ピッタ・カパ体質

ピッタ・カパ体質では、カパの安定感と、ピッタの持つそつのなさにより、どのような方面でも成功する人が多いものです。肉体的にもカパの持つ頑強さとピッタの持つ代謝の活発さにより、寒さにも暑さにも耐えられて丈夫な人です。また精神的にもカパの持つ注意深さとピッタの怒りっぽさが中和されてバランスを保っています。しかし自信過剰と自己満足に陥ることが多いため、仲間が多くありません。またピッタとカパに共通する油性や湿性が強いため、体が肥満と炎症を起こしやすく、脂肪肝やアルコール性肝炎もよく起こします。季節では、ピッタとカパの季節の双方（春から秋まで）に弱い人です。

●ヴァータ・カパ体質

ヴァータ・カパ体質では、背が高いか中肉中背ですが、細くて低身長の場合もあります。この体質では冷性が強いので、体も心も冷たさに弱い人です。カパの頑強さや慈愛深さによって、平和主義の人が多いようです。ピッタが少ないので、あまり怒らず我慢してしまう傾向にあります。カパとヴァータの質が相反するための、性格的に分裂した状態になりやすい人です。十分調べないで、いきなり結論を出す傾向もあります。病気では、冷え症や便秘、気管支炎、鼻炎、さらには癌などにかかりやすい人です。季節では、ヴァータの季節とカパの季節（晩秋から春）までに、体調が悪くなる人です。

●ヴァータ・ピッタ・カパ体質

３つのドーシャがお互いに同じ割合になっているヴァータ・ピッタ・カパ体質の人はまれですが、それぞれのドーシャの持つ良さを表現できる人です。ある時はヴァータの持つ軽やかさと発想の豊かさを示し、ある時には、ピッタの持つ柔軟性と知性の鋭さを発揮し、ある時には、カパの持つ持久力の強さと慈愛深さを表す人です。しかし、他方では、どのドーシャも乱れやすい人です。バランスがとれた体型で、病気になりにくい人ですが、どの季節にも体調が悪くなることがあり得る人です。

以上のような複合体質の特徴は、優勢になるドーシャの性質から考えられる一定の法則があり、各ドーシャの持つ性質や、各ドーシャの増大しやすい季節や時間について知っておくことで、ある程度、複合体質の特徴を推測できるものです。基本的に、ほとんどの人は、以上のような複合体質です。

現在のドーシャの乱れ、ヴィクリティ

たとえば、体質がいくらヴァータであっても、実際に悩まされる症状は、ヴァータの増大した症状だけに限りません。なぜなら体質プラクリティとは、あるドーシャが生来的に乱れやすいというだけのことであって、後天的な条件次第では、ピッタが増大した症状が出ることもあれば、カパが増大した症状が出る場合もあります。ピッタが増大するのは、夏に激辛食品を食べた時やサウナに入りすぎた場合などでしょう。またカパが増大するのは、甘いものや油物をたらふく食べたり、ほとんど運動しないでじっとしていたりした時などに起こります。このような現在のドーシャのアンバランスをヴィクリティといい、53ページの体調チェック❶で判定することができます。生来的なドーシャのバランス、プラクリティ（64ページグラフの影の部分のバランスで、生まれてから変わることはない）と、現在のドーシャのアンバランス、ヴィクリティとは異なります。ヴィクリティは、体質に一番影響されはしますが、季節や年齢、生活の仕方、場所、天体の影響などで、常に変動しています。

体質のドーシャとヴィクリティのドーシャとが、同じ場合と異なる場合とでは、異常の回復しやすさが異なってきます。たとえば、ヴァータ体質でヴィクリティがヴァータである場合、体質的に常々ヴァータが増大しやすいわけです。しかし、ヴァータ体質でヴィクリティがカパの場合、カパの増大は治りやすいものです。このように、プラクリティとヴィクリティの双方を知ることで、病的状態の予後の良し悪しを推定することが可能となります。体質プラクリティと、ヴィクリティの2つで、現在の体調が左右されています。

● プラクリティとヴィクリティ

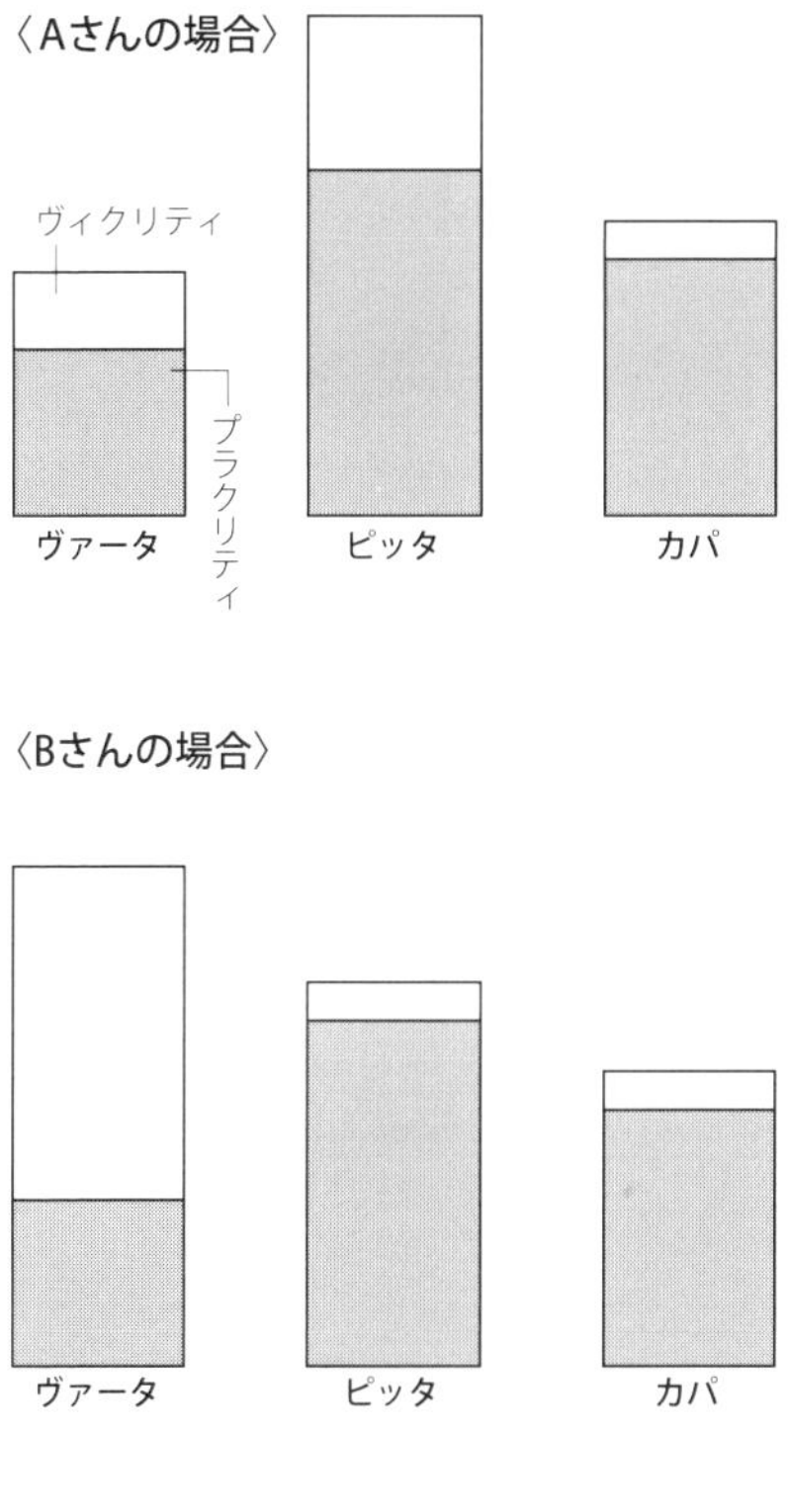

Aさんと B さんとは、同じピッタ体質の生来的なドーシャバランスを持っていますが、A さんは、ヴィクリティがピッタで、B さんはヴァータです。同じ体質の 2 人ですが、A さんの方は、ピッタの増大した炎症症状を、B さんはヴァータの増大した循環障害の症状を呈します。治療は、それぞれのヴィクリティを減少させる方法を行います。

心と体の健康度を知る

56ページの体調チェック❶❷の判定はどうでしたか？　チェック❶の質問項目は、体と心のドーシャのアンバランスを聞いています。チェック❷では、そのアンバランスのために消化の火アグニが不順になり、アーマという未消化物が発生した時に出現する症状を、体の不健康度（ボディリ・アーマ）と心の不健康度（メンタル・アーマ）にわけて質問しています。

ドーシャのバランス状態というのは、常に変動していますから、そのアンバランスは改善しやすく、早く回復します。しかし、ドーシャのアンバランスがアーマまで発生するようになりますと、回復まで時間がかかります。たとえば、一定の季節だけに一時的に起きる症状は、ドーシャのアンバランスである場合が多いのですが、通年に起これば、それはアーマによるものと確定できます。

治療法も、ドーシャのアンバランスのみであれば、ドーシャと相反する生活だけで基本的には回復しますが、アーマまで発生すると、アグニを高めるための方策やアーマを浄化する浄化療法が必要になります。そういう意味で、本当の健康状態は、これらの体や心のアーマの蓄積の状態によって決まってくるものなのです。しかし、実際には、増大したドーシャは、アーマと結合してサーマドーシャという形で存在している場合がほとんどです。増大したドーシャとアーマを浄化する方法が、パンチャカルマ（176ページ）と呼ばれるアーユルヴェーダの代表的浄化療法です。

● 体質チェック、体調チェック❶、❷の判定結果表について

〈Sさんの場合〉

体質チェック／プラクリティの判定	ヴァータ体質
体調チェック❶／ヴィクリティの判定	ヴァータ35点、ラジャス30点
体調チェック❷／不健康度の判定	体の不健康度25点　心の不健康度20点

〈Tさんの場合〉

体質チェック／プラクリティの判定	カパ体質
体調チェック❶／ヴィクリティの判定	ヴァータ26点、ラジャス12点
体調チェック❷／不健康度の判定	体の不健康度35点　心の不健康度17点

Sさんは、ヴァータ体質でラジャスやヴァータの乱れが起こり、体のアーマが蓄積しています。Tさんの場合は、カパ体質でヴァータが乱れ、体のアーマが蓄積しています。2人のヴァータ異常の治りやすさは異なります。Tさんの方が治りやすいのです。Sさんは生来的に、また心理的にヴァータが乱れる要因があるのですから、治療も一生懸命行う必要があります。アーユルヴェーダでは体質と体調の双方を診断して、浄化療法や鎮静療法を行っていくのです。

アーユルヴェーダの治療法

アーユルヴェーダの治療原理は、2つあります。つまり、ドーシャのバランスを取り戻すために、増大したドーシャと相反する性質の生活をする鎮静療法と、過剰なドーシャや蓄積したアーマまでを排泄していく浄化療法です。

このような鎮静と浄化を2大治療原則として、体と心を調えていきます。ただし鎮静療法だけ行っても、それは根本療法にはなりません。体のドーシャバランスを根本的に調えるには、鎮静療法の前に浄化・療法を行うことが必要です。

アーユルヴェーダの特徴的な考え方を表すのが「汚れた布は、一度洗ってきれいにしてからでないと、きれいに染まらない」ということわざです。つまりまず浄化療法を行ってきれいにしてから、鎮静療法を加えなければ、特にアーマが蓄積した状況では回復が見込めないということです。

現代医学的にも、浄化療法と鎮静療法との関係は理解できます。つまり、いくら高価な特効薬を摂取しても、体内の血管などの通路がふさがっていると、そこに特効薬が到達することができません。病巣にまで薬が届くには、そこまでの通路が解放されていることが大切なのです。

ただし、アーマの蓄積が多くない場合は、73ページに記したように、各増大したドーシャの反対の性質を持つ生活をすることで、ドーシャが鎮静化されアグニが順調になって健康状態になります。

ヴァータをバランスさせるには

① 心身の休息を十分にとり、規則的な生活（食事や睡眠）を心がけます。

② 香りや音楽でリラックスをすることを励行します。

③ クヨクヨと沈みがちな心を、楽しいことで和らげるようにします。

④ 食事は温かいものや、
油をある程度含んでいる消化のよい食物をとります。

⑤ 入浴などを励行し体を温かく保ちます。

⑥ 雨や雪で体を冷やしたり風が当たらないよう注意します。

⑦ マッサージ、特にゴマ油のオイルマッサージを励行します（触覚の楽しみ）。

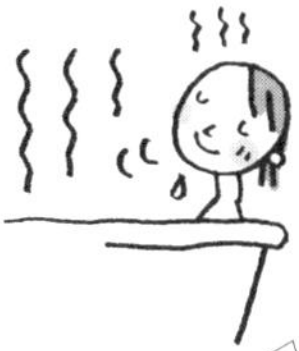

ピッタをバランスさせるには

① 休息を十分とり、日中の活動は特に暑い時間には控えます。

② ピッタを静める冷性で（ただし氷で冷やした物は、アグニを減弱させるので
アーユルヴェーダでは禁じている）消化のよい水分の多くて甘い液状の
食物、たとえばメロンやスイカなどをとるようにします。

③ 辛くて刺激のある食物を避けます。

④ 闘争的な事柄（ホラー映画、討論、競技）を避け、
穏やかさに触れます。

⑤ 満月を観賞したり、野山の自然に触れます（視覚の楽しみ）。

⑥ 水泳などで熱した体を冷ますこともよいでしょう。

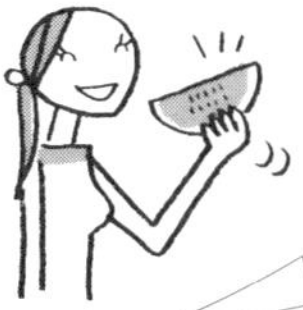

カパをバランスさせるには

① 寝すぎや昼寝をしないで日中は活動的になるよう心がけます。

② 特に朝日を眺めながらの散歩や、その他の運動をする習慣を身につけます。

③ 食事には冷たいものや脂っぽいものは避け、特に食べ過ぎは戒めます。

④ カパを鎮めるスパイシーで温かい食物、
りんごや加熱していないはちみつをとります。

⑤ 夕食を軽くして早々に終えます。

⑥ 朝食も軽くするか抜いて、朝は熱めのシャワーか入浴をします。

⑦ 洗髪後はよく乾燥させるか、朝の洗髪をすすめます。

⑧ 入浴などを心がけて、体を冷やさないようにします。

⑨ 香りを楽しみます。特に朝は刺激性のアロマオイルで芳香浴を楽しみます。

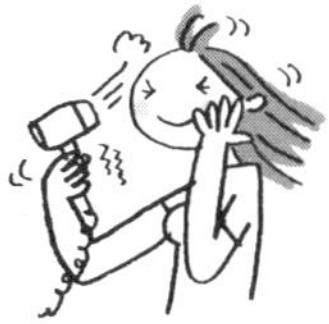

column インドの知恵 2

カパの乱れを正すガルシャナ

アーユルヴェーダというと、オイルマッサージ(アビヤンガ)がつきもののように思われていますが、カパの増大している状態では、オイルマッサージをすると、同じ油性を持つカパの異常を増大させることになるため、オイルを使わないで、絹の手袋など、皮膚に優しい布で皮膚をこするマッサージ法、ガルシャナを行います。その後に、アビヤンガをすると、カパの人は、非常に爽快になります。ガルシャナでは、直線的に皮膚をマッサージすることによって、よりカパのエネルギーを鎮めてバランスすることができます。絹でなくても、天然で刺激性のある素材ならば代用できます。韓国のアカスリもガルシャナに似ていますので、カパを減らし、脂肪を少なくする効果が期待できるでしょう。アーユルヴェーダでは、カレーの成分となるスパイスやハーブを含む粉でスクラブする施術が、カパを減らす治療として有名です。このように、インドの知恵は画一的ではなく、理論的なものなのです。

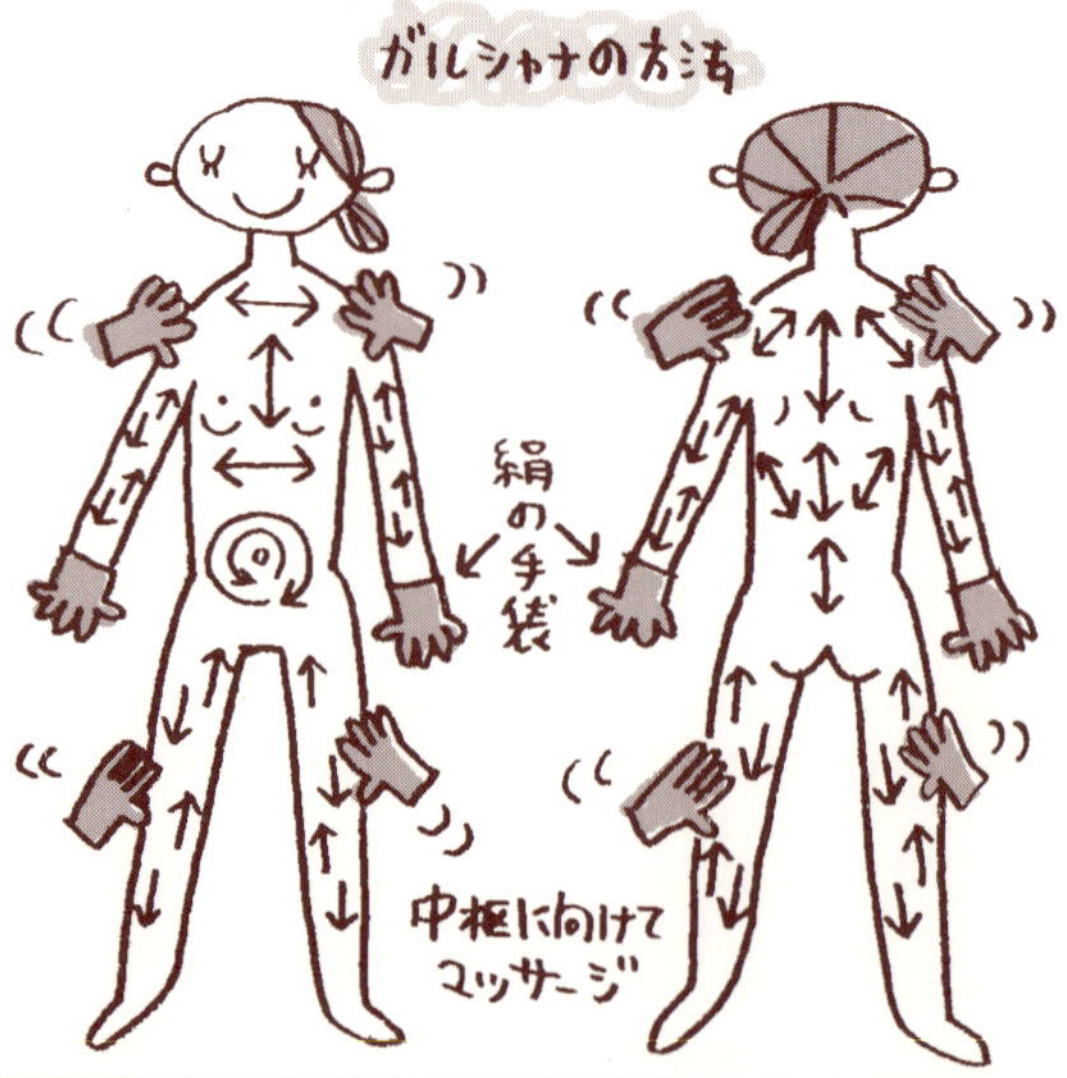

Chapter 3

アーユルヴェーダの生活テクニック

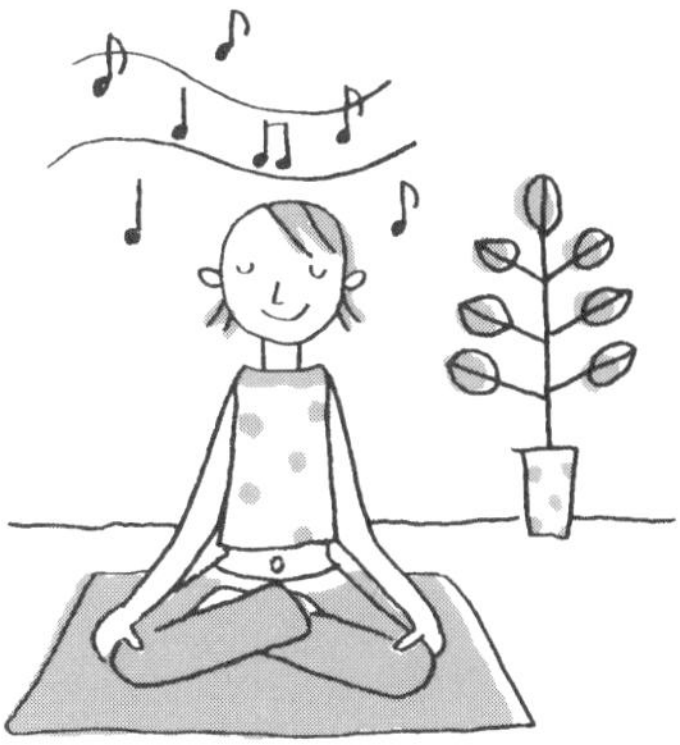

体質に合った生活処方箋で1日を過ごす

最近は、生活習慣が疾病の原因になることが明らかになり、ようやく生活習慣病という用語までできました。しかしアーユルヴェーダでは、古代インドの時代から生活習慣が疾病の原因として認識されていて、個々人に応じた生活習慣を指示していたのです。現代医学では、病気は薬で治すものという誤解がありますが、つまりアーユルヴェーダでは生活自体が処方になるのです。私は、それを「生活処方箋」と命名して、日本での普及をはかっています。

アーユルヴェーダの個々人に合った生活処方箋は、体質と体調を考慮しながら処方するものですが、現代医学的にも妥当なものです。そこであなた自身もchapter2（50ページ〜）に掲載した体質・体調チェックに回答し、ご自分の体質と体調を把握しておいて下さい。

基本的に、体質に応じた生活処方箋ではなく、現在の体調に応じた処方となります。ただ、体質を知っていると、体調つまりヴィクリティやアーマの蓄積などの現在の異常が、回復しやすいかどうかを予測することができます。日常生活の中でできることは、ほとんどが鎮静療法となりますが、自分自身でできる浄化療法もあります。自分で行う浄化療法は、滞在型施設で行う本格的な浄化療法（パンチャカルマ）とは違い、地味ですが、本当に有効で安価なものです。現代医学においても、日常生活の様式が健康状態を左右することはよく知られています。

● 体質に合った理想の１日の生活の仕方 ●冬はこれより30分程後ろにずらすとよいでしょう

時刻	項目	ヴァータ体質 ヴァータ増大時	ピッタ体質 ピッタ増大時	カパ体質 カパ増大時
	望ましい睡眠時間	8時間前後	7時間前後	6時間前後
5:00	起床（ヴァータの時間帯、日の出前の96分間）ブラフマ・ムフールタ（※1）			
5:31	脈診	必要	必要	必要
5:35	ヨーガ	適時	適時	必須
5:40	換気	必要	必要	必要
5:45	口のケア	〃	〃	〃
5:50	お湯を一杯	〃	〃	〃
5:55	排尿・排便	望ましい	望ましい	望ましい
6:00	ゴマ油のうがい	適時	適時	適時
6:15	鼻洗浄	〃	〃	〃
6:20	オイルマッサージ	必要	油を選び適時	ガルシャナ（※2）
6:30	入浴	温かい湯	冷たい水でも可	温かい湯
6:45	太陽礼拝のポーズ	適時	適時	必須
7:00	呼吸法	〃	〃	〃
7:10	瞑想	必要	必要	必要
7:30	散歩	適時	適時	必須
7:45	朝食	必要	必要	抜いても可
8:50	通勤、出社	和顔愛語（ほほえみで心からあいさつ）		
9:00	仕事開始	喜動（喜びをもって一生懸命働く）		
12:00	昼食、休憩	主な食事	主な食事	主な食事
13:00	仕事			
15:00	休憩（K体質は昼寝禁止、ただし老人、小児には昼寝は必要）			
	ヨーガ	必要	必要	必要
18:00	退社、帰宅			
19:00	体の洗浄	好ましい	適時	適時
	ヨーガ	望ましい	望ましい	望ましい
19:30	夕食	軽く	軽く	軽く
21:30	無判断	必要	必要	必要
22:00	入眠（できるだけ22時前に。K［安定］の時間帯）			

（※1）ブラフマ・ムフールタとは日の出前の96分間をいい、宇宙の叡智がみなぎり、心も体も軽快な時間帯です。

（※2）カパのマッサージは、オイルなしの絹布によるガルシャナ（乾布摩擦）が基本です。その後にオイルマッサージをしてもよいでしょう。

●午前中の過ごし方

1日の始まりは、その日の体調を支配します。午前中の生活習慣によって、ピアノの弦を調律するように調えておくことが大切です。起床時刻は、できるだけ日の出前後で、できれば日の出前96分間のブラフマ・ムフールタの時間帯に目覚めるのがよいでしょう。規則正しくすることも大切です。寝起きをよくするために、後に述べる目覚めのポーズ（90ページ）で体を動かすとよいでしょう。また、カパを減らす軽快な音楽を、目覚まし時計とともにセットして朝一番にかけてもよいでしょう。

まず、目が覚めたらすぐに寝床で脈を診てみましょう。特に早朝空腹時の脈はその人の健康状態を示してくれます。明確な診断を出すためではなく、自分の体に触れて気づきを高めるために、自己脈診が大切です。次には、寝たままで深呼吸とともに全身的な伸びをします。寝床でできる目覚めのポーズがおすすめです。寝ている間に停滞した循環をよくします。また、午前中が一番循環障害の疾病が発症することが多いものです。白湯などの水分を摂取することもできるだけ早急にします。次に、トイレで排尿あるいは排便をした後、体の換気だけでなく部屋の換気をするため、窓を開けながら深呼吸をしましょう。洗顔と歯を磨き、舌の上に蓄積した舌苔も除去します。点鼻や鼻洗浄などで鼻のケアをします。朝食前までに、できるだけ快適な服装で軽い散歩や体操（太極拳やヨーガ）をするとよいでしょう。特に太陽礼拝のポーズ（92ページ）は、バランスのとれた簡単な運動です。また、朝食をおいしく食べるためにも、朝食前の散歩がおすすめです。インドでは心の調律をとるため、神仏に拝む習慣があります。

●午後の過ごし方

まず、昼食の前に、ショウガの薄切りなどを食べてアグニを高めます。昼間が1日の中で一番アグニが強いため、昼食は量を多くします。朝食対昼食対夕食が1対3対2の量がよいでしょう。食事は腹8分目で、32回十分に噛んで食べます。また、できるだけ6種類の味の食物（130ページ）をとります。食後は消化を見届けるように、体が軽い感じや満足感や幸福感を楽しみましょう。

仕事の前に「椅子でできるヨーガ」や呼吸法、瞑想などを楽しむのもよいでしょう。その後の昼寝は、子供や老人以外では、カパを増加させるため、アーユルヴェーダでは一般に禁じられています。しかし椅子に腰かけたままの昼寝はカパを増加させません。また3時のティータイムを楽しむことは、ヴァータを調整することになります。

●夜の過ごし方

やっと仕事が終わりました。帰りの電車で座れた時には、呼吸法をしてはいかがでしょう。まず息を吐き出します。その日1日の心身の汚れを吐き出すつもりで出してください。それから、三段式呼吸（腹式＋胸式＋肩式呼吸）を行います。その日1日起こった嫌なことも吐きだしましょう。帰宅したら、入浴をして体を清めます。入浴は夜寝る前でもよいのですが、夕食前の方が胃腸にはベターです。その後、夕方のヨーガで1日の心の垢を落とします。さらに早い時間帯に少量の夕食をした後、夕食後の軽い散歩や2人ヨーガで、家族の和を育みます。特に成人同士では、足圧マッサージ（簡単ウリチル・122ページ）がおすすめです。夜の10時まで、まだカパの落ち着きがただよう時間帯に床につくことをすすめています。インドには就眠前に1日を反省したり、神仏に手を合わせる習慣があります。

四季の特性に応じて過ごす

ドーシャのバランスは季節の変化によって影響を受けるために、季節に応じて生活の仕方は変えていかなければなりません。また季節の変化とともに起きる病気には特殊性があります。まず、春は、冬の間に増大したカパが溶け出てきます。それが花粉症などの水分の分泌過剰症状だとアーユルヴェーダでは考えます。特にカパ体質や年齢的にカパが増えやすい子供では、春は要注意です。春は、カパを減らすような性質の生活を心がけます。

その後夏が近づくにつれ、ピッタが増大してきます。湿疹や下痢などとともに、夏バテで食欲が低下したり、だるくなります。特にピッタ体質や働き盛りの年代では要注意です。できるだけ体と心を冷ますように心がけます。

晩秋から冬にかけては、ヴァータが増大して腰痛や乾燥性皮膚炎などを起こします。特にヴァータ体質や老人では要注意となります。この時期は、できるだけ体と心を温め、保湿にも注意します。

このような季節の過ごし方はリツ・チャリヤーと呼ばれ、アーユルヴェーダの大切な生活処方箋です。また、季節の変わり目には、蓄積した過剰なドーシャと、その結果蓄積したアーマを浄化するため、体内の大掃除としてパンチャカルマ（176ページ）を受けることがすすめられています。このような1年の季節に応じた過ごし方の知恵をアーユルヴェーダは説いています。

カパの季節の過ごし方　春（3月中旬〜6月中旬）

春は、カパが溶け出す季節です。冬の間に蓄積したカパは、鼻汁や目やにとなって排泄されます。それを現代医学では花粉症と呼んでいます。花粉症以外にも、「春眠暁《あかつき》を覚えず」という言葉があるように、春は、特に起床時のだるさが強くなります。

このようなカパの溶け出した状態に対応するには、まず、カパが蓄積する冬の季節の過ごし方が大切になります。冬の間からあまりカパをためないように、カパの持つ性質と相反する生活を、心がけることが必要です。特に、カパ体質の人では、体を物理的に冷やさない、体を温める食材を食べる、油性や甘味、塩味の強い食物は避ける、スパイスを利かした料理を心がける、体をよく動かす、などの点を心がけましょう。

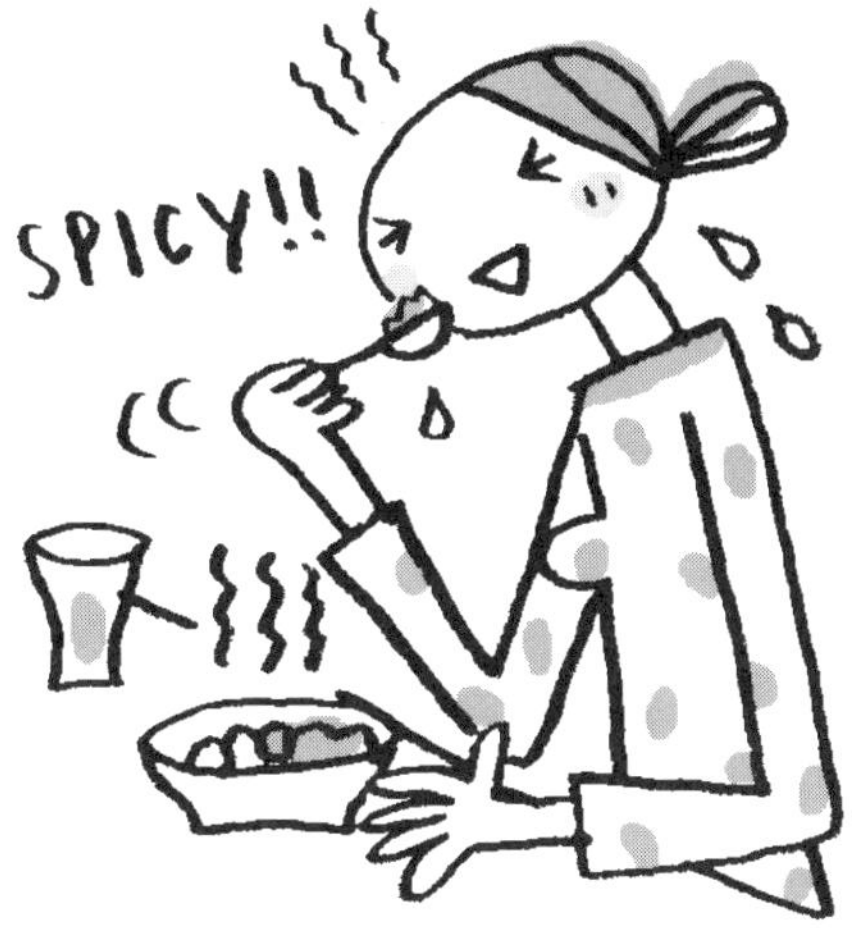

春の諸症状は、カパが排泄される症状ですので、むやみに止めないということも理解するべきでしょう。また小児期は本来カパが旺盛ですので、前記症状が出るのをあまり苦にする必要はありません。

ピッタの季節の過ごし方　夏〜初秋（6月中旬〜10月中旬）

夏から初秋は、ピッタが蓄積して悪化する時期とされています。この時期には、赤い発疹が出たり、胃腸症状が出現しやすくなるものです。特に夏の下痢や肝炎、食中毒などは、典型的なピッタの悪化症状です。この時期にピッタを増やして悪化させないためには、73ページで紹介したようなピッタをバランスさせる生活を心がけましょう。クーラーに頼りすぎずに、森林浴などを適度に行い夏の暑さを楽しむことです。特に食事への留意が必要で、春の間から辛味や塩味、酸味の食品をとりすぎないようにしましょう。

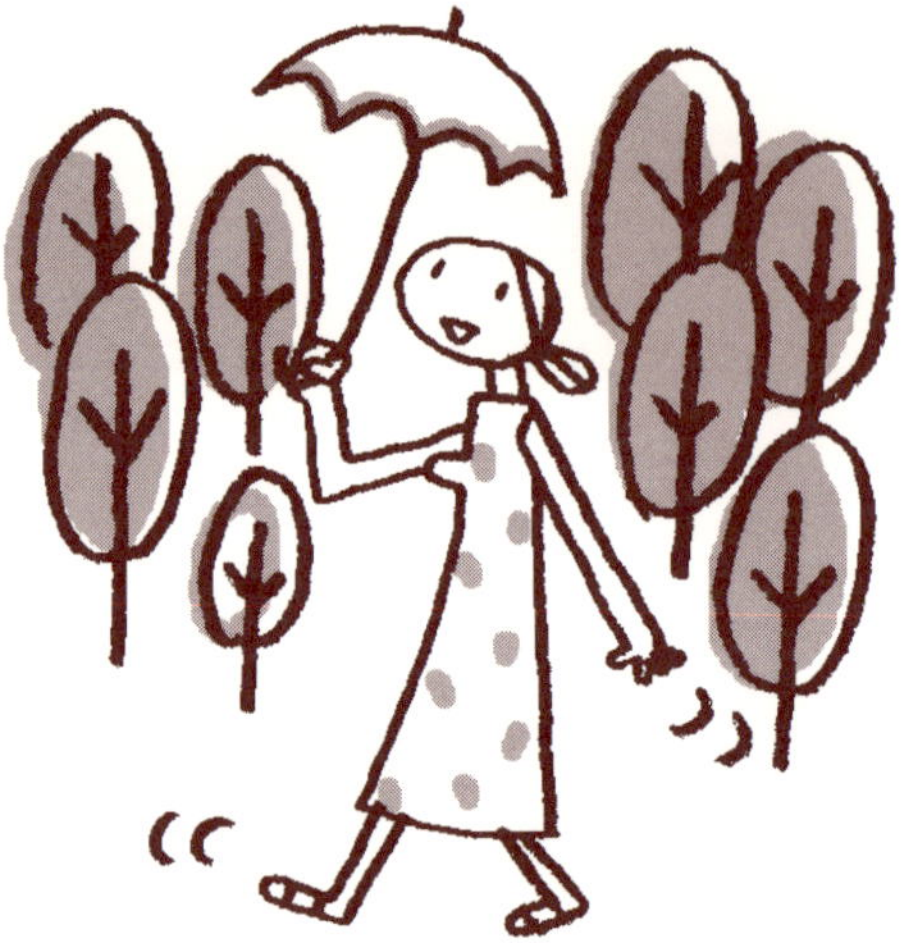

インドでは、ピッタを鎮静化する食材として、牛乳やギーと呼ばれる精製バター（作り方は146ページ参照）などをすすめています。

他にも、甘味をつけたローズ水などや、逆に苦くてさっぱりしているニーム茶（インドの薬草茶）などがよく飲まれます。しかし、下痢などは、ピッタが浄化される症状でもありますので、出た症状を単に止めるだけの治療は控えましょう。

ヴァータの季節の過ごし方　中秋〜冬（10月中旬〜3月中旬）

秋の中頃から冬にかけては、空気が冷たく乾燥してきます。そのため、ヴァータが増大して腰痛や皮膚の乾燥が強くなります。手足が冷たくなり循環障害（高血圧や虚血性心疾患、脳血管疾患など）が起こりやすくなります。ヴァータが増大するだけで起こる疾患は一番多いといわれ、ヴァータが増大すると火のピッタを煽りますので、ピッタ性疾患も起こります。わかりやすい例は、老人性の乾燥性皮膚炎などです。乾燥だけでなく、炎症が続発しているのです。

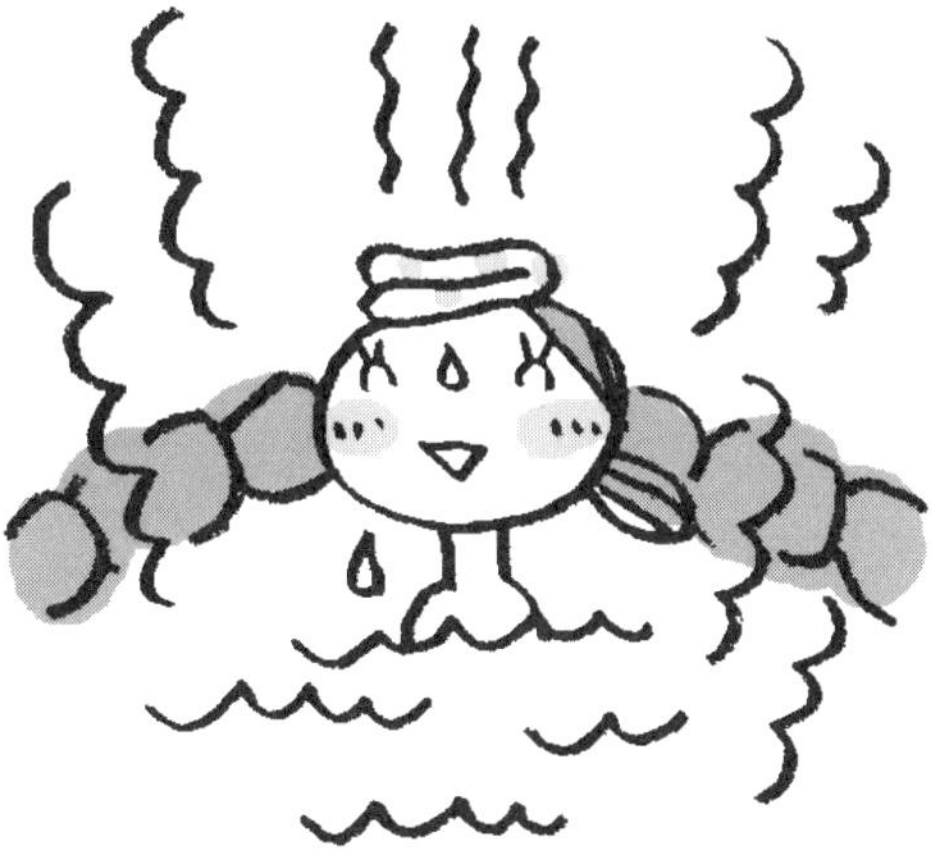

　ヴァータを増やさないようにヴァータと相反する性質の生活を心がけます。特に、体は湿った温熱で温めます。また規則正しさも重要です。インドでは、オイルマッサージをした後、薬草サウナに入って体を湿熱で温めます。日本なら、薬湯や温泉（天然温泉が最適。人工温泉や入浴剤でもよい）を定期的に利用することがふさわしい方法でしょう。適度な温度と湿度の環境で、適度な運動で体を温めるのもよいでしょう。

必須テクニック❶ 脈診

アーユルヴェーダの脈診は、非常に当たることで知られていますが、中国医学も含めて伝統医学では、脈診のみで診断することはすすめていません。脈診、視診、問診などを総合して考え判断すべきというのが常識です。しかし、時にアーユルヴェーダの脈診のみであたかも過去・未来がわかるかのようにいわれており、これは少々問題だと思われます。ただアーユルヴェーダの脈診法を研究し体験していくと、過去・未来も見えてくると考えることが多々あります。そこで、私達は、アーユルヴェーダの脈診で自分自身を診るために使うことが、最も合理的で役立つと考え、自己脈診を推進しています。朝起床時に同じ姿勢で脈診を続けていくうちに、毎日の体調が読めるようになります。

アーユルヴェーダの脈診は、女性は、水のエネルギーの優勢な左側の橈骨《とうこつ》動脈で、男性は、太陽のエネルギーの優勢な右側の橈骨動脈で診ます。人差し指はヴァータを、中指はピッタを、薬指はカパを診るための指と考えます。左ページの絵のように、診る側の橈骨動脈とは反対の指を、橈骨茎状《けいじょう》突起より心臓よりで、橈骨動脈の走っている下の骨が水平になっている箇所に、3本の指をくっつけて当て、種々の深さに置いて診ます。アーユルヴェーダ医など脈診の熟練者は5つの深さで脈を診ます。

まず最表層の脈では、脈を触った第一印象で、アーマ的な脈（不明瞭、重い、硬い、粘っこい）かどうか、オージャス（明瞭で、元気がよい、気持ちよい、純粋）の性質を持つかどうかを判定します。

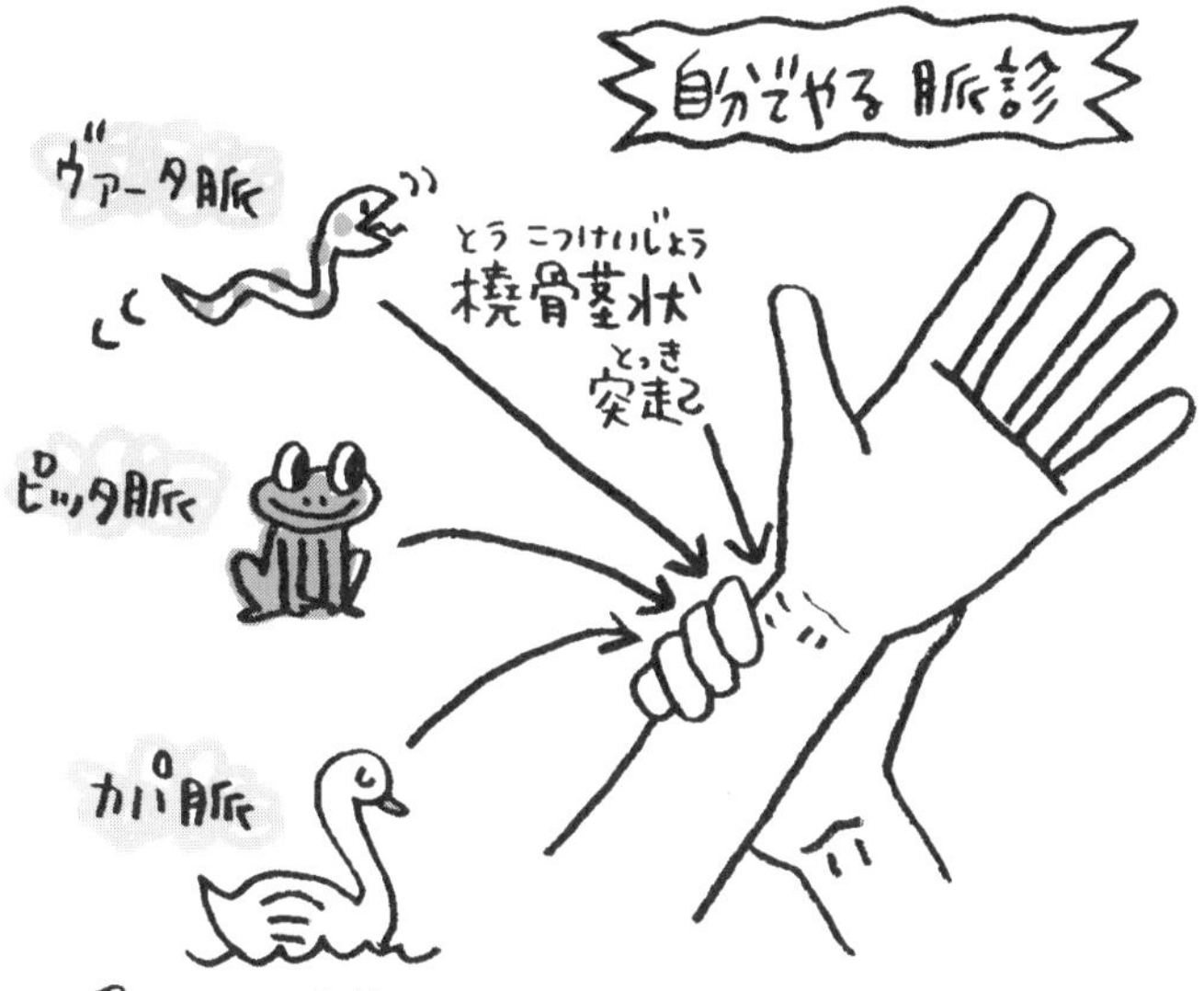

＊男性は右手首、女性は左手首で脈を診ます。

● 脈の診方

①最表層

全体的な印象から、アーマやオージャスの程度を診る。指の違いには無関係で、指に触れる印象からアーマ的かオージャス的かを判定します。

②第２層

ドーシャのバランス状態を診ます。各指に触れる脈の強さや性質を比較します。

③第３層

サブドーシャの状態を知る各指先を、４部分に分けて、どの部分にどのような性質の脈が触れるかを診ます。

④第４層

ダートゥ（組織要素、P40参照）のバランスを３本の指に触れる力の関係から診ます。
○印や↑は、３本の指に触れる感覚の状態を表します。その部分が強く触れれば該当するダートゥが増大しています。

<table>
<tr><th></th><th>ラサ</th><th>ラクタ</th><th>マーンサ</th><th>メーダ</th><th>アスティ</th><th>マッジャー</th><th>シュクラ</th></tr>
<tr><td>人差し指</td><td></td><td></td><td></td><td></td><td rowspan="2">⬯</td><td>○</td><td>○</td></tr>
<tr><td>中指</td><td rowspan="2">⬯</td><td>○</td><td>○</td><td>○ ↑</td><td>○</td><td></td></tr>
<tr><td>薬指</td><td></td><td>○</td><td>○</td><td></td><td>○</td><td>○</td></tr>
</table>

⑤第５層

体質（プラクリティ）を診ます。３本の指に触れる力の関係から、体質を判定します。

第2層では、人差し指がヴァータを、中指がピッタを、薬指がカパを診る指ですので、それぞれの指に感じる強さと、性質を診ます。正常では、人差し指に蛇のような脈（横に動く）が、中指に蛙のような脈（上下に動く）が、薬指に白鳥のような脈（ゆっくりと持ち上がる）が触れます。それぞれの指に、異なる性質の脈が触れることは、とりもなおさず、そのドーシャが播種《はしゅ》（増えて育っている）していることを示しています。また人差し指に、生きた蛇でなく、干からびた蛇のような脈が触れれば、それだけで、ヴァータが増大し増悪していることを示しています。ピッタ脈の蛙が、キツツキがたたくような飛びはねた脈になると、ピッタの悪化を示唆し、カパ脈の白鳥が潜水艦や土管のような重い脈になると、カパが悪化していると推察します。

第3層はサブドーシャの脈です。サブドーシャは1つのドーシャに5つ、全部で15あり、それぞれに存在部位と働きが決まっています。各指を4つに分割して、親指側の4区画から順に、人差し指（ヴァータ）は、プラーナ、ウダーナ、サマーナ、アパーナに対応させ、ヴィヤーナは4区画全体で。中指（ピッタ）は、パーチャカ、ランジャカ、サーダカ、アーローチャカを対応させ、ブラージャカを4区画全体で。薬指（カパ）は、クレーダカ、アヴァランバカ、ボーダカ、タルパカを対応させ、シュレーシャカを4区画全体で診ていきます。それぞれのサブドーシャが、tension か spike か covered か、soft か（※）の性質かを診ながら、各サブドーシャの存在部位や働きを理解することで、全身で起こっている状態を推測します。第4層では、3本の指に触れる感覚が、あたかも一緒に触れるか、1本の指だけに触れるかどうかや、触れ方に遅れがあるかどうかで判定します。第5層では、3本の指にかかる力の相互関係が、体質のドーシャの相互関係とみなします。

※ tension ＝緊張して触れる脈。spike ＝とがったように触れる脈。covered ＝何かに覆われたように触れる脈。soft ＝柔らかく触れる脈。

● 脈診記録シート

年　　月　　日（　）　天気（　）

深さ	項目	判定 女性は左手：月のエネルギー、男性は右手：太陽のエネルギーの側		
最表層	アーマ	ー、±、+、++、+++（不明瞭、粘性、重さ、固さなど）		
最表層	オージャス	ー、±、+、++、+++（明瞭、元気、軽快、柔らかさ、気持ちよさ）		
第2層	ドーシャ	ヴァータ（第2指）	ピッタ（第3指）	カパ（第4指）
第2層	強さ	ー、±、+、++、+++	ー、±、+、++、+++	ー、±、+、++、+++
第2層	性質	蛇様（生理的） 針金様（病的）	カエル様（生理的） キツツキ様（病的）	白鳥様（生理的） 土管様（病的）

深さ	項目	ヴァータ（第2指）					ピッタ（第3指）					カパ（第4指）				
第3層	15のサブドーシャとその脈の性質 Tension Spike Covered Soft	プラーナ	ウダーナ	サマーナ	アパーナ	ヴィヤーナ	パーチャカ	ランジャカ	サーダカ	アーローチャカ	ブラージャカ	クレーダカ	アヴァランバカ	ボーダカ	タルパカ	シュレーシャカ

深さ	項目		ラサ	ラクタ	マーンサ	メーダ	アスティ	マッジャー	シュクラ
第4層	ダートゥ（組織要素）	人差し指						○	○
		中指		○	○	○ ↑		○	
		薬指			○	○		○	○

深さ	項目			
第5層	プラクリティ（体質）	ー、±、+、++、+++	ー、±、+、++、+++	ー、±、+、++、+++

最表層では、アーマの程度やオージャスの程度をー、±、+、++、+++などと自分自身の基準で記載してください。第2層では、人差し指（ヴァータ）に触れる強さと性質、中指に触れる強さと性質、薬指に触れる強さと性質を記載します。第3層では、各指のサブドーシャの状態を、tension、spike、coveredなどと記載します。第4層では、どのダートゥが増大しているかを記載します。第5層では、プラクリティ（体質）における各ドーシャのバランスを記載します。

必須テクニック❷ ヨーガのポーズ

ヨーガのポーズには、非常にアクロバティックなものがあります。「ヨーガは体が柔らかくないとできない」と勘違いする人が多くいます。しかし「ヨーガのポーズを何のために行うか」を理解すれば、老人でも、体が硬い人でも、ヨーガのポーズを楽しんでいただけるのではないでしょうか。ヨーガにも、ハタヨーガ、カルマヨーガ、バクティヨーガ、ジュニャーナヨーガ、ラージャヨーガなどがあります。これらの中でポーズを主体にするのは、ハタヨーガのみです。

ヨーガは、気功（導引）や太極拳と同じく、身体を整える調身（アーサナ：ポーズ）、呼吸を整える調息（プラーナーヤーマ：調《じょう》気《き》法）、心を整える調心（ディヤーナ：瞑想法）の3つからなっています。これら3つのプロセスを、同時並行でやってのけるのが気功（導引）ですが、ヨーガでは、3つのプロセスを別個に行うこともできます。

しかしヨーガのポーズを効果的に行おうとすれば、3つのプロセスを同時に行うことが必要でしょう。この調身・調息・調心を同時に進めるポーズを行っているのであれば、十分に関節が曲がらないとか、曲がるとかということは気にならなくなるでしょう。つまり、常に、心を整えながら自分の内側に心を向け、ゆったりと安定した呼吸をしていれば、体が曲がらなくてもヨーガは実現できているのです。

なぜなら、ヨーガの古典ヨーガスートラには、「ヨーガとは、心を止滅させること」だという定義があります。心と体の架け橋が呼吸ですから、呼吸がゆったりと静かになれば、体も心も静かになるのです。心を止滅させることは、無理して苦しみながらポーズを実践していたのでは無理です。むしろ体にはこだわらないことが大切なのです。

　ですからヨーガのポーズに、肉体的条件たとえば柔軟性などは必要ありません。また、苦しみながら硬い体を、柔らかくしようとする必要もないでしょう。自分の心を解放させ自分の体に素直になって、ポーズをゆっくり、呼吸もゆっくりとしながら、時には、呼吸が自然に休止することを楽しみながら行うことで、本当のヨーガを実践できるのです。もし、体のアンバランスがあって、片方には曲がるけれども、他方には曲がらないということがあった場合、通常、我々は、曲がらない方向に無理をして曲げることを繰り返して、左右差を調えようとします。しかし、ヨーガで行う場合、本来は、自分に聞きながら自分の体に無理をしないで体を曲げていくべきでしょう。つまり曲がりやすい方向に、呼吸とともに（息を吐きながら）、ゆっくりと曲げていくべきなのです。そうしますと、曲がりにくい方向にも、実は曲がるようになるのです。特に、曲がりやすい方向に曲げる時に、やや強い抵抗があっても、つらくない抵抗を与え、楽しみながら抵抗に逆らっていくと、より一層左右差がとれるようになります。

　このように、ヨーガのポーズは、調身・調息・調心という3つのプロセスを、総合的に実践すべく、自分の体に素直に、曲がりやすい方向にゆったりと動かし、同時に、呼吸もゆっくりさせることで、心を制御すなわち止滅させる方法なのです。このようなプロセスを経ることで、免疫機能など種々の心身の機能を向上させることができるのです。

目覚めのポーズ

布団の上で1日のスタートを！

寝たままで伸びをしましょう。こんな簡単なことも今までせず、あわてて飛び起きてはいませんでしたか？　夜の間に闇に閉ざされていた体の隅々に、光をいっぱいに差し込み広げていくような気持ちで。体の声に耳を傾けて。無理に起きず、目覚めのヨーガで体を徐々にゆっくりと目覚めさせていきましょう。

伸び 1

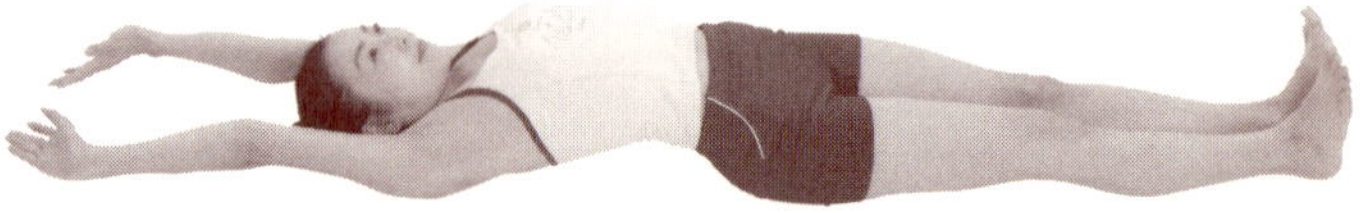

寝たまま大きく伸びをしましょう。体の隅々まで新鮮なエネルギーが行き渡っていくと感じ、体が喜ぶまで伸びてみましょう。

片膝引き寄せ 2

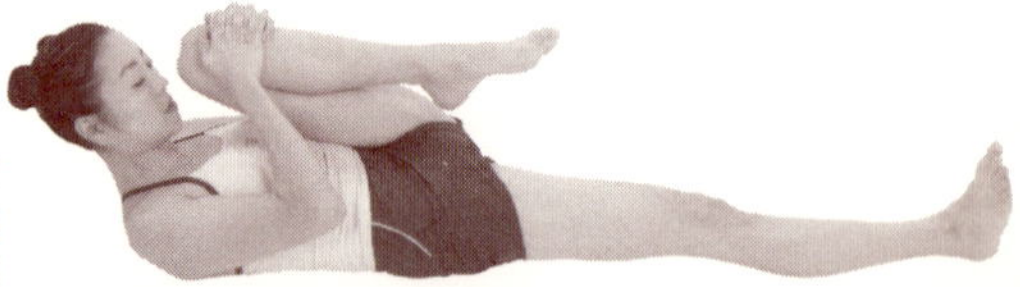

片膝ずつ胸に引き寄せて抱えてみてください。寝ている間に硬くなった腰を雪解けさせるようにゆっくり、ジワーと伸ばしましょう。

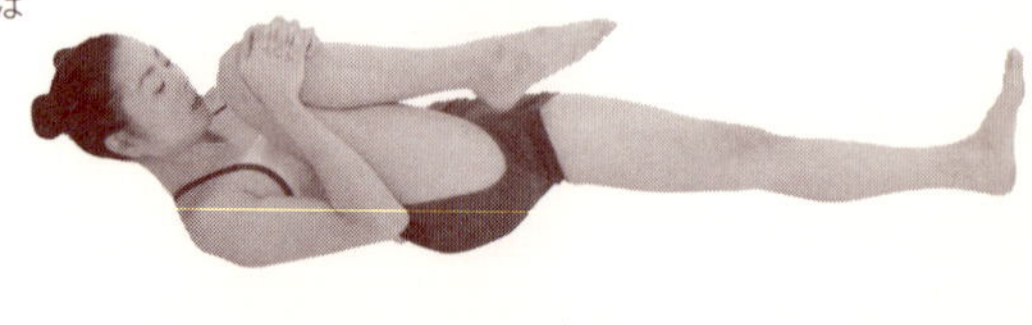

ねじりのポーズ 3

次に体をねじってみましょう。ねじった足と反対の肩が上がらないように肺の上の部分を十分に開きましょう。鼻の通りもスーッとよくなります。

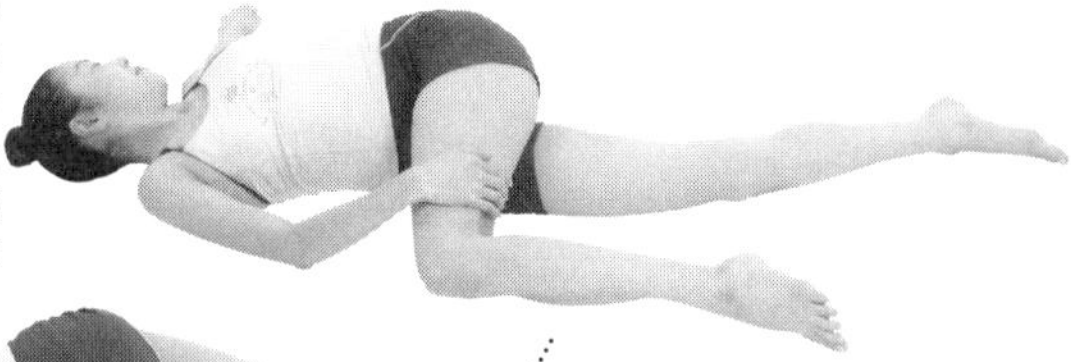

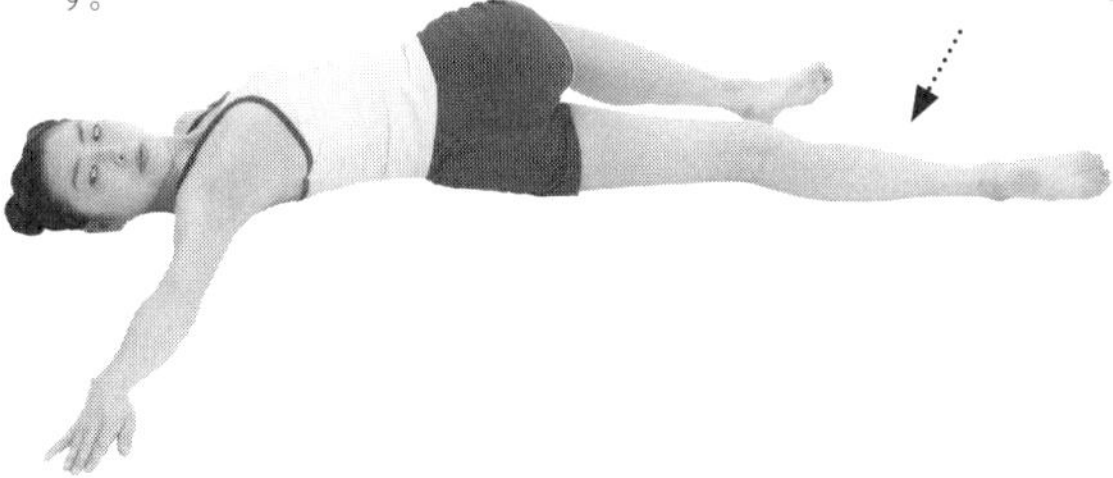

脇伸ばし 4

次に脇を伸ばしましょう。肋骨と肋骨の間を広げ、脇腹にも朝日を取り入れてあげましょう。ゆっくりゆっくり伸ばします。

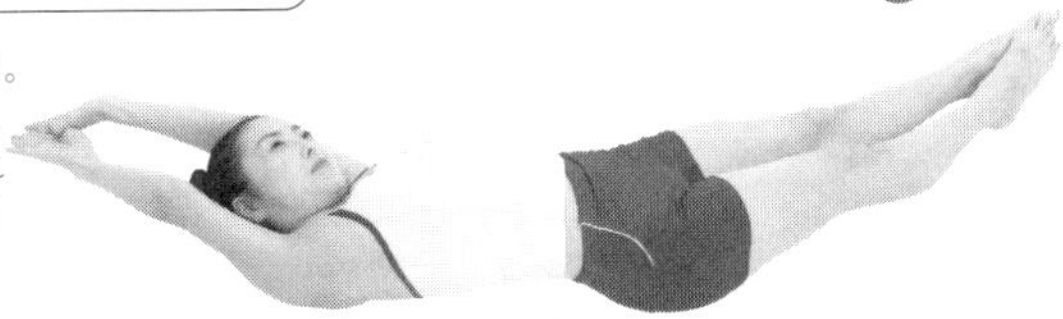

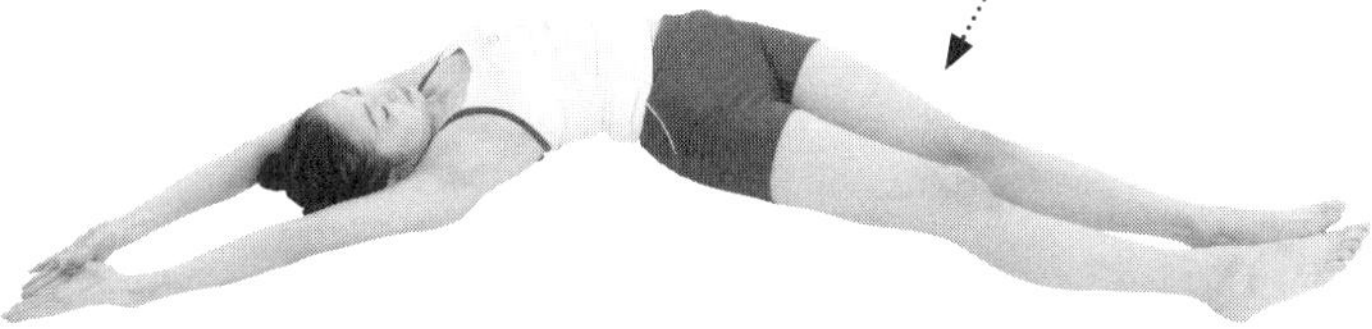

猫の背伸びのポーズ 5

さあうつ伏せになって猫が背伸びをしているように、ジワーと伸ばしてみましょう。反りはカパを減らすのには最適です。

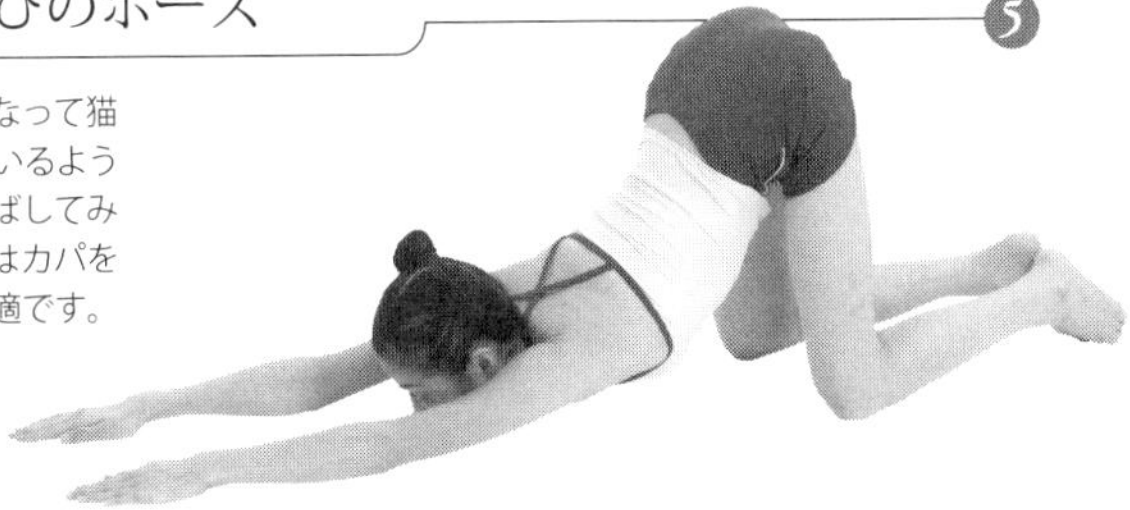

太陽礼拝のポーズ

昇る太陽の光で体も心もイキイキ

毎日私たちに朝の光を届けてくる太陽。その存在が日頃当たり前になりすぎて「ありがとう」と感じることも忘れています。昇る太陽の光を体中に浴びて、東の方向に向かって、太陽に心から挨拶をしてみましょう。あなたの中に、太陽のような明るさと素直さがみなぎることでしょう。

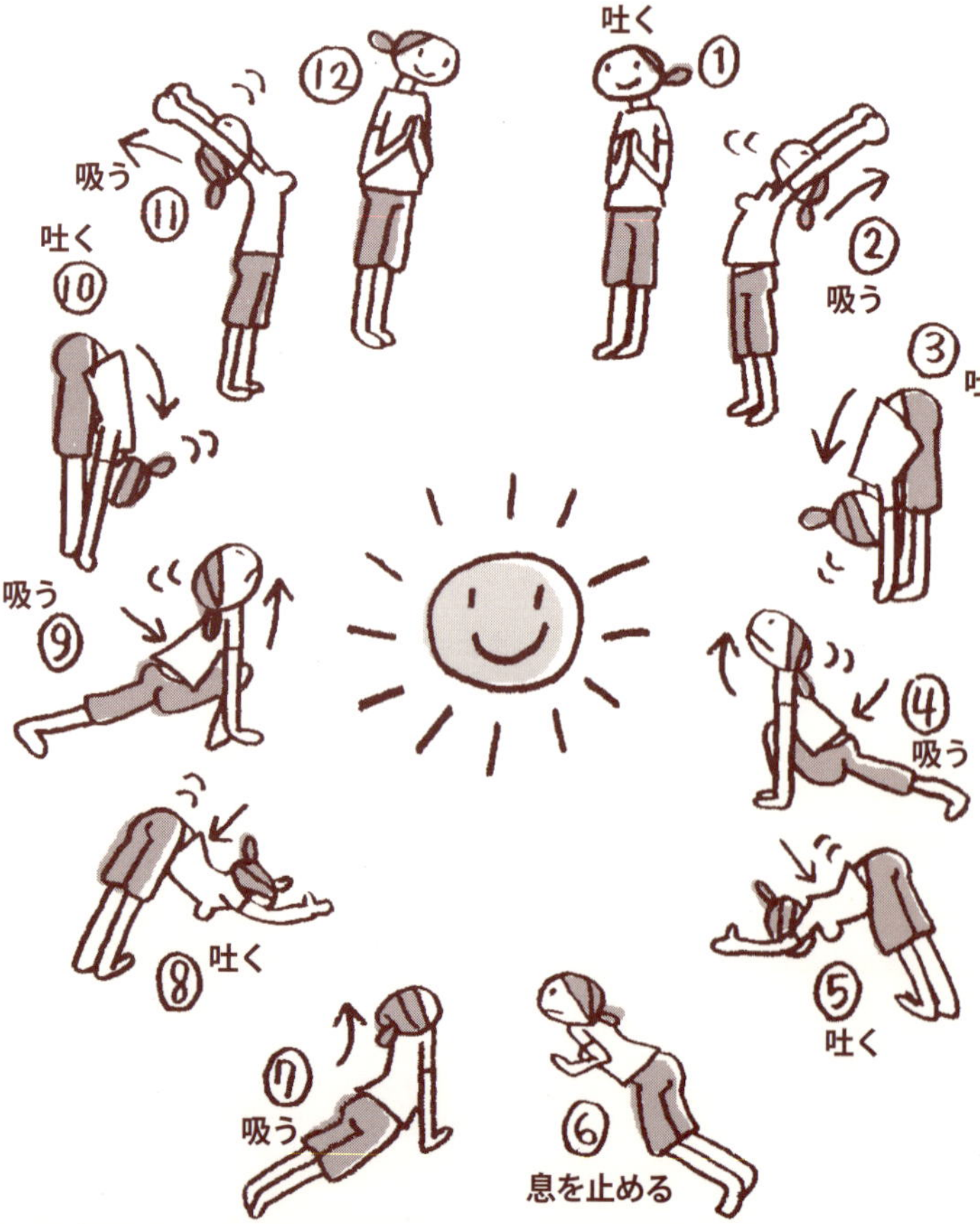
① 吐く
② 吸う
③ 吐く
④ 吸う
⑤ 吐く
⑥ 息を止める
⑦ 吸う
⑧ 吐く
⑨ 吸う
⑩ 吐く
⑪ 吸う
⑫

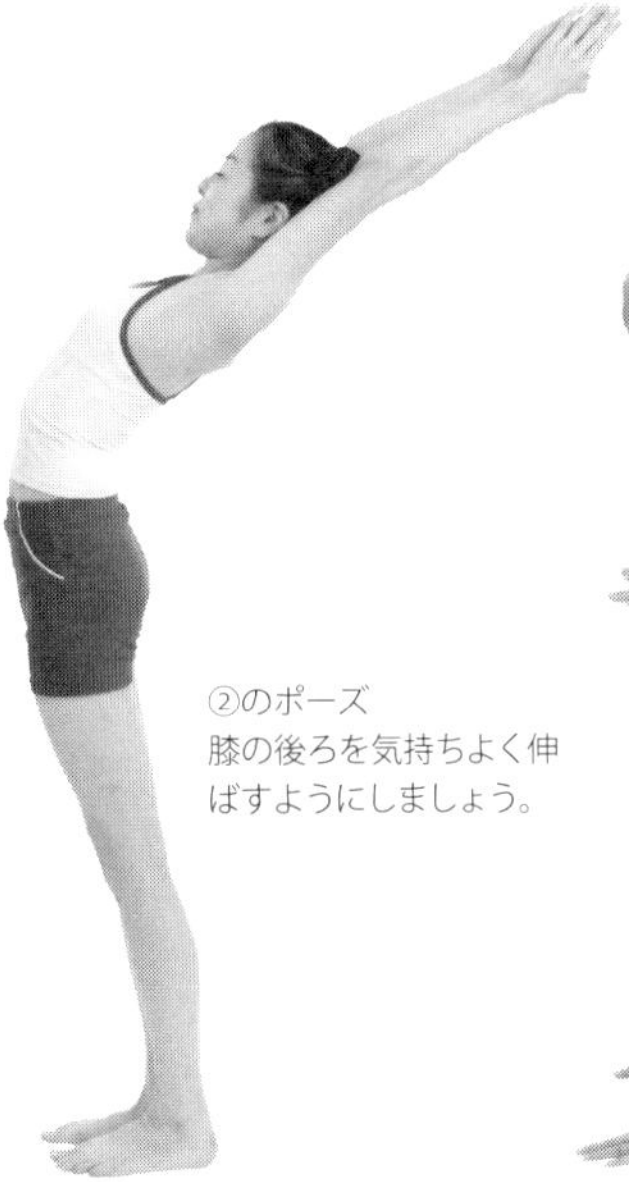

②のポーズ
膝の後ろを気持ちよく伸ばすようにしましょう。

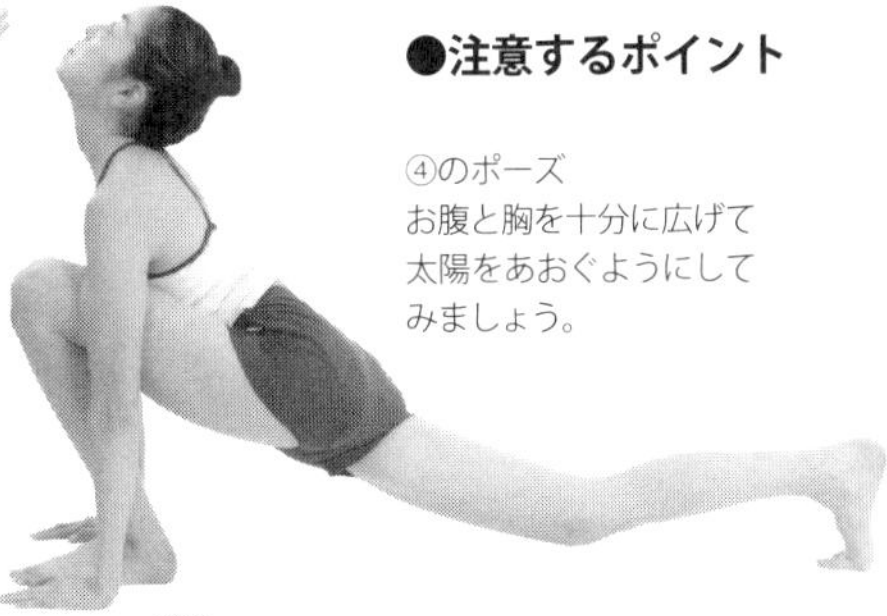

●注意するポイント

④のポーズ
お腹と胸を十分に広げて太陽をあおぐようにしてみましょう。

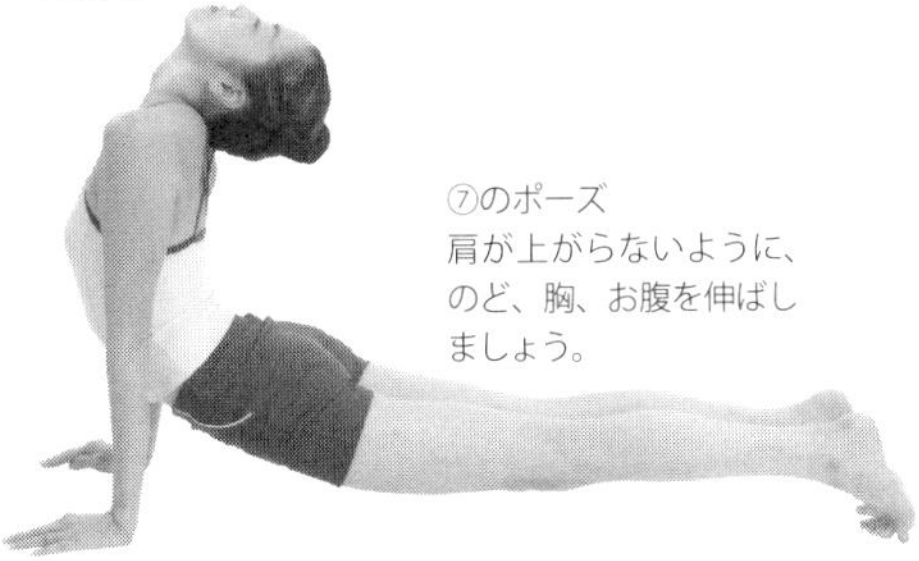

⑦のポーズ
肩が上がらないように、のど、胸、お腹を伸ばしましょう。

太陽礼拝のやり方

①両手を胸の前で合掌し、息を吐きます。

②息を吸いながら両手を上方に伸ばし、体の前面に太陽の光を受けるようにしましょう。

③息を吐きながら、尾てい骨から指先までをよく伸ばし両手を両足の横にそろえるようにしましょう。

④息を吸いながら右足を大きく後に引いて腰を下げて、上体は上に向けて太陽をあおぎ見るようにしましょう。

⑤息を吐きながら左足も後に引いて体で山の形を作ってみましょう。

⑥両手、両つま先、両膝、胸、あごの８点を大地（床）に接触させ、大地から太陽熱を吸収します。この間息を止めておきます。

⑦息を吸いながら尾てい骨から生命力が上方に向かって伸びていくように反っていきます。

⑧息を吐きながら右足も後に引いて体で山の形を作ります。

⑨息を吸って左足を大きく後に引いて上体はできるだけ上に向けるようにします。

⑩息を吐きながら両手を両足の横に置きます。

⑪息を吸いながら両手を上方に伸ばし、体の前面に太陽の光を浴びましょう。

⑫両手を胸の前で合掌して終わります。

朝のポーズ

朝のヨーガで体をほぐしましょう

起きたら熱めのお風呂に入ってカパを溶かし、体温が平常に戻ったらヨーガを行いましょう。ヨーガのアーサナ(ポーズ)は運動とは別のものです。運動は筋肉を強めますが、ヨーガは内臓器官を活性化します。素敵な1日は毎朝の過ごし方から始まります。まずは正座をして今の心と身体に耳を傾けてみましょう。

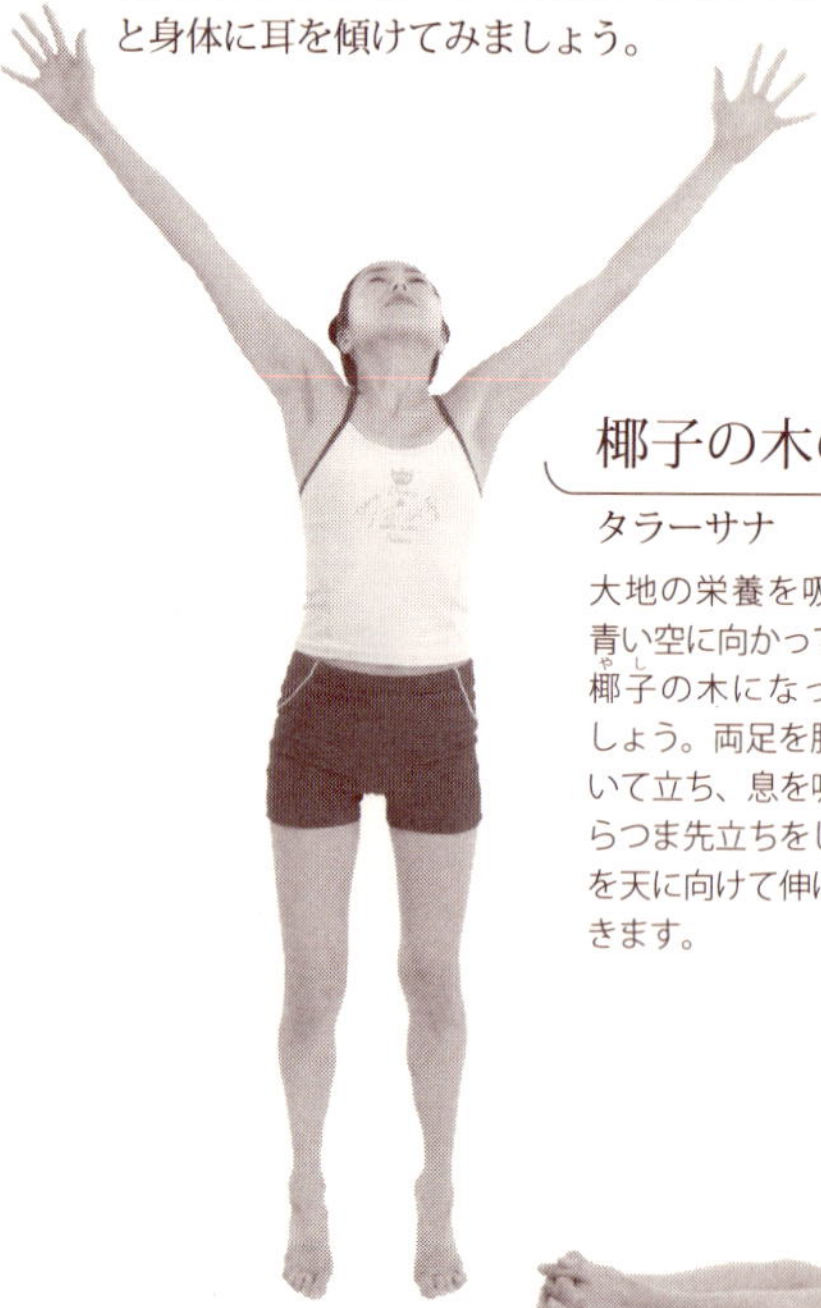

1 椰子の木のポーズ

タラーサナ

大地の栄養を吸い上げ青い空に向かって伸びる椰子《やし》の木になってみましょう。両足を腰幅に開いて立ち、息を吸いながらつま先立ちをして両手を天に向けて伸ばしていきます。

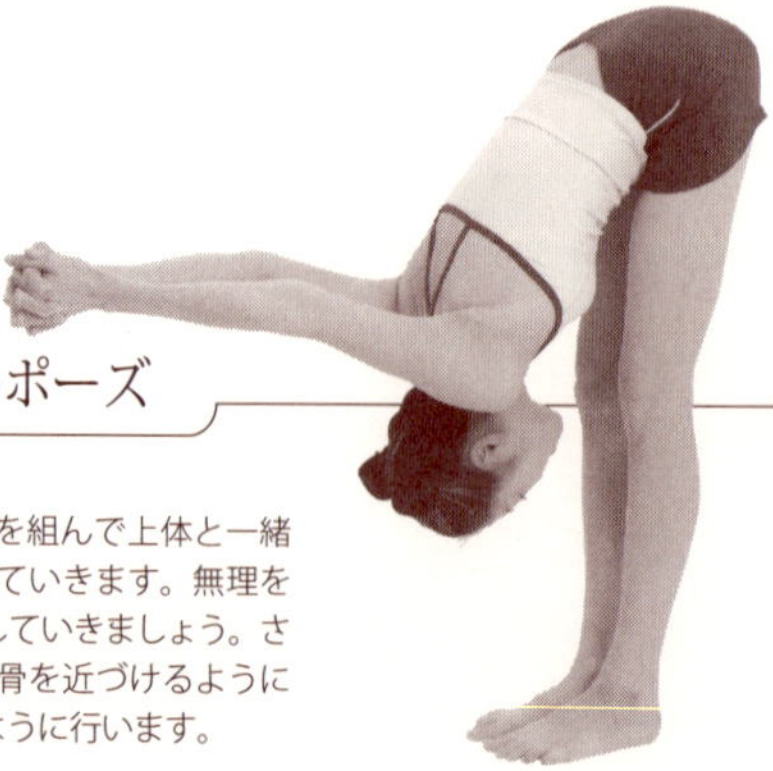

2 指を組んだおじぎのポーズ

ウッターナ・アーサナ

両足をそろえて立ちます。指を組んで上体と一緒に腕を足の方に伸ばし下ろしていきます。無理をせず、ゆっくり膝の裏も伸ばしていきましょう。さらに胸を広げて肩甲骨と肩甲骨を近づけるようにして硬くなっている肩を回すように行います。

ねじりのポーズ ③

マルダ・マッチェンドラ・アーサナ

右足を伸ばして右膝の外側に曲げた左足を置きます。左膝に右肘をあて、息を吐きながら左側に上体をねじってみましょう。体の硬い所を気持ちよく刺激をしてみましょう。反対側も同様に。

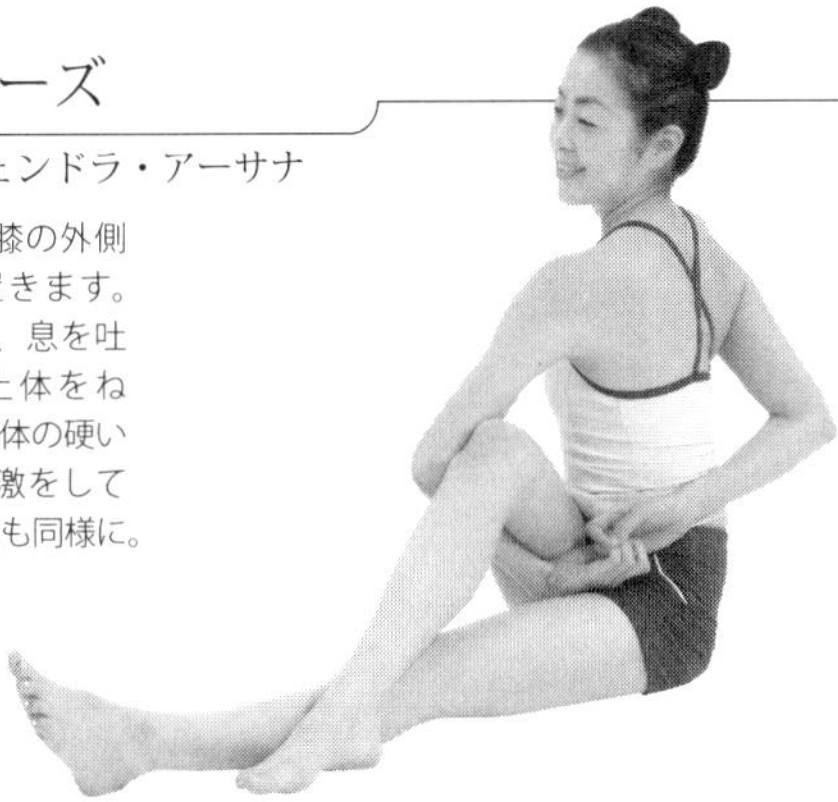

魚のポーズ ④

マツヤ・アーサナ

あお向けで寝た姿勢から両肘で床を押すようにして、頭のてっぺんを床につけお尻の方に近づけるようにしてのどを伸ばし、お腹も胸も開きます。胸を開くと心も前向きに。

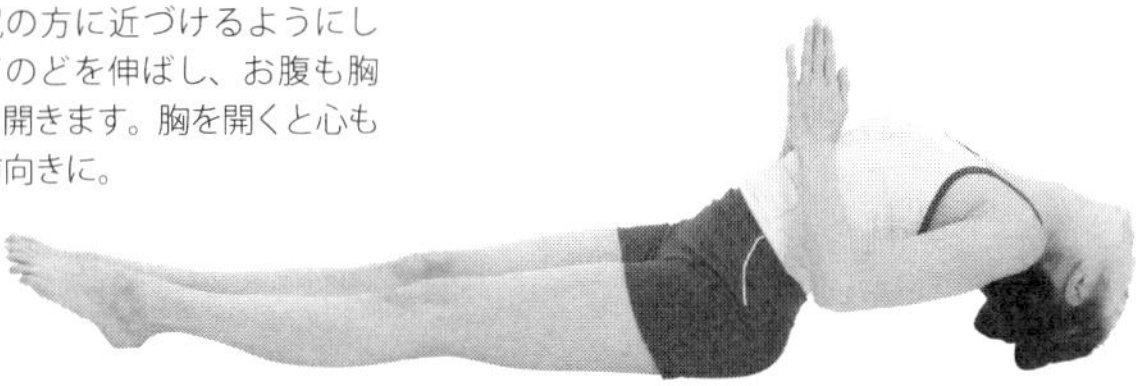

開脚のポーズ ⑤

ウパヴィシュタ・コナーサナ

両足を無理のないところまで開き、息を吐きながら上体を前方へと近づけていきます。吐く息と共に、緊張や力み、痛みを感じる所からそれらを吐き出すような気持ちで行いましょう。

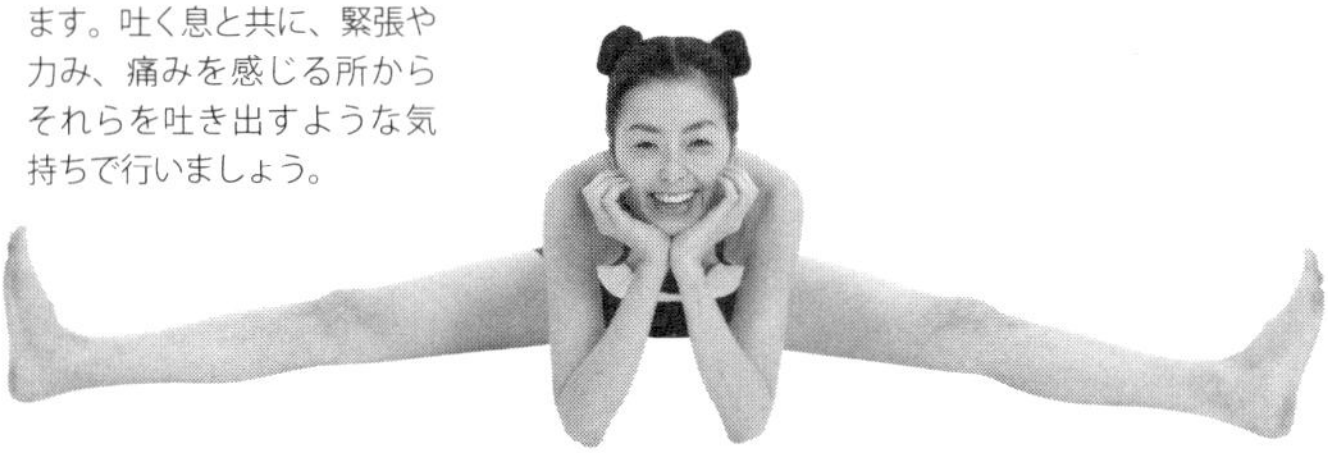

昼休みのポーズ

椅子で行うチェア・ヨーガにトライ

頭が疲れていたり、能率が落ちてきたと感じた時のおすすめポーズ。刺激を受けたところにエネルギーが送られ元気が戻ってくるイメージで、ちょっとした時間を使って行ってみましょう。肩こりや目の疲労が強い人もぜひ試してみてください。午後の仕事の能率もグンと上がることでしょう。

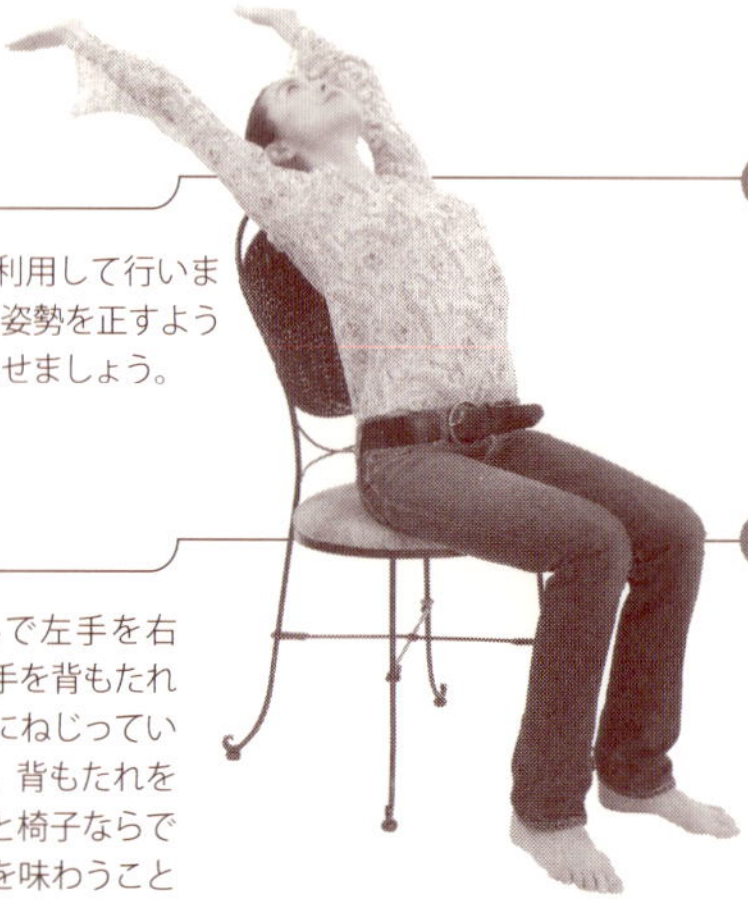

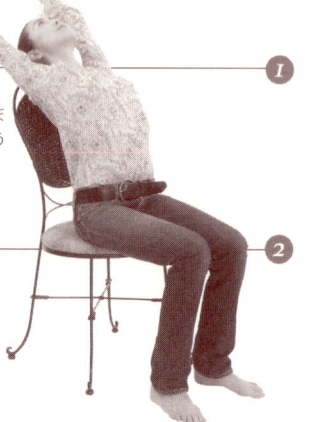

椅子で反るポーズ 1

椅子に浅めに座って背もたれを利用して行います。仕事中に前屈みになりがちな姿勢を正すように気持ちよく手を上げ上体を反らせましょう。

ねじりのポーズ 2

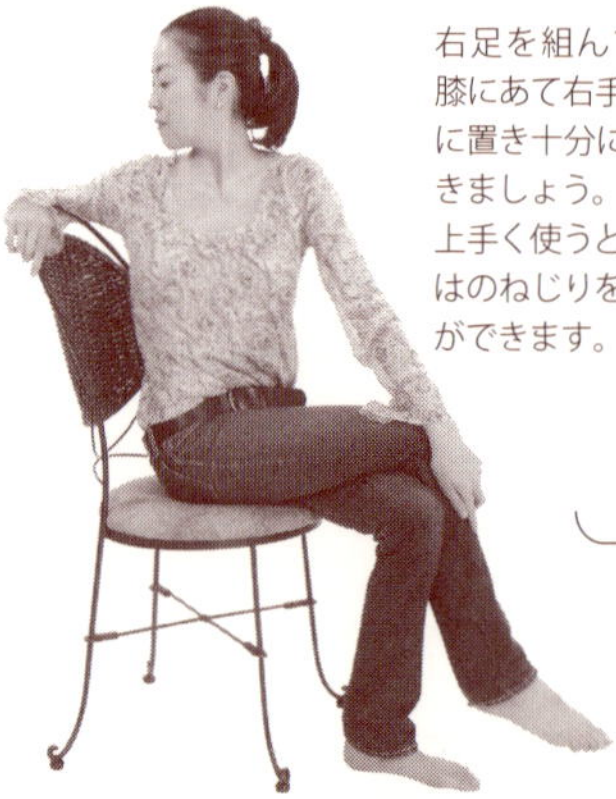

右足を組んで左手を右膝にあて右手を背もたれに置き十分にねじっていきましょう。背もたれを上手く使うと椅子ならではのねじりを味わうことができます。

目のストレッチ 3

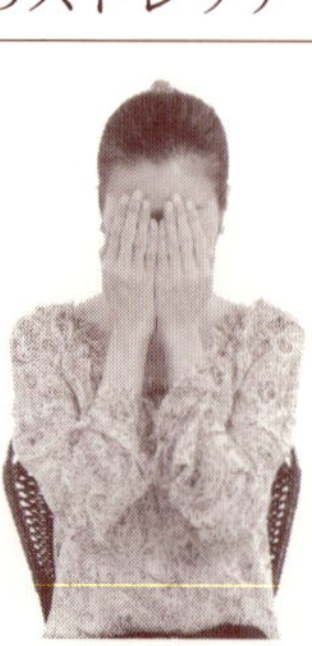

顔を動かさないようにして目だけを左右、上下、斜め、時計回り、反時計回りにゆっくり回していきます。その後、両手のひらを丸めてカップのようにして目を覆いリラックスさせます。

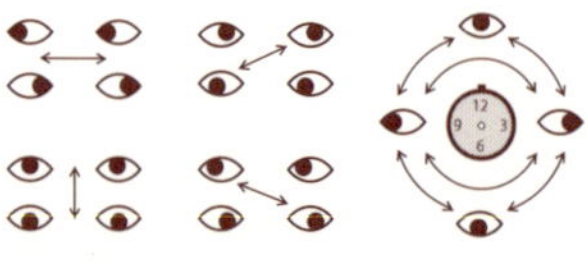

ヴァータ体質のためのポーズ

あせらずにゆっくりポーズを保って

思わず風のように吹かれ、動いてしまうヴァータ。その性質には軽さ、不規則、冷たさ、乾燥なども。バランスを整えるには、リラックスして、ゆっくりペースダウンすることです。ヨーガのポーズもリラックスさせるものを中心に。特に前屈系のポーズはヴァータの味方です。あまりがんばらずにお母さんのお腹の中で守られているような安心感を味わって。

ガス抜きのポーズ ❹

パヴァナ・ムクタ・アーサナ

両膝を抱えます。親鳥がお腹に大切なひなを抱えているように、お腹のぬくもりを感じ取りましょう。ヴァータには、ゆっくりとした呼吸をしながらポーズを保つことが大切です。

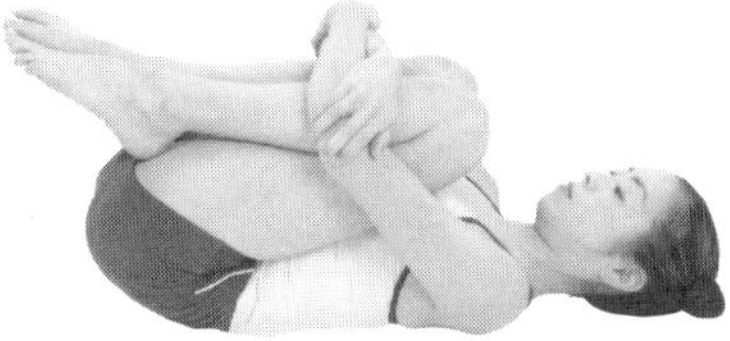

眠れる英雄のポーズ ❺

スプタヴィーラ・アーサナ

正座から両足を外にして、お尻を下ろして、そのまま後に寝てみましょう。股関節などのつまりがとれて毒素が溶け体中の血液や体液がサラサラと流れるとイメージしてみましょう。

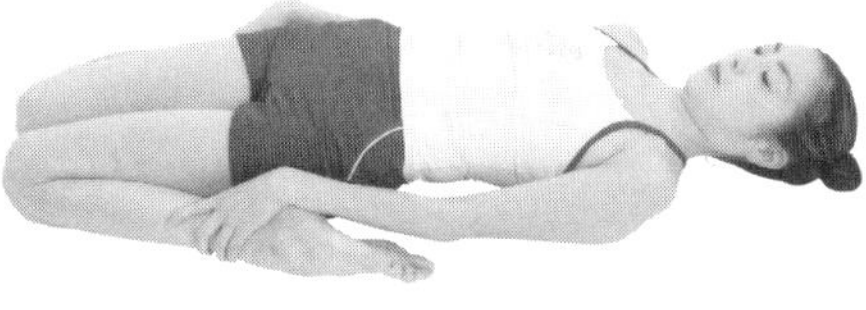

膝に顔をつけるポーズ ❻

ジャヌシールシ・アーサナ

ヴァータが増えやすいお腹を刺激し温めるような気持ちで行いましょう。片足を伸ばしてその足の指を持つように前屈していきましょう。

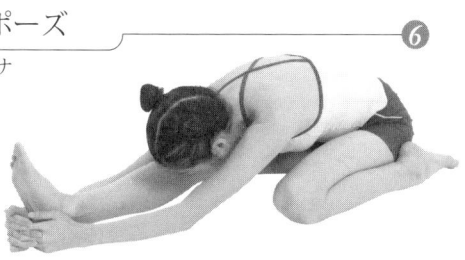

ピッタ体質のためのポーズ

柔らかな流れのあるポーズでクールダウン

火と鋭さを持つピッタ。そのためバランスがくずれると火の熱が体内に増加し、湿疹が出たり消化器系に負担がかかりやすくなります。心の面では短気で怒りっぽくなり、人の批判をしたりしやすくなります。バランスを整えるにはクールダウンが大切です。ポーズもあまり形を整えることにこだわらずゆったり柔らかい波のような動きがおすすめです。

ねじりのポーズ

1

アルダ・マッチェンドラ・アーサナ

ねじるポーズは消化器系に刺激を与え、過剰になったピッタをバランスさせます。背骨が軸上で回転するように、息を吐きながら、腰、ウエスト、胸、肩を回すようにねじります。

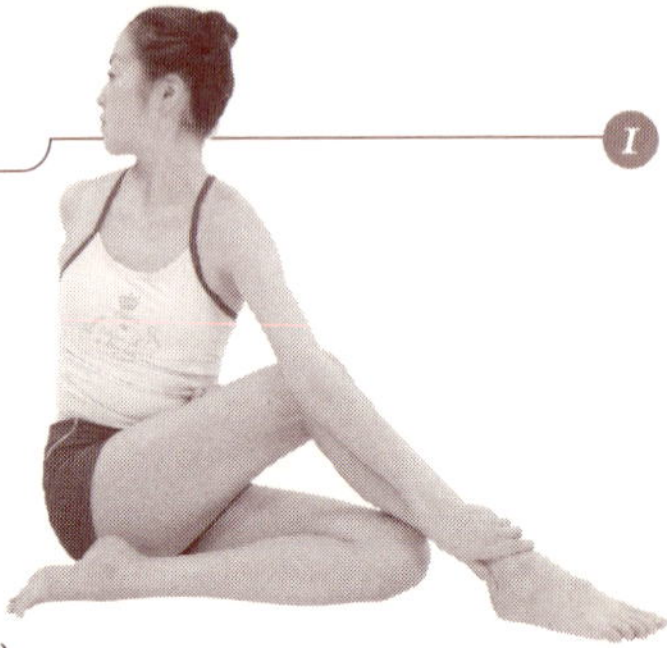

ねじった膝に顔をつけるポーズ

2

パリブリッタ・ジャンヌシールシ・アーサナ

右足を伸ばし、左足は曲げてかかとを会陰にあて、左の脇を伸ばしていって両手で右足の指を持つようにします。日頃縮みやすい脇腹を十分に伸ばしてみましょう。

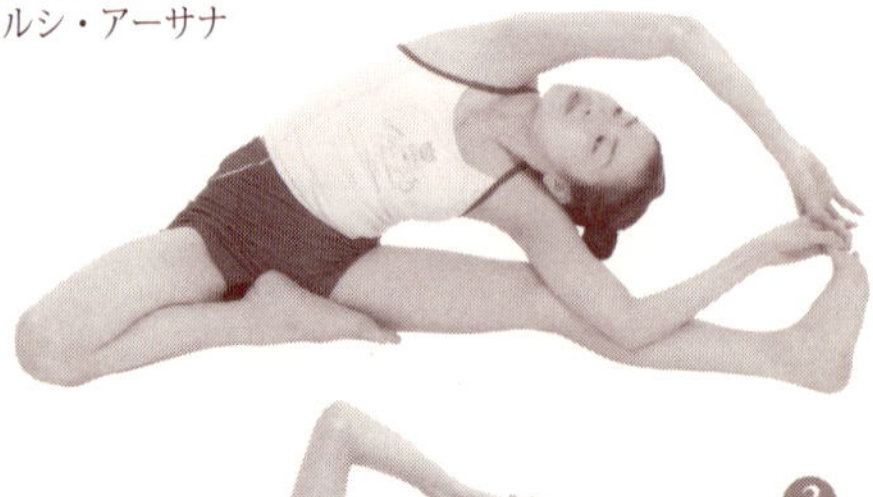

ハトのポーズ

3

右足を曲げかかとを会陰につけ、組んだ両手の左の肘に左足の足首をかけるようにします。右の脇腹を肋骨の1つ1つが開いていくような気持ちで伸ばしてみましょう。反対側も同様に。左右に差がないかも感じ取ってみましょう。

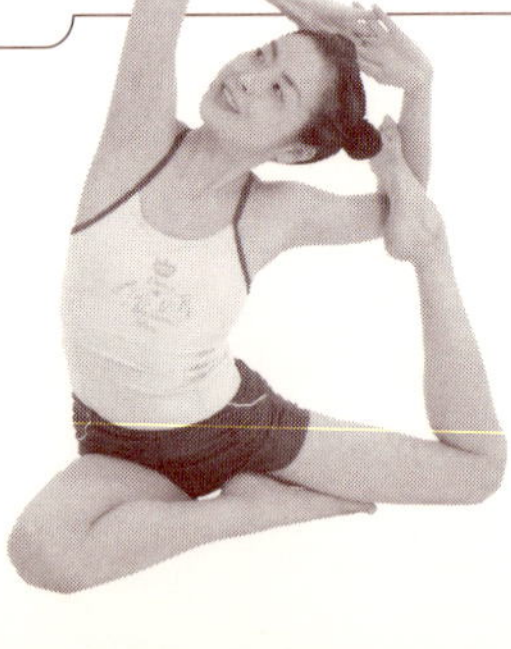

カパ体質のためのポーズ

動きのあるポーズで体を刺激します

重く、安定性のあるカパ。ともすると運動不足や動きが鈍くなりがちです。生活には適度な刺激が大切です。たとえばスパイシーな食べ物、ワクワクする気持ち……。ヨーガもゆっくりとしたペースのポーズより、流れるようなリズミカルな動きのあるポーズで代謝を上げ、体を温めてみましょう。

魚のポーズ

マツヤ・アーサナ

1

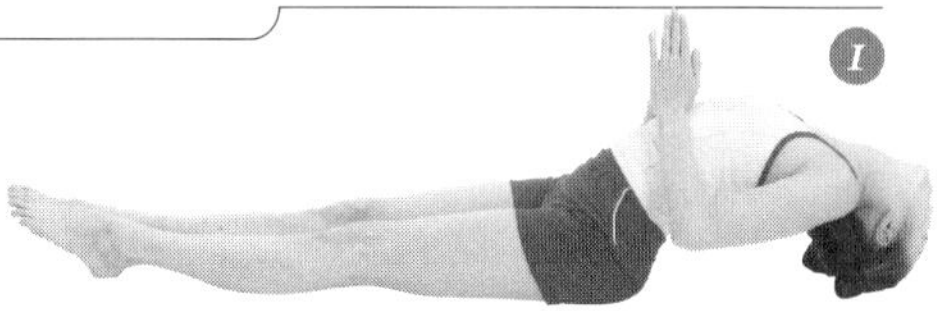

P95の同ポーズ参照。呼吸器が弱いカパにとって胸を広げることは大変効果的です。ポーズ中は、息を吐く時にお腹を凹ませ、吸う時にお腹、胸、肩も開くように。

弓のポーズ

ダヌル・アーサナ

2

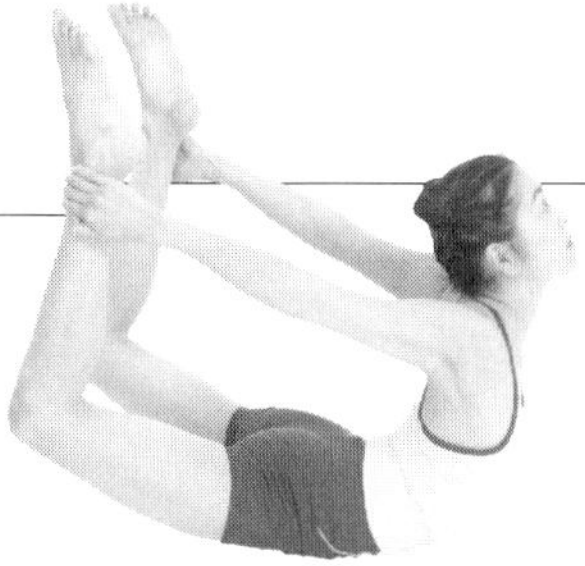

手で足首をつかんで体全体を後ろに伸ばすと同時に体の前面を開いてポーズ。かなりきつめのポーズですがポーズ中、息を止めないように注意しましょう。

英雄のポーズ

ヴィーラ・アーサナ

3

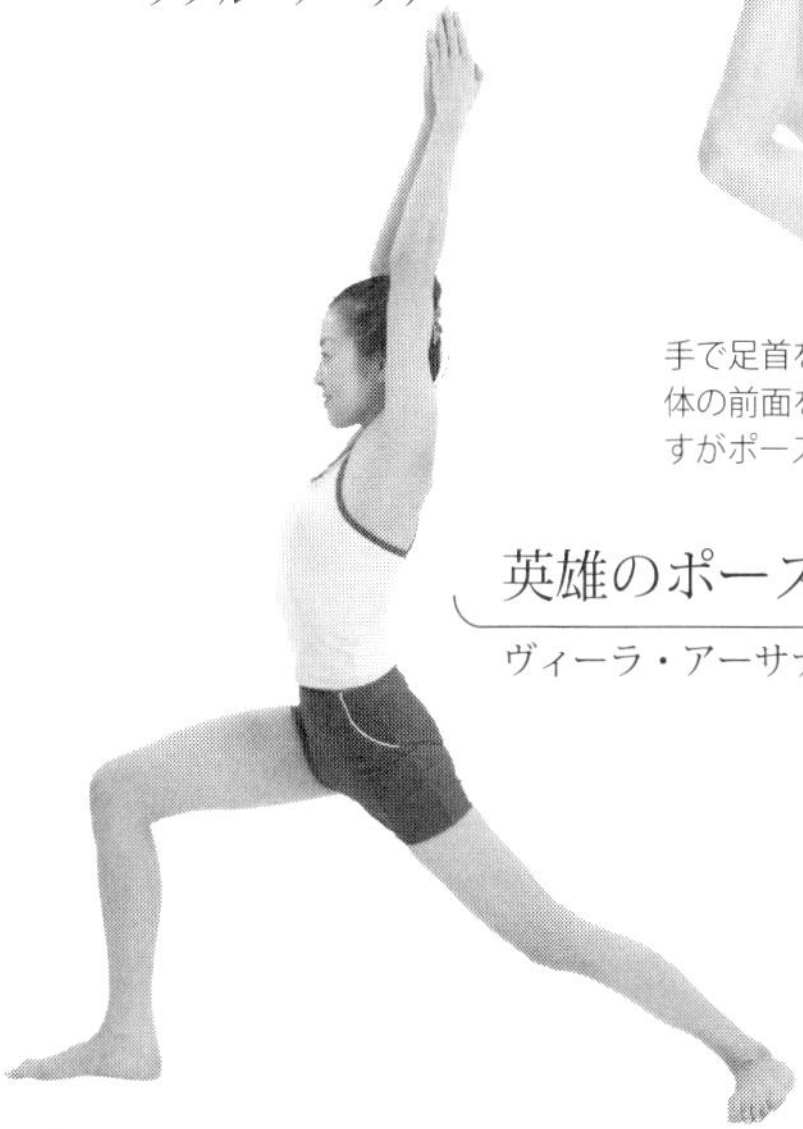

前足はももを床に平行にし、後の足は膝を伸ばします。勇敢な英雄のような力強さのあるポーズです。腰が反らないように注意しましょう。

夜のポーズ

カパを生かすポーズが安眠を誘います

午後の6時から10時までは、カパが多くなる時間帯です。朝のカパは太陽の下で温め活性させることが大切ですが、夜は心を落ち着かせ、ゆったりした時間を過ごして入眠に備えます。夕食後は眠りにつく前に前屈を中心にしたリラックスするポーズを行い、安定と落ち着きのカパの良さを生かすようにします。

脇を開くポーズ 1

ヴァラドヴァヤ・アーサナ

指を組んだ手を頭の後に持っていき、息を吐きながら左の脇を広げていくように、左側に体を倒していきます。反対側も同様に行います。

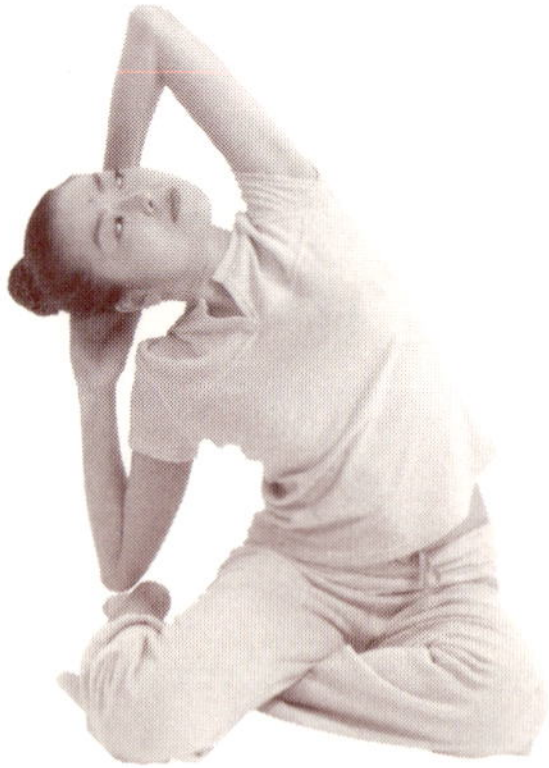

うさぎのポーズ 2

シャシャンカ・アーサナ

息を吐きながら正座から上体を前に下ろし額を床につけます。両手でかかとを持ち、背中を丸めたうさぎのように丸くしていきます。首筋、背中、腰の方まで伸びるのを感じとり味わいましょう。

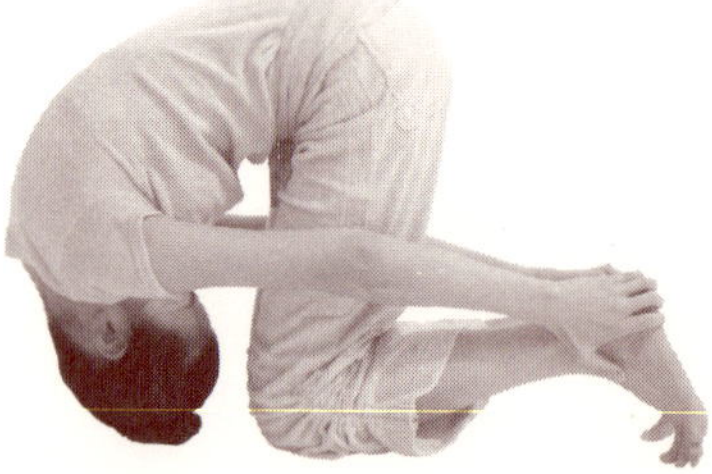

ガス抜きのポーズ 3

パヴァナ・ムクタ・アーサナ

両膝を胸の方に両手で近づけ、自然呼吸で気持ちよくポーズを保ってみます。背中や腰が心地よく伸び、お腹が温まりリラックスするのを感じとってみましょう。

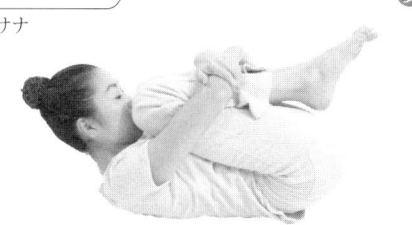

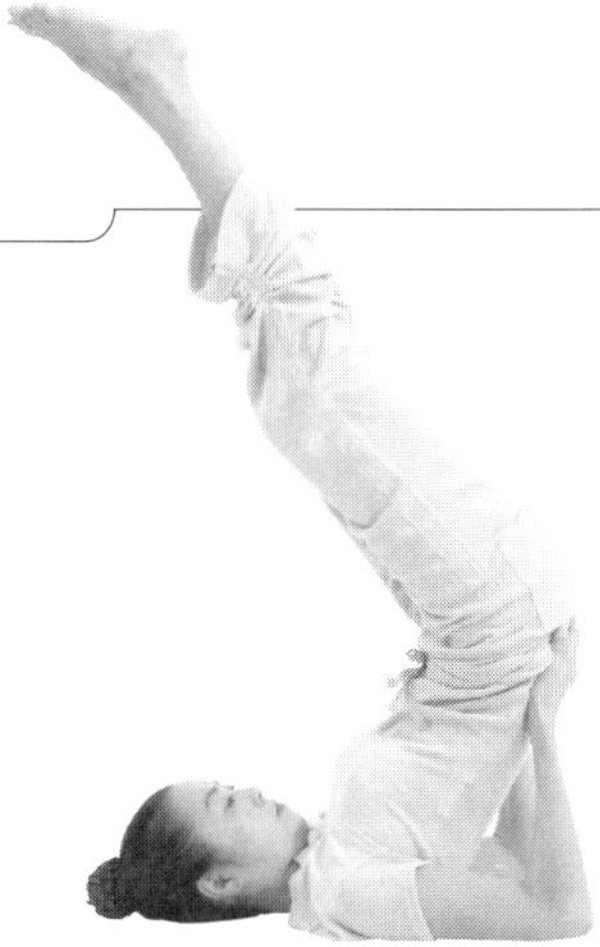

背中立ちのポーズ 4

ヴィパリタカラニー・ムドラー

両足を伸ばして寝ます。その足をそろえて床に対して 90 度まで上げた後、はずみや反動をできるだけ使わずに足を天井の方向に上げ、最終のポーズは体全体でひらがなのくの字になるように保ちます。甲状腺を刺激し、体のむくみを取ってくれるポーズです。このまま 3 分くらい保ってみましょう。

背中を伸ばすポーズ 5

パシチモッターナ・アーサナ

上体を伸ばした両足の方向にお腹、胸、顔の順番に近づけるようにして、膝の後ろ、 もも、腰、背中を、くまなく十分に伸ばしていくようにします。自然呼吸でしばらくポーズを保ちます。

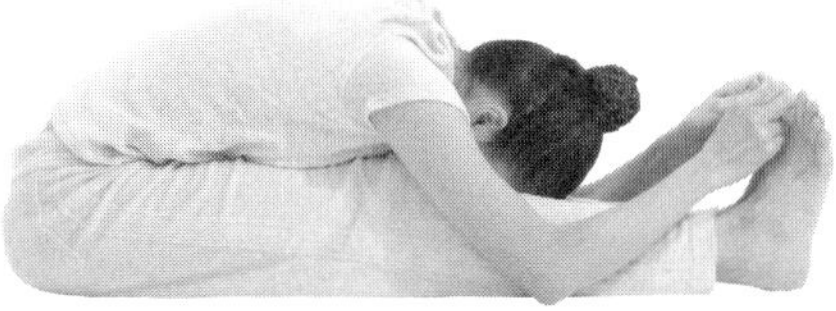

必須テクニック③ ヨーガの呼吸法

アーユルヴェーダでは呼吸法を「プラーナーヤーマ」と呼び、「プラーナ」が気、「アーヤーマ」がコントロールを意味します。つまり呼吸法とは、単なる酸素と二酸化炭素の出入りだけでなく気のコントロールによって体と心に影響を与えることをいうのです。

アーユルヴェーダでは呼吸を整えることもドーシャをバランスさせるのに役立つといわれています。さらに体と呼吸と心は完全に独立しているものでなく、深く関わり、つながっていると考えられています。ヨーガでは呼吸によって心と身体をリラックスさせ、意識を高める方法がいろいろあります。心にイライラ、あせり、不安がある時、呼吸が浅くなったりため息をつくことがあるでしょう。これは心が呼吸に影響を与えることを示します。慌てたり緊張している人に「ほら深呼吸して」といい、背中をさすってあげることがあります。これは自然と体と呼吸と心のバランスをとっていることになるわけです。また悩みや不安、怒りなどは知らないうちに呼吸を乱すものです。普段は何気なくしている呼吸に、改めて意識を向けることによって自分自身の心と体の状態に気づくことができるのです。

呼吸法を行う時大切なことは、吐く息に意識を向け、吐く息と一緒に、心の中の悩みや不安、体の痛みやだるさなど悪いものすべてを吐き出すようにすることです。普段息をしていることを意識して生活している人はほとんどいないかもしれませんが、これからは呼吸を味方につけて生活しましょう。

◎ヴァータ体質のための呼吸法◎

ナーディーショーダナ呼吸法

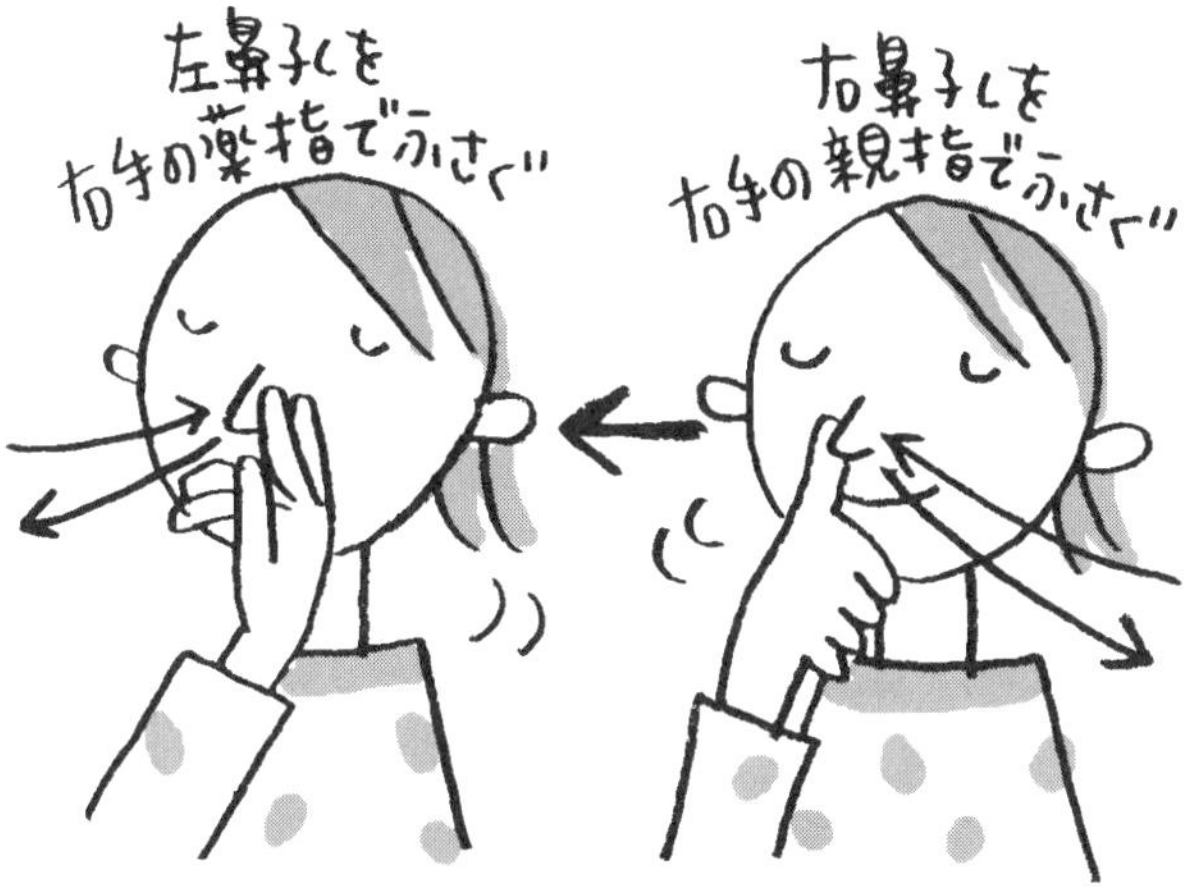
左鼻孔を
右手の薬指でふさぐ
右鼻孔を
右手の親指でふさぐ

この呼吸法は、気道を浄化し、イライラや不安を解消する効果があります。安定と落ち着きが必要なヴァータ体質のバランス法として取り入れましょう。

右鼻孔を右手の親指でふさぎ左の鼻腔から息を吸い、止めた後、左鼻孔を右手の薬指でふさぎ右の鼻腔から息を吐きます。次に同じように右の鼻腔から息を吸い、止め、左の鼻腔から息を吐く。これでワンセットです。4、5セット行うようにします。ヨーガでは、左の鼻腔からの息は月に関係し安定と落ち着きを、右の鼻腔からの息は太陽に関係し代謝や活動に関係すると考えられています。交互の鼻腔からの呼吸は、正反対の性質をバランスさせ神経系を整え、心を穏やかにする効果があります。ゆっくりと規則的に行います。

◎ピッタ体質のための呼吸法◎

シータリー呼吸法

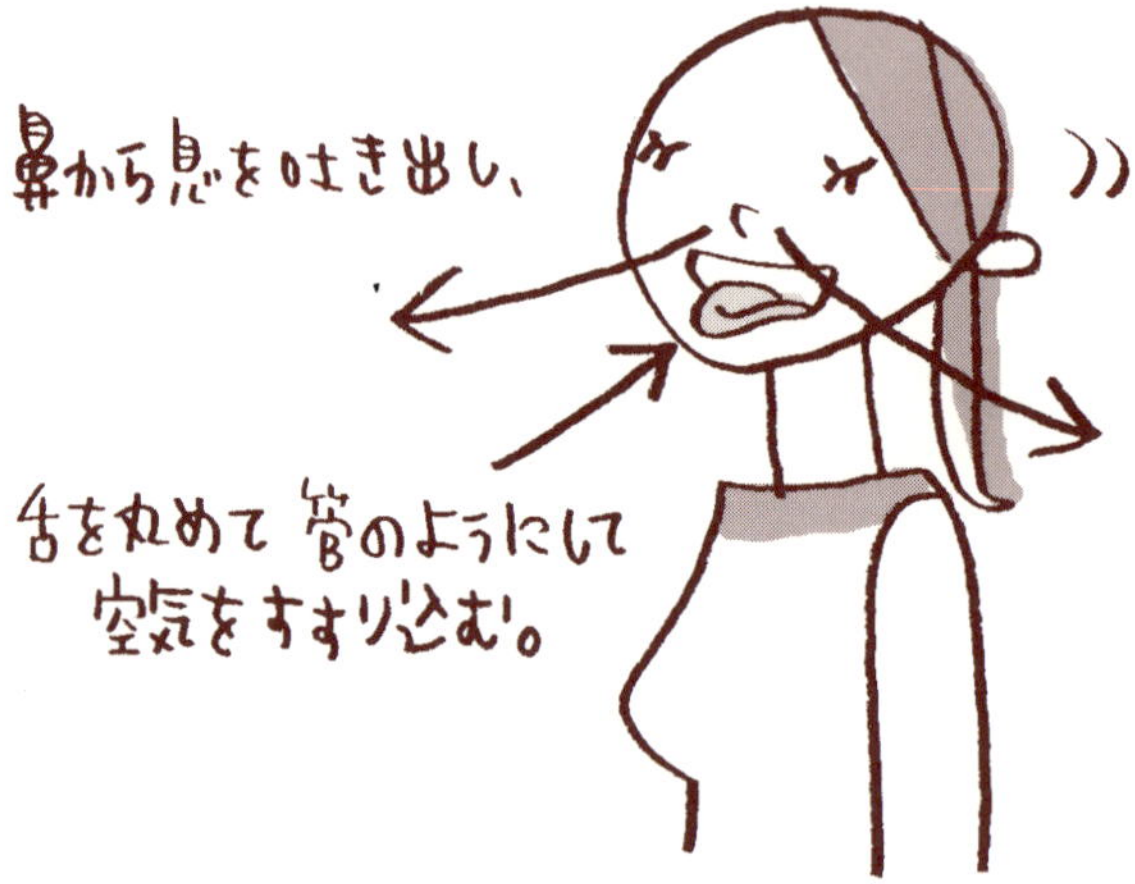
鼻から息を吐き出し、
舌を丸めて管のようにして
空気をすすり込む。

ピッタのバランスを整えるにはクールダウンが効果的です。冷たい空気を体内に取り入れることができるシータリー呼吸法を行います。
舌を管のように丸め、そこから冷たい空気を吸い込んでしばらく息を止めます。その間、冷気が体内の熱くなっているところや必要な部分に行き渡っていくとイメージし、その後、鼻から熱風を吐き出すようにします。舌が管のように丸まらない時は、歯と歯との間から冷気を吸い込み鼻から吐き出すやり方でも効果は同じです。それを3、4回行うと驚くほど気持ちも落ち着き、体内の熱が冷めていきます。この呼吸法には、のどの渇き、空腹感、イライラ感をバランスさせる効果もあります。

◎ カパ体質のための呼吸法 ◎

カパラバーディ呼吸法

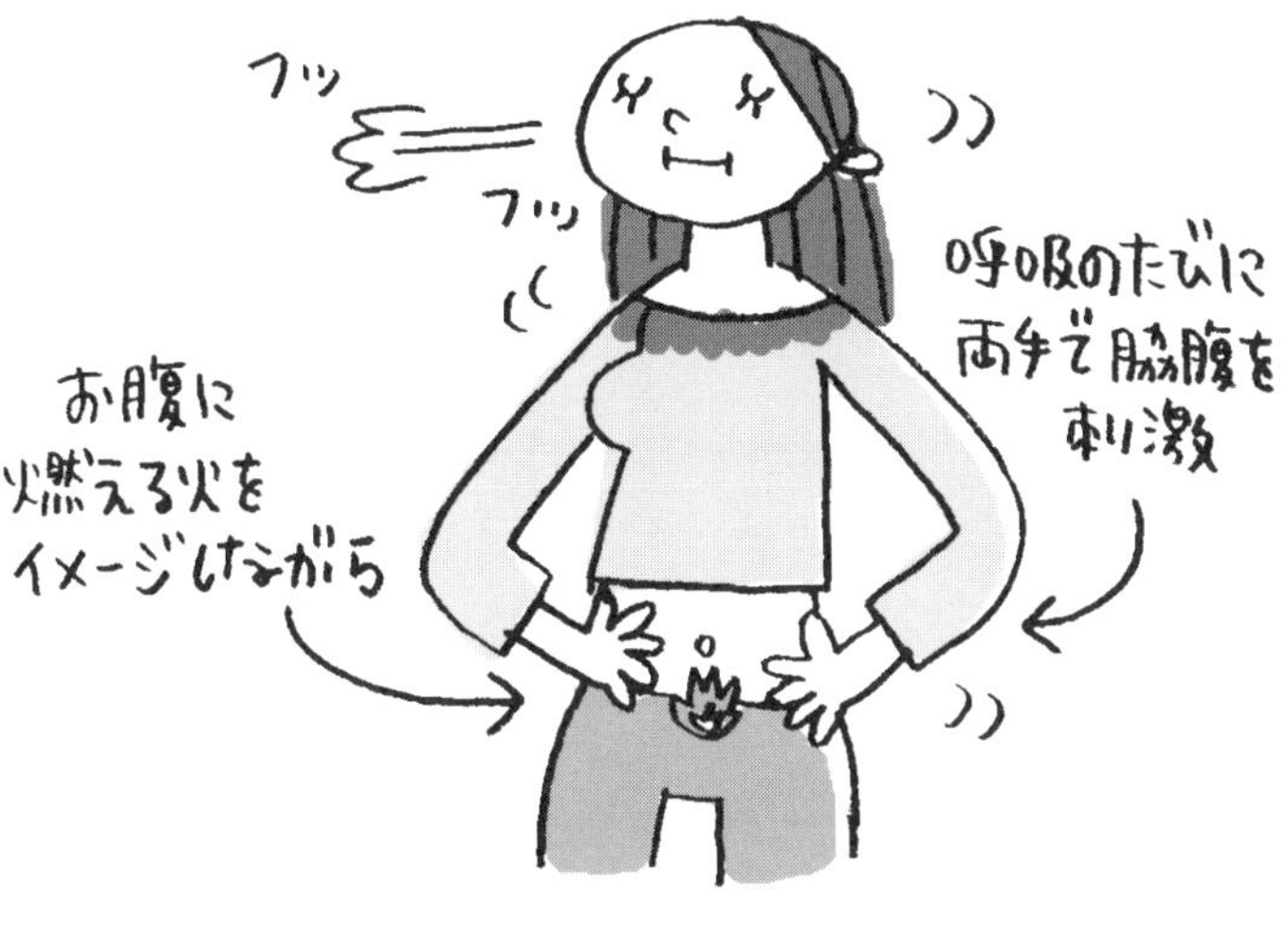

フッ
フッ
呼吸のたびに
両手で脇腹を
刺激
お腹に
燃える火を
イメージしながら

体を温める効果のあるカパラバーディ呼吸法を行うとカパの湿り気と冷たさを減らしてカパをバランスすることができます。

この呼吸法は、腹筋を急速に収縮し、息を吐く瞬間に横隔膜を上に押し上げ、その反動で息を吸う時に横隔膜が下がり自然に息が入るという呼吸を繰り返し行うもの。腹筋を使ってお腹を急速に凹ませることによって、おへそ下の丹田のツボ、バスティマルマ（カパをバランスするポイント）をフッフッとリズミカルに刺激します。この呼吸法によってカパが上手にコントロールされることで、代謝が上がり燃えやすい体作りにつながります。体調に応じて無理ないペースで 30 ～ 100 回くらい行います。

必須テクニック④

ヨーガの瞑想法

アーユルヴェーダの手軽なストレス解消法が瞑想です。私たちは知らない内に心にさまざまな思いが次から次に浮かんでいます。ただ普段はそれに気づかないのですが、いざ瞑想してみると、雑念が浮かんできて瞑想どころではないと思ってしまうことがよくあります。だからといって自分は瞑想が苦手なんてあきらめたりしないでください。その雑念を追い払おうと努力することよりも、考えごとや思い出でいっぱいの頭を少し休めて落ち着くようにしてみましょう。瞑想のポイントは心を自然に穏やかにすることです。無理矢理意識を集中するのではなく、ただ静かに心を休めます。

誰にでも簡単に行うことができる瞑想は、呼吸瞑想法です。これは楽な姿勢で椅子か床に座り、目を閉じて、ただ息の出入りを観察するという呼吸法です。

キーワード（マントラ）は「オーム」、「シュリーム」、「シューム」、「フリーム」または「平和」、「ありがとう」などです。1つのキーワードを、意味を考えずに無邪気に心の中で繰り返す瞑想もおすすめです。キーワードの瞑想は考えごとから離れ、心を休める純粋な静寂を体験させてくれます。できれば20分くらいは続けてみましょう。瞑想を終える時はキーワードを止めて、目を閉じたまましばらく座っていましょう。そして両手を握りしめて伸びをした後、ゆっくりと目を開いて日常の活動に移っていきます。

ここではさらにヴァータ、ピッタ、カパの体質別に、簡単な瞑想をご紹介しましょう。

◎ヴァータ体質のための瞑想法◎

聴覚瞑想

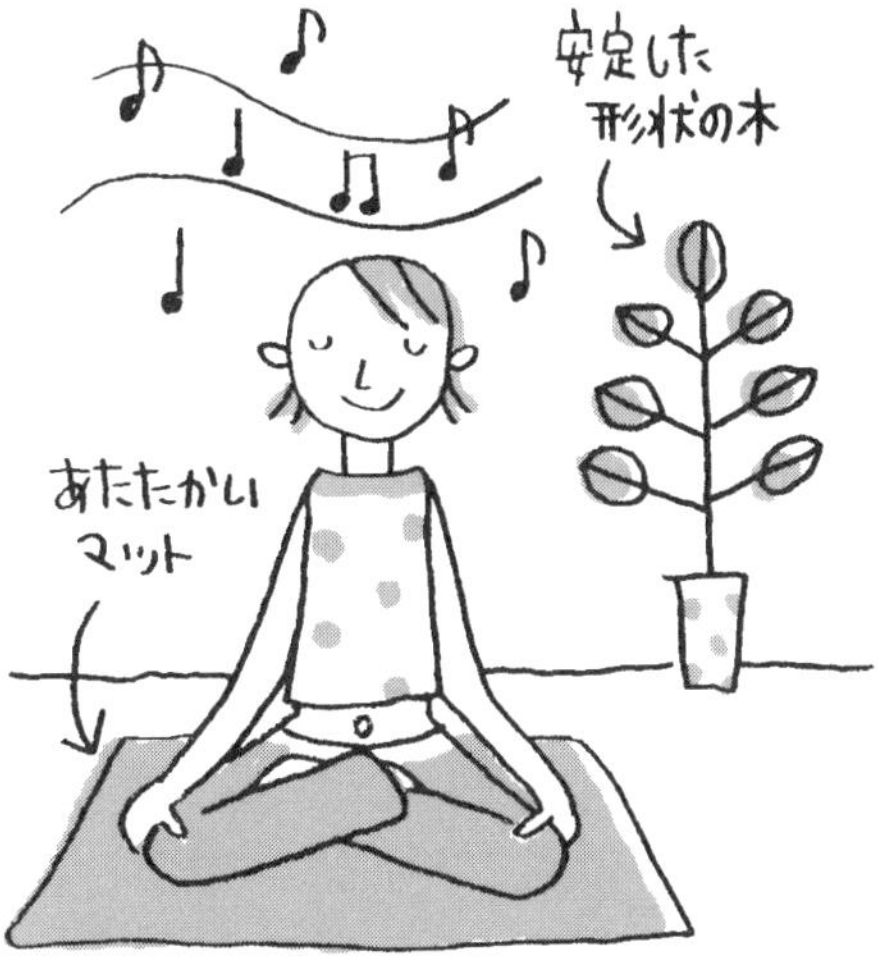

ヴァータは体も心も動く性質を持っています。ヴァータが増えている人ほどそのバランスを取りもどすには瞑想が有効です。ヴァータ体質特有の動きのある体と心には、それを休め鎮めるような瞑想がおすすめです。特に聴覚からリラックスを与えるようにすると効果的。

マントラ（マンとは心、トラは道具という意味）と呼ばれるパワーのあるキーワードを唱えて瞑想してみましょう。Hrim（フリーム）は浄化のマントラです。エネルギー、楽しさをもたらし、どのような浄化の過程も促す助けになります。姿勢を安定させてゆったりとして意味を考えずゆっくりとしたペースで心の中で唱えるようにしてみます。心にゆとりと安定が戻ってくることでしょう。

リラックスできる曲をバックミュージックに流して、ただ座るだけでも、心が休み純粋な静寂に触れることができるでしょう。

◎ピッタ体質のための瞑想法◎

視覚瞑想

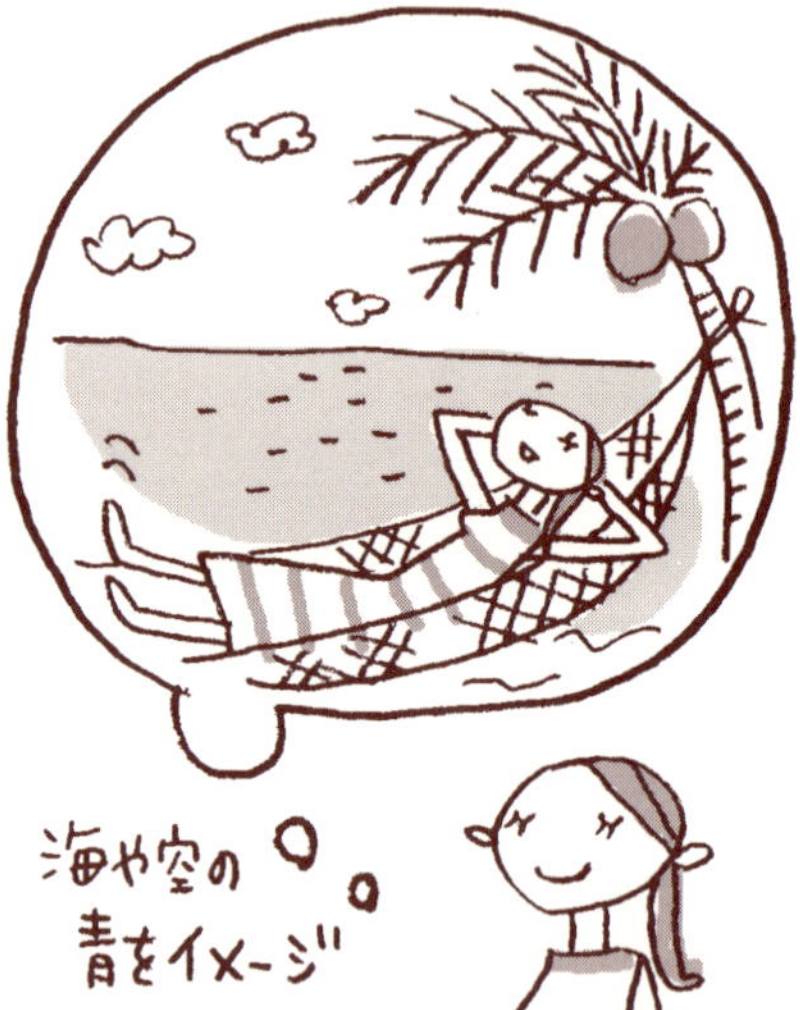

ピッタは体や心に熱や鋭さを持っています。そのため情熱的でシャープです。日頃からその熱や鋭さを増やすことを行うと、イライラしたり不平不満が出たり、批判的になることがあります。
暑さをバランスするためにはブルーの色でクールダウンすると効果的です。瞑想にもカラー瞑想を取り入れてみましょう。
青い空や青い海をイメージしてみましょう。そこにハンモックをつるしてゆったりしている姿を想像してみましょう。日常の喧噪から離れて美しく限りない深いブルーの海や空は心や体にゆとりと広がりを与えることでしょう。ピッタは美しい物を見たり想像することでバランスしやすくなります。

◎カパ体質のための瞑想法◎

嗅覚瞑想

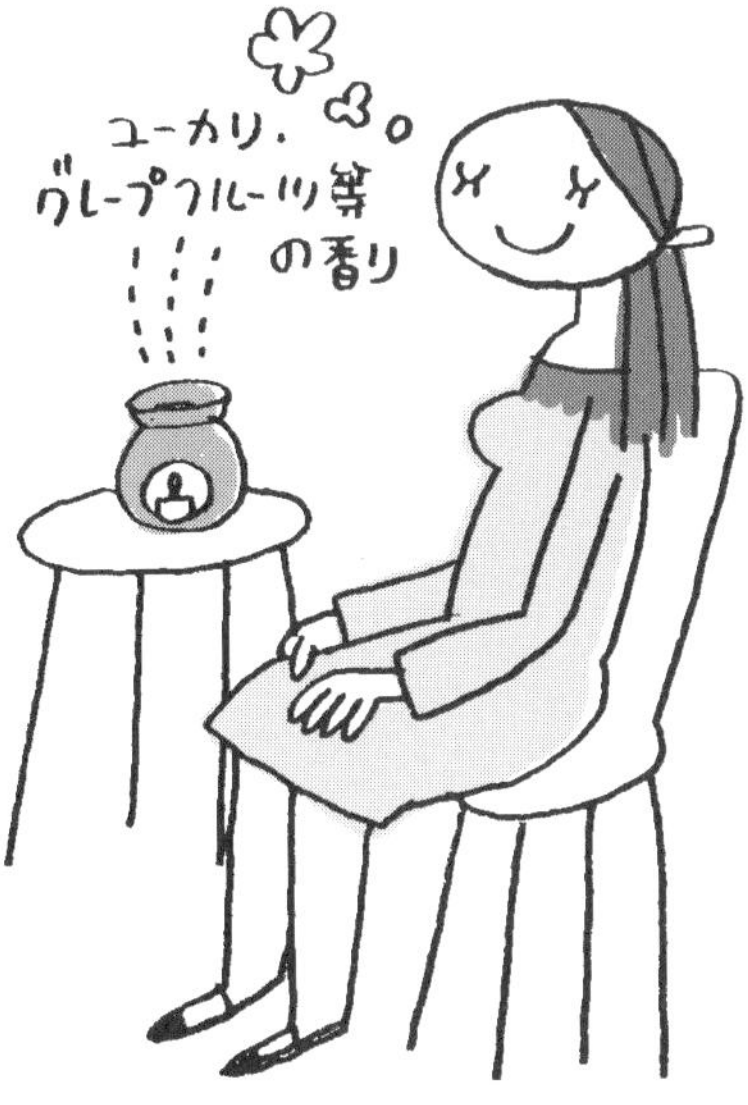

カパの質を持つ人が瞑想する時の、一番の敵は居眠りです。安定と重さの質のカパは瞑想すると眠くうとうとしてしまうことがよくあります。そんなカパにはスッキリ爽やかで温かく、スパイシーな香りや木やハーブの香り（ユーカリ、パイン、ローズマリー）などを室内に香らせて瞑想することがおすすめです。
瞑想は鼻腔から出入りする息づかいを意識して行います。息を吸うたびに爽やかなエネルギーが香りとともに体内に入ると心もシャッキリしていきます。そして息を吐くたびに、重さやだるさ、眠気が体や心から出ていくとイメージしてみます。
頭と心がクリアになっていく自分を感じ取ってみましょう。

必須テクニック⑤

マルマ療法

マルマとは、急所という意味です。古代インドでは、武術にマルマを使っていました。ですから、古代インドの兵法書『ダヌルヴェーダ』には、マルマについて記載されています。つまり元々は人を傷つけるための急所であったのです。その場所を傷害すると致死的になるマルマや、傷害が後遺症として残るマルマ、痛みでひるんでしまうマルマなどがあります。全身には１０７個（全身を1つとして数に数えると１０８個）のマルマがあります（１１１ページ参照）。

しかし、マルマは急所であると同時に、人の病気を癒すために使うことができます。これがマルマ療法といわれる方法です。マルマ療法はマルマに対して、マッサージや、オイルを塗る、オイルを垂らす、ストレッチなどの軽い刺激を行うことによって、全身的な変化とともに循環の変化やさらには精神的な変化を起こすというものです。手を当てるだけでも、そのような心理的変化が起こります。このようにマルマに適当な刺激を与えて、心身を癒す治療がマルマ療法なのです。

額と、心臓部、臍下《さいか》（へその下）部のマルマは、体の真ん中にあり傷害されると致死的な場所です。心臓部のフリダヤマルマは、球児がそこで球を受けて心臓震とうを起こし、毎年のように死者が出ています。この3大マルマ（マハマルマ）には、オイルを垂らす治療（シローダーラーなど）が行うことによって、非常に心地よい夢を見るような意識の体験を引き起こすことができることもわかってきました。

●主なマルマの位置とその名の意味

マルマ	位置	意味
アディパティ	頭頂	総統
アンサバカラ	肩甲骨	肩甲骨
アンサ	肩	肩
アーニ（腕）	上腕の下方	針の先
アーニ（脚）	上腿の下方	針の先
アパラーパ	腋の下	無防備
アーパンガ	目尻	目をそらす
アパスタンバ	上腹部	脇を守るもの
アヴァルタ	目の中央の上	災難（敏感さから）
バーヴィ	上腕内部	腕に関係するもの
ヴァスティ	下腹部	膀胱
アシュヴァガンダ	背中上部の広い領域	広いまたは大きい
グダ	肛門	肛門
グルバ	足首の関節	足首の関節
フリダヤ	心臓	心臓
インドラヴァスティ（腕）	前腕中心	インドラの矢
インドラヴァスティ（脚）	下腿中心	インドラの矢
ジャーヌ	膝関節	膝関節
カクシャダラー	肩関節の最上部	脇を支えるもの
カティカタルナン	股関節	臀部から上がるもの
クリカティカ	首関節	首関節
クシプラ（手）	親指と人差し指の間	即効性
クシプラ（足）	足の親指と人差し指の間	即効性
ククンダラ	左右の腸骨下部	腰をつくるもの
クルッチャ（手）	親指のつけ根	結び目または束
クルッチャ（足）	足の親指のつけ根	結び目または束
クルチャシラ（手）	親指関節の根元	クルッチャの頭
クルチャシラ（足）	足の親指関節の根元	クルッチャの頭
クルパラ	肘関節	肘関節
ローヒタークシャ（腕）	肩関節下前端	赤い継ぎ目のある
ローヒタークシャ（脚）	股関節下前端	赤い継ぎ目のある
マニバンダ	手首	腕輪
マニヤ	首上部の側面	名声
ナービ	へそ	へそ
ニーラ	喉の根元	暗青色
ニタンバ	臀部の上方	尻
パルシャヴァサンディ	腰上部	ウエストの脇
パナ	鼻孔の脇	ヘビの頭巾
シャンカ	こめかみ	ほら貝
シュリンガタカ	口蓋	4本の道が出合う場所
シーマンタ	頭蓋の溝	頂上
シラー・マートリカ	首のつけ根	血管の母
スタナムーラ	乳の根元	乳の根元
スタナローヒタ	乳の上部	乳の上部
スタパニ	眉間	支えるまたは固定する
タラフリダヤ（手）	掌の真ん中	表面の中心
タラフリダヤ（足）	足の裏の真ん中	表面の中心
ウトゥクシェーパ	耳の上	投げ上げられたもの
ウルヴィ	大腿上部の中程	広いもの
ヴィドゥラ	耳の後ろ下方	苦痛
ヴィタパ	会陰	熱いまたは痛いもの

マルマに働きかけるヨーガ

マルマは、全身の特定の筋肉や靭帯《じんたい》、骨、脈管、関節などに関連した構造です。マルマは4種類に分類されています。

❶筋肉のマルマ（マーンサ・マルマ）：筋膜、腱鞘《けんしょう》、筋肉などと関連したマルマ）。

❷脈管のマルマ（シラー・マルマ）：ヴァータを運ぶ脈管、ピッタを運ぶ脈管、カパを運ぶ脈管、血液を運ぶ脈管と関連したマルマ。

❸靭帯のマルマ（スナーユ・マルマ）：靭帯、腱、括約筋《かつやくきん》などと関連したマルマ。

❹骨のマルマ（アスティ・マルマ）：骨、軟骨、歯、爪に関連したマルマ。

❺関節のマルマ（サンディ・マルマ）：関節に関連したマルマ。

これらの構造は、まさにヨーガのポーズにおいて、伸ばしたりねじったりする場所です。ですから、ヨーガ、特にハタヨーガと呼ばれる体操ヨーガでは、まさにマルマを刺激していることになります。

本来マルマは、戦争において人を傷つけるために発見された急所に関する知識です。ですからマルマの概念は、現代社会においてもマルマの障害によって起こる死亡事故の防止に役立ちます。たとえば一番典型的なマルマの障害で起こる異常は、心臓震とうです。これは、胸骨の中央で両方の乳頭線を結んだ点（壇中という経穴周囲）を、野球のボールなどで強く打つと、心室細動（不整脈）がおきる現象で、即死の原因です。若い学生の死亡事故を防ぐためにも、このような急所のマルマを傷つけないような注意が必要です。

急所であるマルマを、オイルマッサージやオイルを垂らす、手当て、ヨーガのポーズなど、適当な方法で刺激することで、障害を起こすのではなく、むしろ病気を癒すというのが、マルマ療法の考え方です。ヨーガは、まさにマルマを刺激する方法であり、そのやり方次第では、障害を引き起こす可能性もあります。２００５年に入り、世界的なヨーガのブームです。その中で、さまざまなヨーガの方法が考え出され、数日間の講習でヨーガインストラクターが粗製乱造されているのが現状です。これではヨーガによって心身が障害される人達が出てこないとも限りません。

そのようなヨーガのポーズの、急所であるマルマとの深い関連性を理解しながら、ヨーガを教えることが、これからのヨーガインストラクターには必要でしょう。また、障害を防ぐという以上に、マルマは意識と肉体の結合点として、深い意識の体験をしやすいポイントでもあります。それを認識しながらヨーガをすることは、まさにヨーガの効果を高めることにもなるのです。ヨーガのポーズを指導される方々には、ぜひマルマについて学んでほしいものです。

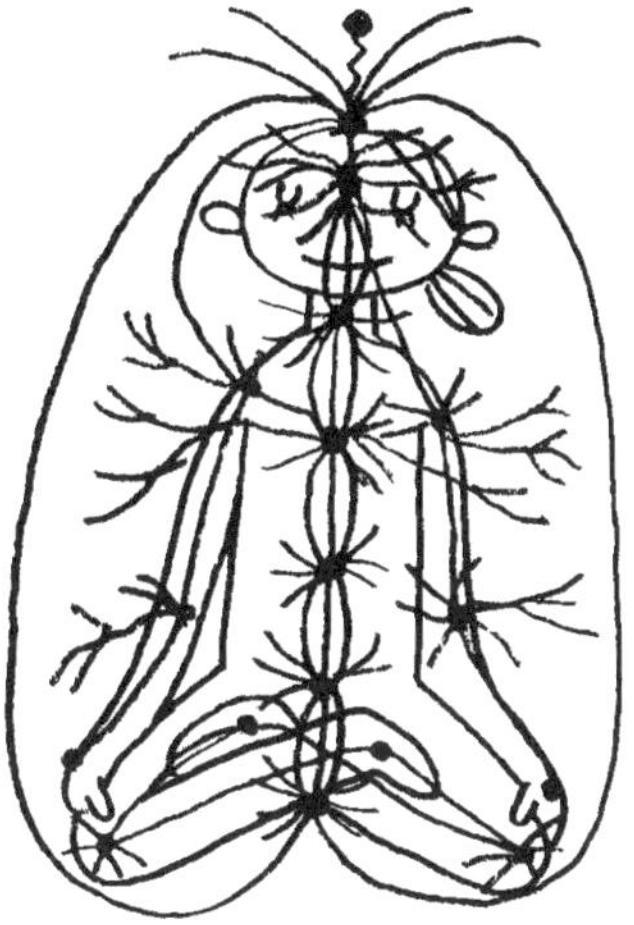

人体の脊柱基底部には7つのチャクラがあり、チャクラからはナーディと呼ばれる脈管が始まります。ナーディは体中を流れて、特定のマルマとつながっています。

●マルマと7つのチャクラ

チャクラ	色	ナーディと体組織	関連する内分泌	働き	マルマ
ムーラーダーラ	赤	会陰部の少し上	生殖腺	生存	グダ(肛門)
スワディシュターナ	橙	下腹部	副腎	元気	ヴァスティ
マニプーラ	黄	腹部(太陽神軽叢)へそ	脾臓	寛容	ナービ(へそ)
アナハータ	緑	胸部、心臓	胸腺	慈愛	フリダヤ(心臓)
ヴィッシュッダ	青緑	首、喉	甲状腺	表現力	ニーラー、マニヤー
アージュニャー	青	眉間の奥	脳下垂体	直感	スタパニ
サハスラーラ	紫	頭頂	松果体	統合	アディパティ

7つの主要なチャクラ（P20、113参照）はプラーナ（気）をコントロールしているばかりでなく、内臓や神経、内分泌腺、意識とも深い関係を持っています。マルマとは、肉体的構造ですが、マッサージやヨーガのポーズなど、適当な方法でマルマを刺激することで、エネルギーセンターであるチャクラの働きを活性化できるといわれています。活性化するチャクラの体表面にほぼ対応した位置にマルマがあります。

マルマに働きかけるヨーガのポーズ

エネルギーが集まっている箇所がマルマです。全身にはり巡らされたナーディ（気の流れるルート）のターミナルポイントです。ヨーガのポーズでマルマを刺激することによって、関節や筋肉を柔軟にし、血液やプラーナ（気）の循環を促進させます。

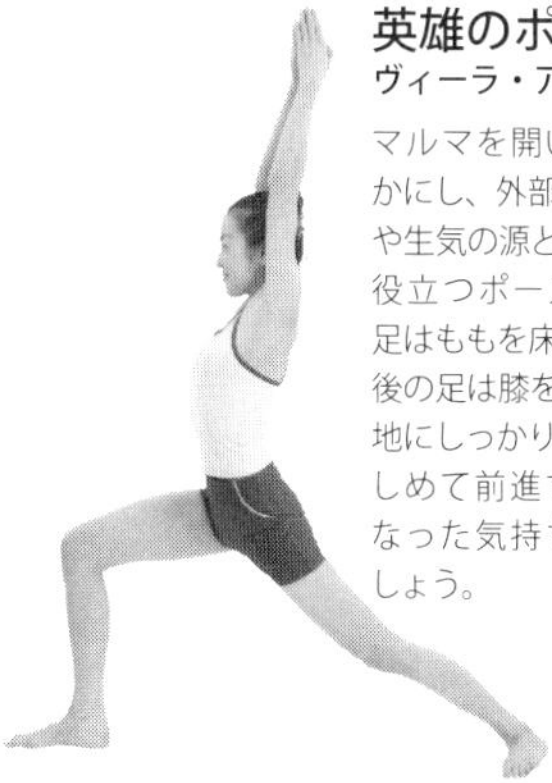

英雄のポーズ

ヴィーラ・アーサナ

マルマを開いて伸びやかにし、外部のプラーナや生気の源とつなぐのに役立つポーズです。前足はももを床に平行にし、後の足は膝を伸ばし、大地にしっかりと足を踏みしめて前進する英雄になった気持ちで行いましょう。

蓮華座

パドマ・アーサナ

安定と静止を象徴する瞑想のポーズ。水面に浮かぶ蓮の花のようにもの上で両足裏が上を向いて花開いているように組みます。プラーナと心のエネルギーを内在化させるためにマルマを閉じて守るのに役立つポーズです。

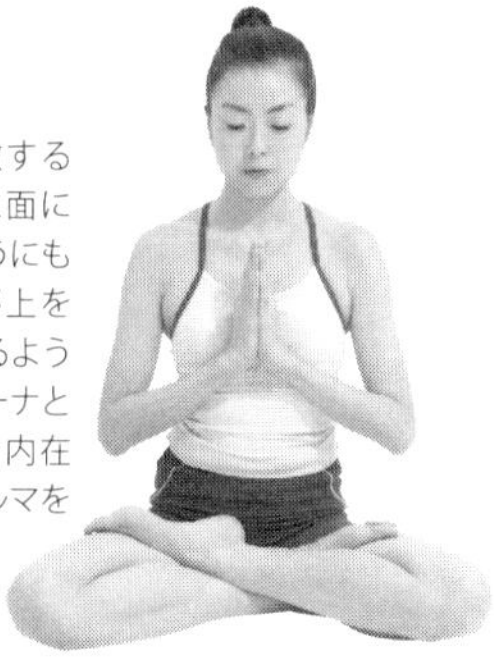

T字バランスのポーズ

ヴィーラ・パドラ・アーサナ

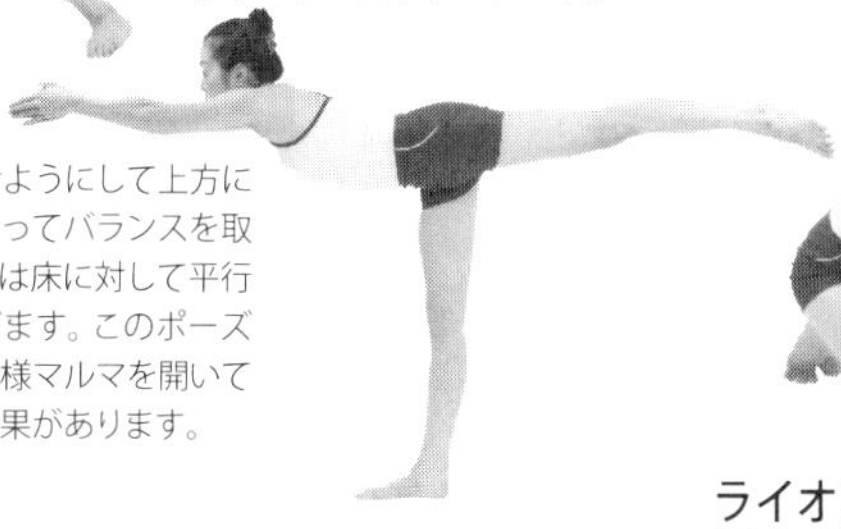

両腕で両耳を挟むようにして上方に伸ばし、片足で立ってバランスを取り、もう一方の足は床に対して平行になるように上げます。このポーズも英雄のポーズ同様マルマを開いて伸びやかにする効果があります。

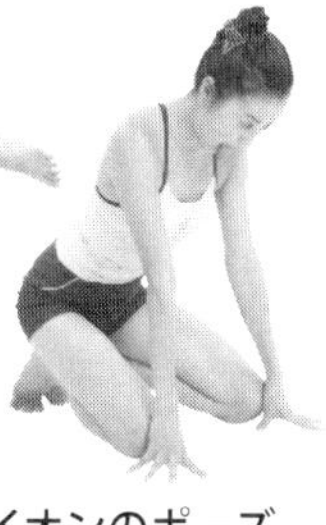

屍《しかばね》のポーズ

シャヴァーサナ

一見やさしそうに見えるこのポーズですが、全身の筋肉を本当に弛緩させるのは大変難しいことです。両手足を開いてまずは頭から、徐々に足先に至るまでリラックスを心がけましょう。眉間に位置するスタパニーマルマへ影響を与え、癒しホルモン、メラトニンの分泌を促します。

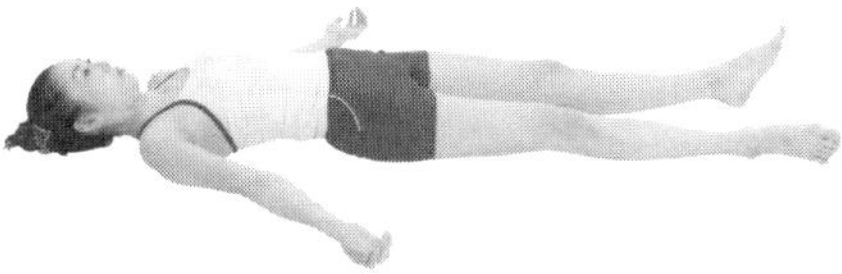

ライオンのポーズ

シンハ・アーサナ

美顔効果があり、目、耳、鼻、舌を活性化するポーズ。シュリンガータカマルマ（脳神経）脳基底部で、アジュニャーチャクラに関係するマルマを刺激するポーズです。息を吐きながら思いきり舌を出し、ハーと伸ばしてみましょう。

マルマに働きかけるマッサージ

マルマは強い刺激を与えてはいけない場所ですので、アーユルヴェーダでは、マルマをマッサージする時には、主にオイルを使って行います。手でマッサージするだけでなく、時には足でマッサージする方法もあります。また、マルマは、中国医学のツボ（経穴）のようにピンポイントの存在ではなく、指幅で測れるくらいの一定の大きさを持つ範囲です。指幅の2分の1の直径から4指幅の長さの直径の範囲のものがあります。ですから、鍼灸のように鍼や灸で狭い範囲を刺激するのではなく、幅広くオイルを塗布したり、幅広く圧迫してマルマに働きかけるマッサージ法を行うのです。またマッサージの方向では、左周りのマッサージが解放を、右周りがエネルギーを注入するといわれています。

マルマは、体と意識の架け橋ともいわれ、マルマを効果的に刺激することによって夢見るような心地よさが体験できます。そこでマルマに塗布するオイルも、薬草や植物のエッセンスを入れたものを使ったりします。このように非常にセンシュアルな方法が、マルマのトリートメントなのです。

オイルをマルマに塗布する場合は、体質や体調に応じたキャリアオイルと、そこに薬用オイルや精油を溶かし込んだオイルを使うのがアーユルヴェーダの原則です。さらに体質によって、異なるマルマにオイルを塗布することも行います。ヴァータ、ピッタ、カパを鎮静化するマルマは、それぞれ下腹部と臀部、腹部、胸・肩・頭部などに多く存在しています。

● 体質＆体調別のキャリアオイルとアロマ

アーユルヴェーダでは、キャリアオイル自体にも、ドーシャに影響する作用があると考えています。アロマの各ドーシャへの影響も考慮することで、体質あるいは体調別のキャリアオイルとアロマの用い方ができます。

〈ヴァータ体質の人、またはヴァータが増大している時〉（不安、緊張、痛み、不眠に）

ヴァータを鎮静化する重いキャリアオイル、たとえばゴマ油、ヒマシ油などを使います。アロマとしては、ジンジャーやシナモンのような温かいアロマオイル、またはラベンダーやローズのような鎮静作用のあるアロマオイルを単独で使うのもよいですが、一般にヴァータを鎮静化するには、通常ラベンダー（ミドルノート：8滴／50～100ml）にローズ（ベースノート：1滴）やレモン（トップノート：2滴）などをブレンドして、ゴマ油に加え、十分に温めて、たっぷりと塗ります。

〈ピッタ体質の人、またはピッタが増大している時〉（不安、イライラ、炎症、皮疹に）

冷却作用のあるココナッツ油、オリーブ油、ヒマワリ油、ギーなどのキャリアオイルに、ローズやサンダルウッドなどのクーリング作用を持つアロマを加えて用います。単一のアロマよりも、スペアミント（ミドルノート：8滴／50～100ml）にローズ（ベースノート：1滴）やベルガモット（トップノート：2滴）などのアロマオイルをブレンドして、オリーブ油に加えて、アビヤンガなどに用います。

皮膚に発疹がある場合は、ターメリックを加えたギーやココナッツオイルに、アロマを加える方法も試してみましょう。

〈カパ体質の人、またはカパが増大している時〉（だるさ、冷え、鼻炎、咳・痰に）

オイルなしで、絹の手袋やハーブの粉などでスクラブするか、アーモンド油などのカパを鎮静化するキャリアオイルに、ローズマリー（ミドルノート：8滴／50～100ml）にシナモン（ベースノート：1滴）やオレンジ（トップノート：2滴）などをブレンドして用い、強めのアビヤンガを行います。カパの人は、香りにうるさいことが多いのですが、そのような場合、以上の3つのアロマオイルのブレンドに加えて、さらに今一度トップノートのレモンやバジルなどを2滴追加してブレンドすれば、より深みのあるアロマができあがります。

〈オイルによる皮膚のトラブルを防ぐ方法〉

3日間ほど毎日、めだたない場所たとえば上腕内側などに、少量のオイルを塗布して反応をみます。反復しても皮疹がでなければ使用します。これは、オイルを変更する時などに行うとよいでしょう。

セルフマッサージでマルマを刺激し身心のバランスを図りましょう

ゴマ油によるアビヤンガ（オイルマッサージ）は消化力を高め、知性や発毛を促し、皮膚や子宮を浄化することで老化の防止になるといわれています。疲労、耳や口の疾患、頭痛、女性生殖器疾患、骨折、脱臼、火傷、外傷などのヴァータのバランスを図ることに効果的です。全身行う場合でも5～15分程度が適当でしょう。ポイントは頭、耳、足の裏の3ヶ所です。

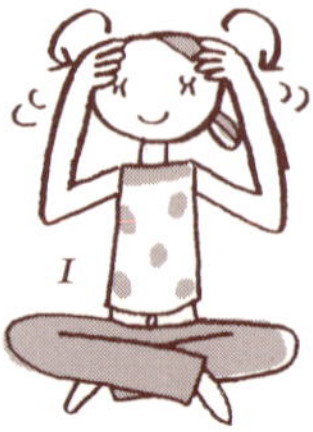

① 頭

頭のマッサージは「シロアビヤンガ」と呼ばれ、眼精疲労、頭痛、不眠などに効果的です。温めたオイルを頭皮全体に10本の指の腹で軽く押し込みくるくる回しながら頭皮全体をマッサージします。頭頂のアディパティマルマを刺激します。

②～④ 顔

額のスタパニーマルマ（眉間に位置）を刺激すると松果体から、癒しのホルモンといわれるメラトニンが分泌されるのを助けます。顔全体を手の平で優しく広げるように、耳ももみ込むようにマッサージします。

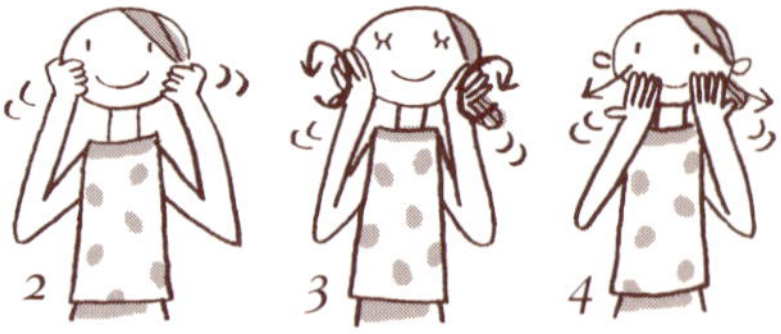

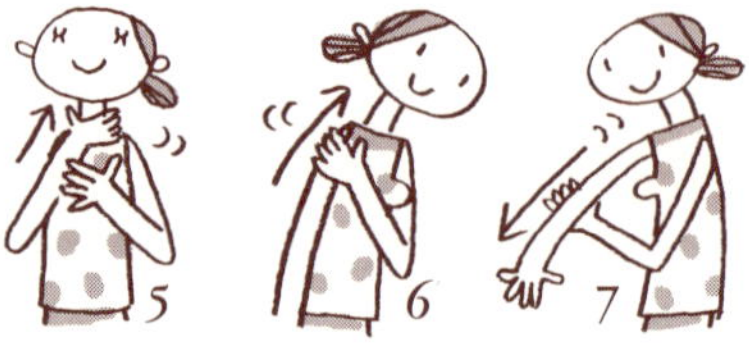

⑤～⑦ 首、肩、腕

首のニーラーマルマは刺激するとアムリタ（甘露）と呼ばれる若返りのホルモン、パロチンがわいてくるとされています。首は両手で挟んで下から上に向かって肩は腕に向けて気持ちよく流すようにマッサージを。凝りのあるところは少しほぐすようにしてみましょう。

⑧～⑪ 手

手の平の中央にはタラフリダヤというマルマがあります。全身の循環にとって重要なマルマです。心臓や呼吸器をバランスするように丸く円を描くようにマッサージをしてみましょう。

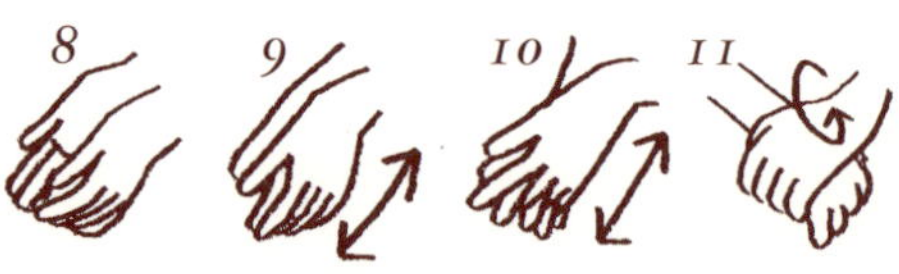

⑫ 肩・腕

肩の関節、肘の関節はやさしく円を描くようにマッサージをすることでリンパ液がつまりやすいところをスムーズに流すことができるでしょう。気持ちよくやさしくリズミカルに。腕のつけ根のローヒタークシャマルマへの刺激はリンパの流れをよくします。

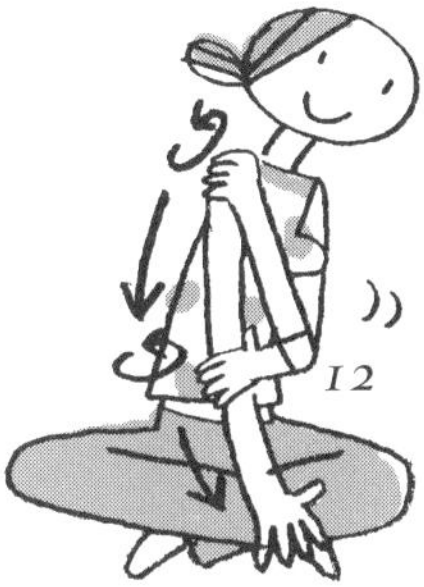

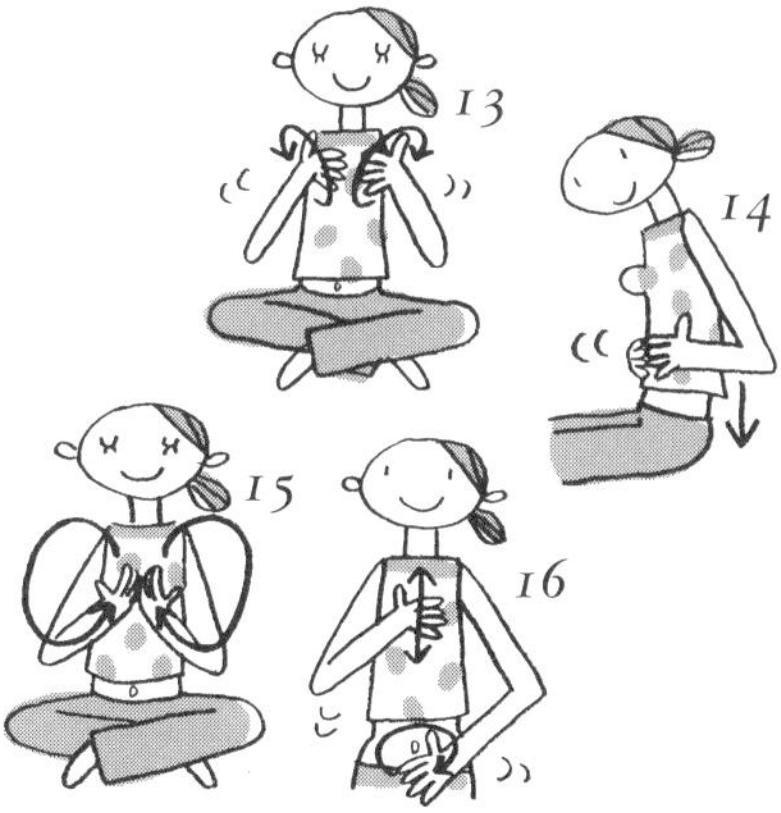

⑬〜⑯ 胸・お腹

胸の中央はフリダヤマルマ、おへそはナービマルマ、おへその下はバスティマルマなど体の中央の重要なポイントです。手の平全体を使って大きくサークルを描くように流すような感じのマッサージで行いましょう。

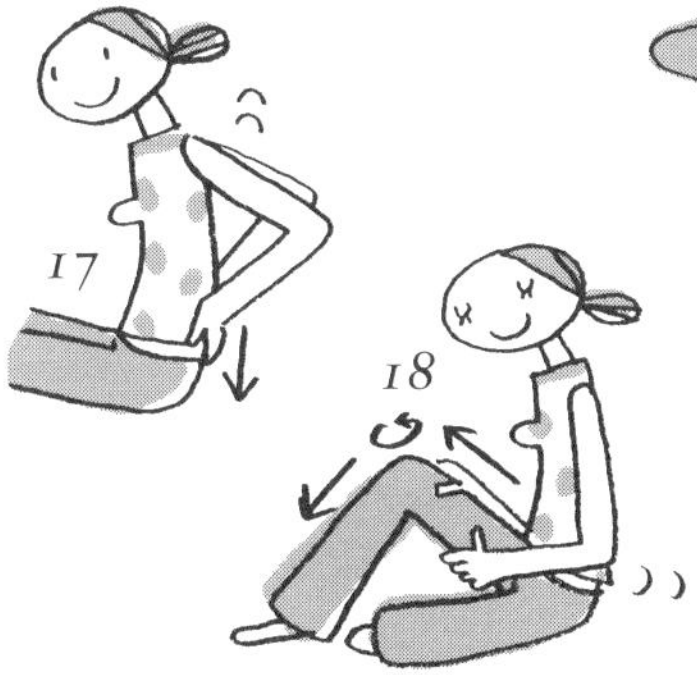

⑰〜⑱ ウエスト・もも

足のつけ根のロヒタークシャマルマは、そけいリンパの流れをスムーズにし、むくみの解消に効果的です。腰やウエストにもニタンバマルマのように多くのマルマがありますので、疲れをとるように十分にマッサージをします。

⑲〜㉓ 足首・足の裏

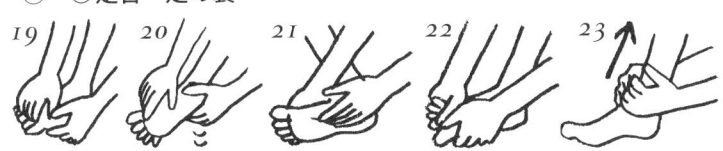

裏の中心のタラフリダヤや、くるぶしのグルパマルマへの刺激がプラーナ（気）の流れをよくする助けになります。気持ちよく指の間も忘れずに足全体ををくまなく少し強い圧で刺激をしてみましょう。

頭のマルママッサージ

頭部は、まさに急所。すなわちマルマが多い場所です。そこを的確に刺激すれば、脳機能や目の機能によい影響を与えられるはずです。その結果、心理的にもよい効果が得られると推測されます。実際、アーユルヴェーダではヘッドマッサージがしばしば行われます。インドの散髪屋では、どこでもヘッドマッサージをしてくれます。ストレスが過剰になってくると、側頭筋や顎《あご》の咬み合わせの筋肉、さらには後頸部の筋肉が緊張することは現代医学的に知られています。これらの筋肉をマッサージすることで、高いリラックス効果が得られることはうなづけます。

イギリスの病院では、ホスピスケアの方法としてヘッドマッサージがよく利用されています。ストレスをかかえた日本のサラリーマンを対象にヘッドマッサージを行えば、非常に効果があるのではないかと思います。さらに香り（アロマ）を使うとリラックス効果は倍増するでしょう。このように、頭部のマルママッサージは、簡単、安価で確実な方法なのです。

１２１ページの表に示したように、頭のマルマへの的確な刺激が、脳機能を高めたり、視力をよくすることは、実際に体験されるとわかるでしょう。特にストレスが強くてヴァータが増大している場合には、足裏マッサージよりも最初に、頭のマルママッサージを行う方が効果的です。

ヘッドマッサージのアロマオイルは、最初は自分の好きな香りをブレンドして使うようにしましょう。

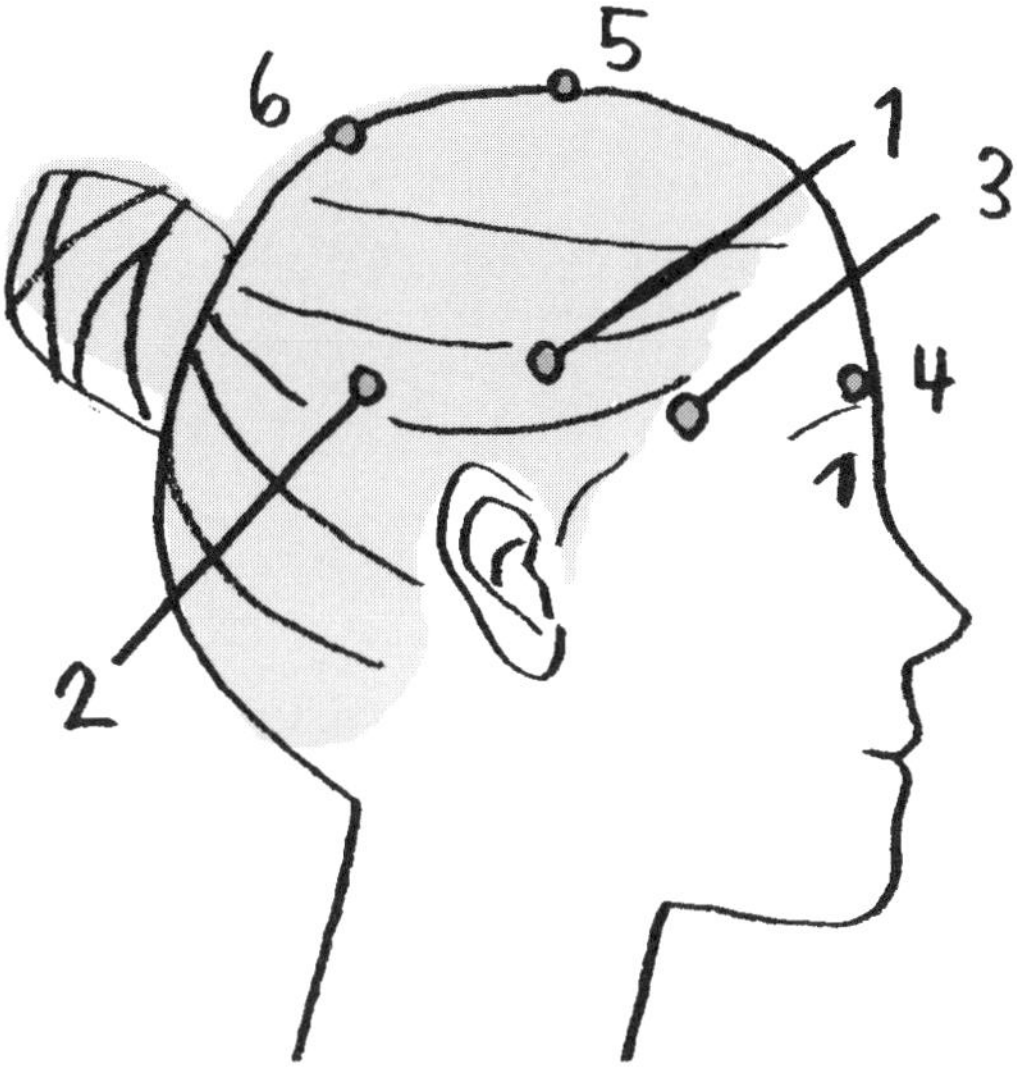

● 頭のマルマの概略図とその働き

マルマ名	場所	関係臓器、働き
1　シャンカ	耳の前上部	聞こえをよくする。
2　ウトゥクシェーパ	耳の上後部	知性や脳機能を促進。
3　アーパンガ	こめかみ	視力を改善する。
4　スタパニ	眉間の中央	同部にある第6チャクラのバランスを整える。
5　アディパティ	頭頂部	松果体の働きを整え自己現実を促す。第7チャクラのバランスを整える。
6　ナーディ	後頭部中央	下垂体後葉の働きを整える。

足圧マッサージ、簡単ウリチル

インドの考えは中国よりも合理的だと、いつも感じさせられます。たとえば中国の気功や太極拳は、ほとんどが立位でしかしませんし、自然界の動くものしか真似をしません。インドのヨーガでは、横になることもあれば、逆立ちもし、自然界の生物の真似（椰子の木のポーズなど）もします。しかも、インドでは、マッサージも、手だけでなく足を巧みに使う方法が盛んになされているのです。確かに中国の推《すい》拿《な》というマッサージ法も足でマッサージしますが、足だけですべて行うということはないと思います。

南インドの武術カラリパヤットでは、日常的に足だけで全身のオイルマッサージをすべて行っています。これは、インドの兵法ダヌルヴェーダでは紀元前の時代から行われていたと推定され「ウリチル」と呼ばれているものです。武術家が武術家に施術するもので、特に全身のマルマを意識しながら行われます。体中にオイルを塗布しツルツル滑る状況で行いますので、施術する本人にとっても、柔軟性とバランスのトレーニングになります。施術者は、ひもに捕まって体を支えながら行います。

このようなウリチルの歴史を持つインドでは、時を経て仏教徒の間で、オイルを使わない足圧マッサージが行われるようになりました。このウリチルが簡易化された足圧マッサージは、その後、日本に伝えられ、とりわけ僧侶の間で「足心道《そくしんどう》」「楽腱法《らくけんほう》」という名称で伝えられてきました。日本では、日本アーユルヴェーダ学会事務長である奈良東光寺の山内宥厳《ゆうげん》先生の楽腱法が有名です。これらの足圧マッサージは、安全かつ効果もあることから、最近いろいろな名称をつけられて行われるようになってきました。

私達も山内先生の楽腱法に習いながら、インドの足圧マッサージの紹介と普及を行っています。指を使って硬い筋肉をほぐすには大変な労力が必要になりますが、足なら、単にジワーと踏むだけで、施術者の疲労が極めて少なく、高いほぐし効果が得られます。家庭内で施術し合えば、非常によいタッチ・コミュニケーションになります。ぜひこのインドの伝統マッサージをセルフケアで取り入れていただきたいと思います。

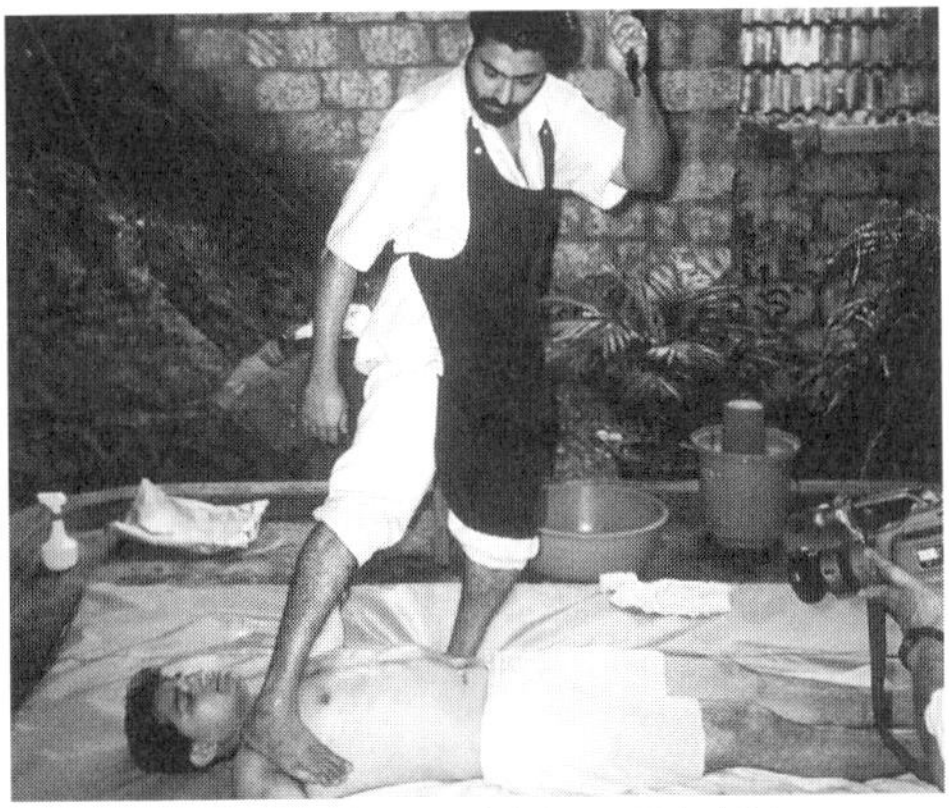
南インドの武術カラリパヤットで行われているウリチル

足圧マッサージの方法は簡単ですが、必ず本人に聞きながら行います。手、足、上肢帯、下肢帯の部分を、体の裏と表について、ゆっくりと、施術者の体重移動をしながら踏むのです。とりわけ大内転筋部や、臀部、肩甲骨部、大胸筋部などは、大きな筋肉であるため、指では有効な指圧を加えられませんが、足圧でなら、幅広く十分な圧力をかけることができます。その結果、筋肉からの静脈還流やリンパ流が促され、心拍出量の増加、循環促進効果が得られます。それが、疲労感や痛みの解消にもつながります。

インドの伝統マッサージ 簡単ウリチルレッスン

1人でやる簡単ウリチル

足裏からふくらはぎ

片方の足底、特にかかとを使って、他方の足裏の土踏まずを順番に圧迫していきます。下腿部のふくらはぎは、圧迫し過ぎると痛むことがありますので、踏む足のかかとは十分につけて、足の先の方でジワーと圧迫します。

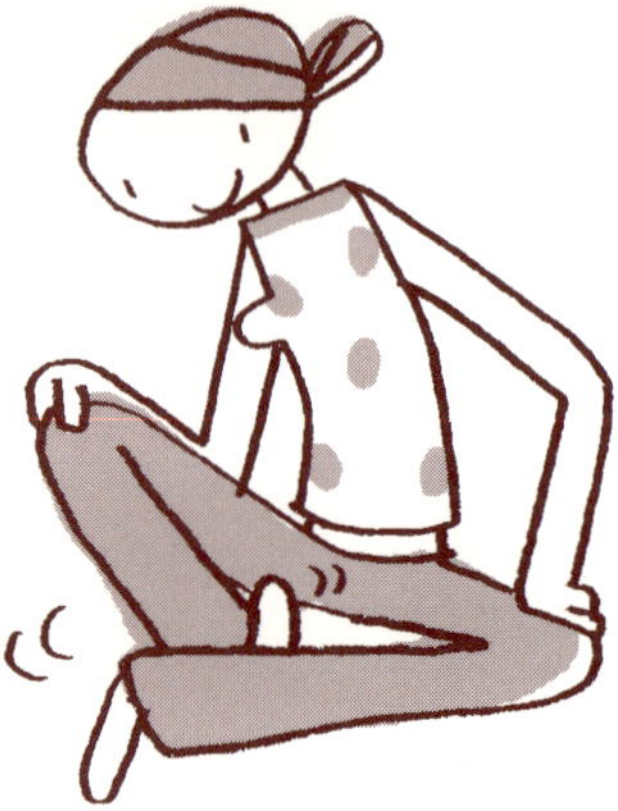

肩から背中

腹臥位で肩甲骨の上をゆっくりと踏みます。強く踏むとろっ骨に負担がかかることがありますので、注意してください。また、僧帽筋（首から肩、背骨を通る筋肉）の筋腹を頭側から足刀で切るように踏んだり、両肩甲骨の間の菱形筋部を、足の親指で指圧してみます。

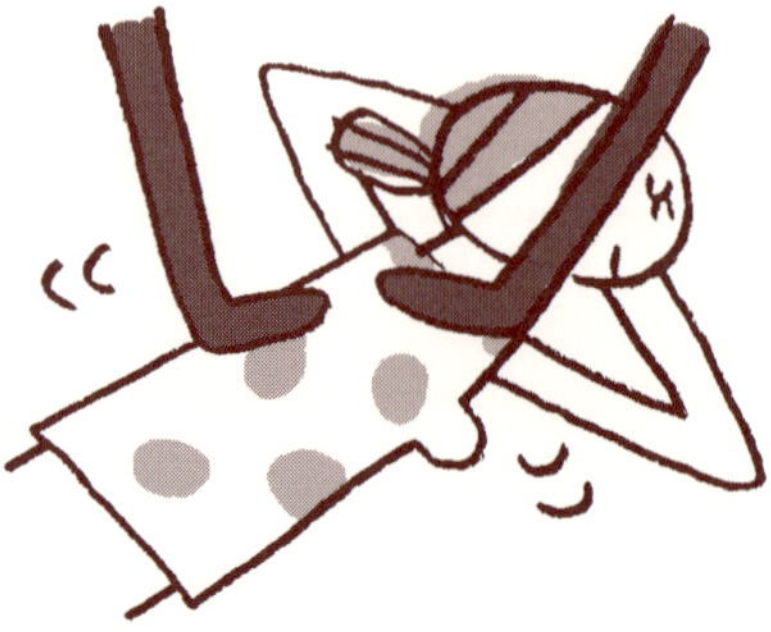

2人でやる簡単ウリチル

股関節から大腿上部

股関節の上で、恥骨のつけ根のところを、ゆっくりと踏みます。体の縦軸に平行に足を置きます。それから大腿部に下りますが、大腿部の下半分以下は、痛みが出ることがありますので、踏まない方がよいでしょう。

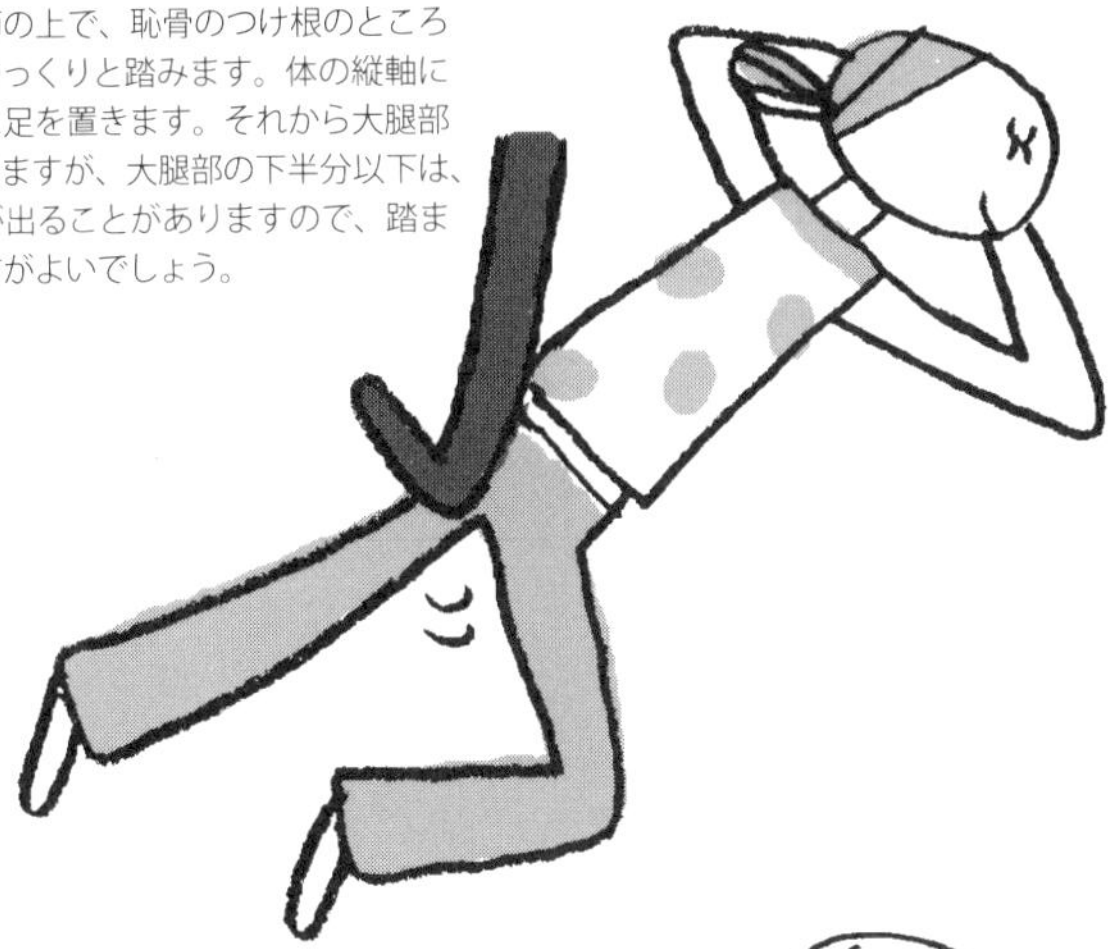

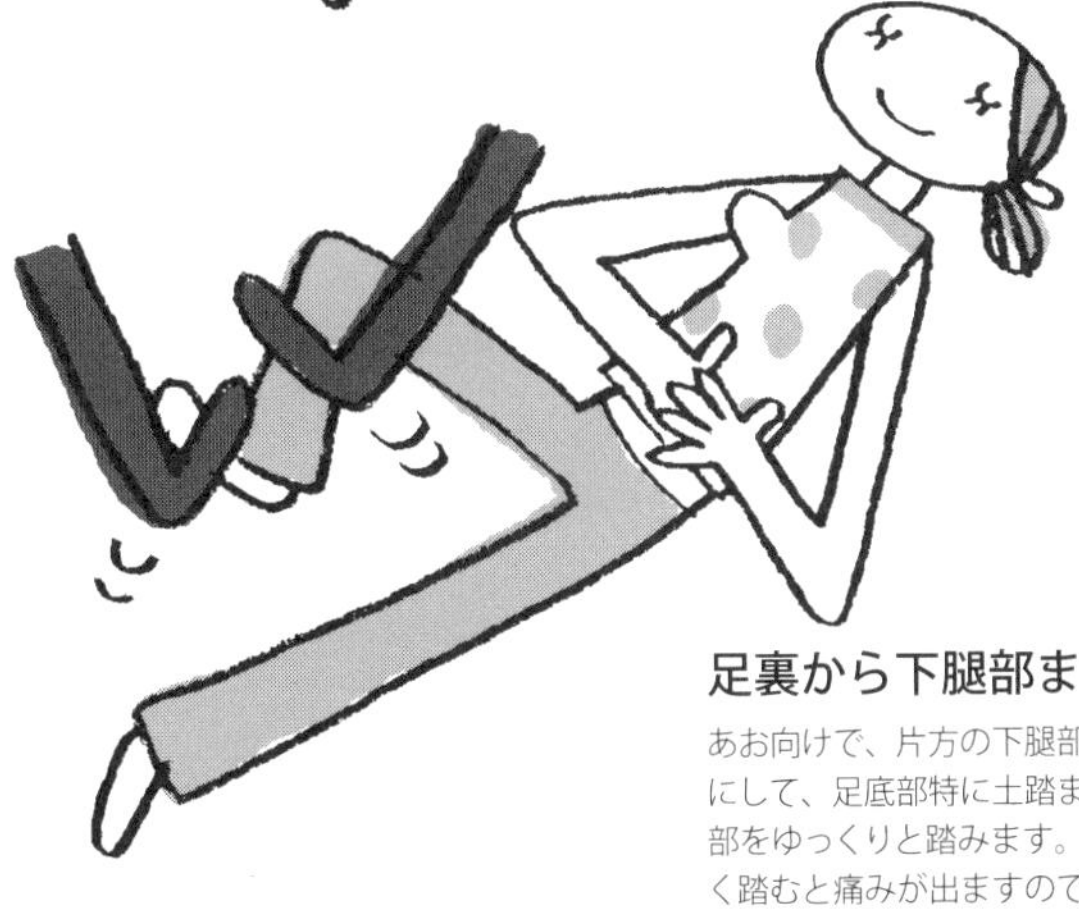

足裏から下腿部まで

あお向けで、片方の下腿部を開き気味にして、足底部特に土踏まずや、下腿部をゆっくりと踏みます。下腿部は強く踏むと痛みが出ますので、踏む足のかかとをつけてやさしく踏みましょう。

column インドの知恵 3

子供を丈夫に賢く育てるには？

インドには「3歳までは神様のように、3歳から16歳までは召使いのように、16歳以降は、友達のように、育てなさい」ということわざがあります。哲学の好きなインド人の残した至言ではないかと思います。

実際インドでは古くから、母親と祖母が、赤ちゃんを神様のように大切にする証に、オイルマッサージをする習慣があります。欧米で普及しているベビーマッサージの起源はインドにあるといわれています。最近アメリカのマイアミ医科大学でベビーマッサージの科学的な検証が行われました。オイルマッサージを未熟児に行うと「体重の増加が何もしない赤ちゃんよりも1.5倍速い」「子供の情緒が安定化する」「ストレスの程度が、オイルなしのマッサージよりも少ない」などの研究結果が報告されています。ベビーマッサージは、赤ちゃんと施す親や祖父母、両者の心身の健康を増進させ、社会を明るくする一石四鳥の効果が期待できます。

また母乳が大切だということも、アーユルヴェーダでは当然のこととして受け入れられています。

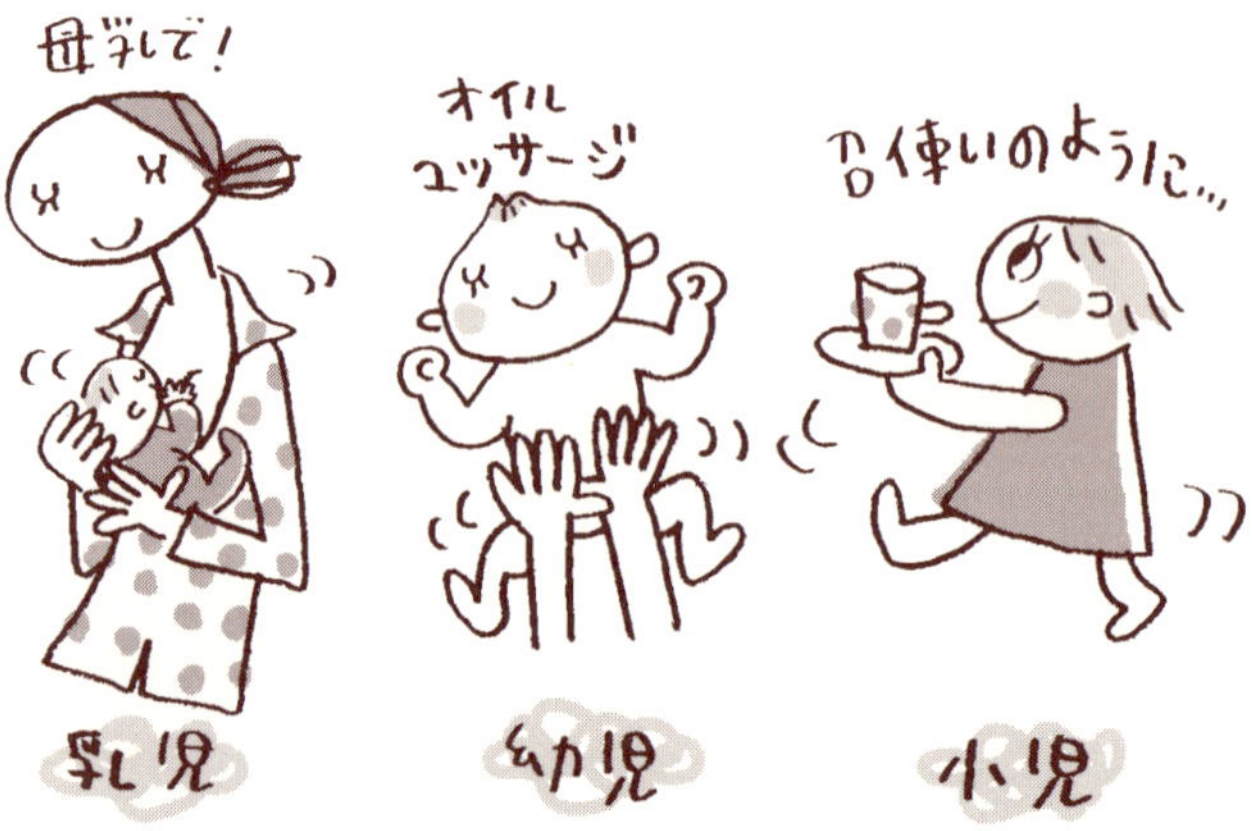

Chapter 4

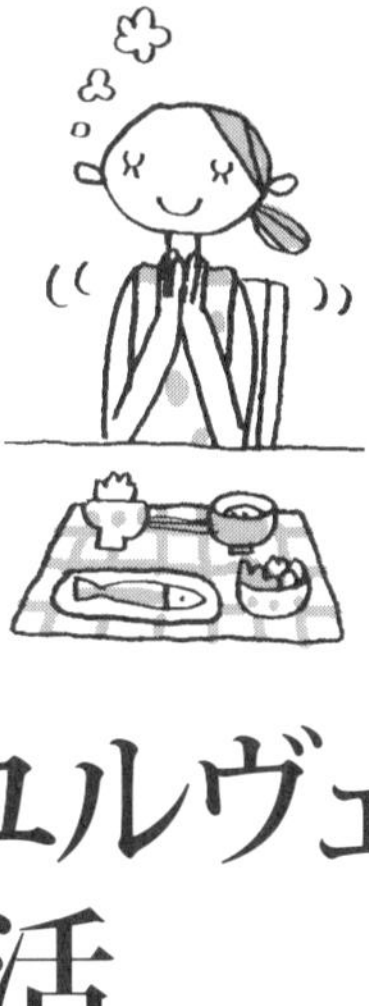

アーユルヴェーダの食生活

アーユルヴェーダの「医食同源」

アーユルヴェーダの食事療法というと、何か辛いカレーを食べたり、菜食主義になることのように誤解されています。あるいは、スパイスなど珍しい食材を使った料理をすることのように思われています。しかし、アーユルヴェーダの教えは、普段何気なく食べている食物でも薬になるといっています。インドの名医チャラカは、医学校の卒業試験で、「町に行って、まったく薬にならないものを取ってきなさい」という問題を出されました。チャラカは、町から帰ってきた時、何も持っていませんでした。

インドのことわざでは「薬にならない草根はない、マントラにならない言葉はない、役に立たない人間はいない」といわれています。どんな物でも、役に立つ薬になり得るというのです。ただし、用い方の道理を知らなければ、そうはいきません。アーユルヴェーダが教えているのは、その道の理なのです。

アーユルヴェーダでは、食物は、薬として、体だけでなく心、さらには魂にも影響すると教えています。インド哲学のウパニシャドでは「人は食べたものになる」ともいっていますが、食物がどのように体に影響するのかを、ドーシャ理論に従って論理的に解き明かしているのがアーユルヴェーダなのです。

食物は、まず口内で、味（ラサ）を発生させて、ドーシャに作用します。それは6つの味とドーシャとの関係として法則化されています。次に食物は、胃腸において、性質（薬力源、ヴィールヤ）を持ちます。これは、熱性あるいは温性と、冷性です。温性のものは、体全体を温めますが、冷性の食物は、体を冷やします。さらに食物は胃腸で消化された後に、消化後の味（ヴィパーカ）を持ちます。このようにして、食物は体内のドーシャのバランスを変えていきます。自分の体質や体調に合った食物の味や性質は、体調を良くしますが、反対に、合わない食物は、体調を悪化させることもあります。

食物は、体内に入ると、胃の消化力（ジャータラ・アグニ）により消化されて、肝臓にいき、そこで、ブータ・アグニによって消化され、ラサ（血漿・乳微）になります。ラサは、ダートゥという体内の7つの組織要素の始発です。ラサは、ラサの中にあるラサ・アグニによりラクタ（血液）に変換されます。ラクタはラクタ・アグニによりマーンサ（筋肉）へ、さらにマーンサ・アグニによりメーダ（脂肪）、さらにメーダ・アグニによりアスティ（骨組織）へ、アスティ・アグニによりマッジャー（神経、骨髄）へ、マッジャー・アグニによりシュクラ（生殖器官）とオージャスになります。こうして食物は体内のすべての組織要素となり、さらにはオージャス（活力素）にもなるのです（41ページ図）。

しかし、オージャスを生む食物も、ひとたび消化が十分に進まなくなると、アーマ（未消化物）になります。このように食物は、毒にも薬にもなる。それがアーユルヴェーダの医食同源です。

私達が普段何気なく行っている食行動は、実は、自然とアーユルヴェーダの法則に合っていることがあります。たとえば、疲れると甘い物が欲しくなります。運動や仕事で疲れている状態とは、動きの質の増加、つまりヴァータが増大している状態なのです。その時に甘いものを食べると元気が出てきます。これは、甘い物がヴァータをバランスさせてくれるからなのです。

食物の6味と6性質を知る

食物がドーシャに作用する働きを簡単に説明してみましょう。まず食物が口の中に入りますと、味（ラサ）がします。アーユルヴェーダでは6つの味（甘味、酸味、塩味、辛味、苦味、渋味）があるといいます。その味自体が、ドーシャのバランスに影響するのです。甘味、酸味、塩味がヴァータを減らしカパを増やします。辛味、苦味、渋味はヴァータを増やし、カパを減らします。ピッタを減らす味は、甘味と苦味、渋味です。他はピッタを増やします（131ページ表参照）。

アーユルヴェーダでは、「同じ性質のものが、同じ性質のものを増やし、反対の性質のものが、反対の性質のものを減らす」という法則で、ドーシャのバランスが影響されるとしています。食物がドーシャに影響するのも、この法則で支配されています。食物の性質がドーシャに及ぼす影響は左下の表の通りです。つまり重い性質の食物は、同じ性質を持つカパを増やし、軽い性質の食物は、ヴァータとピッタを増やし、軽性、油性、乾性、熱性、冷性の食物もそれぞれ表のようなドーシャへの作用を発揮します。

以上のような6味と6性質の法則に従わない例外もあります。これをプラバーヴァ（特異作用）と呼んでいます。その代表がはちみつです。はちみつは甘いのですが、カパを増やさず、逆にカパを減らして肥満を治療できるといわれています。ただし、その場合、はちみつを加熱すると酵素の働きを弱め、逆にアーマをためてしまうといわれています。

● 食物が人体に与える作用

ドーシャ（体のエネルギー）への作用	主に体への作用
トリグナ（心の性質）への作用	心への作用
ダートゥ（組織要素）の産生	組織要素を作る（肉体への作用）
オージャス（活力素）の産生	健康の増進
アーマ（未消化物）の生成	病気を起こす

● 食物や薬草の持つドーシャへの作用

ラサ（味）	**ヴィールヤ（薬力源）**	**ヴィパーカ（消化後の味）**	**ドーシャへの作用**			**食物や薬草の例**
			V	**P**	**K**	
甘味	冷性	甘味	↓	↓	↑	米、小麦、牛乳、砂糖、大麦、ココナッツ、かぼちゃの種子
酸味	熱性	酸味	↓	↑	↑	酢、梅干し、チーズ、ヨーグルト、ホーソン、イバライチゴ
塩味	熱性	甘味	↓	↑	↑	漬物、醤油、塩、昆布
辛味	熱性	辛味	↑	↑	↓	ショウガ、コショウ、ワサビ、トウガラシ、香辛料
苦味	冷性	辛味	↑	↓	↓	ほうれんそうなどの緑葉野菜、ニガウリ、貝母、セントリー草
渋味	冷性	辛味	↑	↓	↓	豆類、渋柿、緑茶、アグリモニー、イラクサ、うるし

● 食物の性質とドーシャへの作用

性質	**食物の例**	**ドーシャへの作用**		
		V	**P**	**K**
重性	チーズ、ヨーグルト、小麦	↓	↓	↑
軽性	大麦、ほうれんそう、コーン、りんご	↑	↑	↓
油性	乳製品、油、油性食品	↓	↓	↑
乾性	大麦、コーン、じゃがいも、豆類	↑	↑	↓
熱性	温度の高い飲食物、スパイス類	↓	↑	↓
冷性	冷たい飲食物、緑葉野菜、きゅうり	↑	↓	↑

V＝ヴァータ　P＝ピッタ　K＝カパ

心の状態も食物で変わる

最近は、切れやすい子供が多い原因を食に求める人たちが増えてきました。食物の成分であるアミノ酸やミネラル、ビタミンなどが、神経系で分泌される神経伝達物質になったり、神経機能に影響して、心理状態や脳機能を変えることが徐々に明らかになってきました。現代医学では、各成分が脳や神経系に影響し、心へ作用すると考えていますが、アーユルヴェーダでは、食物が、心の性質に影響することで、心に作用することを説いています。

心の性質とは、トリグナと呼ばれ、これは、サットヴァ（純粋性）、ラジャス（動性）、タマス（惰性）の3つに分かれます。つまりサットヴァを高める食物、ラジャスを高める食物、タマスを高める食物があり、それらを食べることによって、心も同じ性質を持つようになるのです。

最近流行っている激辛食品は、食べすぎるとラジャスが高まります。攻撃的な性格の子供が増えている一因には、激辛食品の影響があると考えられます。また、今や現代人の食生活に欠かせなくなっている保存食品やレトルト食品はタマスを増やします。これも怠惰でやる気のない子供を増やす原因といえそうです。逆に、活動的でない人は、ラジャスを増やす食物を食べると元気になります。

けれどもアーユルヴェーダが最もすすめる食物は、サットヴァを高める食物です。サットヴァを高める食物には、ドーシャのバランスを促す働きがあるからです。サットヴァを高める食物の代表は、

● 食物の心〈トリグナ〉への作用

	サットヴァに富む食物	ラジャスに富む食物	タマスに富む食物
食物の性質	生命力、勇気、力、健康、幸福、喜びを増大させ、おいしく、油質で、腹持ちがよく、心地よい食物	過度に苦く、酸っぱく、塩辛く、口などを焼き、刺激が強く、油気がなく、ヒリヒリした苦痛と災いと病気をもたらす食物	新鮮でなく、味を失い、悪臭があり前日調理された、あるいは食べ残しの不浄の食物
作用	純粋性を高める ドーシャをバランスさせる	激質を増加 ピッタとヴァータを増加させる	惰性を増加 カパを増加させる
食物の例	米、牛乳、ギー、ゴマ油、アーモンド、ココナッツ、新鮮なフルーツ、なつめ、はちみつ、甘い食物	激辛食品、肉類、にんにく、玉ねぎ	保存食品、レトルト食品、作りおきの食品、腐った食品、油分の多い食品

米やフルーツ、ゴマなど、和食にもカレーにも使われる食材です。

ところで、インドの哲学ウパニシャッドの書物には、「心が持つ性質と同じものを食べたくなる」と記載されています。これは、心にラジャスが増えると、ますますラジャスに富む食物（激辛食品など）が欲しくなり、タマスが増えると、ますますポテトチップスなどが欲しくなることを意味しています。つまり自然に体によいものを食べるようになるには、心もサットヴァに富ませておく必要があるのです。

オージャスを増やす食生活を

食生活が健康にとって大切である理由は、食物がオージャスを生むためです。オージャスは活力素ですから、オージャスを増やすような食生活が、正しいものということです。

●食事は瞑想です

まず食べる前に、短時間の瞑想を行い、心にサットヴァを増やします。それにより、サットヴァに富むものを欲しくなるようになります。最近は忘れがちになっている、食前の黙想や「いただきます」という言葉（マントラ）は、ぜひ習慣にしましょう。また、食事自体も、サットヴァを富ませることが大切です。食事は瞑想の一種だというい方もありますので、ゆっくりと味わい、噛みしめながら食事をすることが大切でしょう。立ちっぱなしで食べたり、食後すぐに動き出したりしないことです。

●適量を食べましょう

食物がきちんと消化されるようにする単純な注意としては、食べ過ぎないことです。自分の両手のひら1杯分の量が適量だといわれていますが、それは、お腹3分の2程度あるいは4分の3になるものです。日本でも「腹8分目に医者いらず」といわれていますが、同じ意味でしょう。現代医学の動物実験でも、カロリー摂取量を80％から60％に減らしますと、寿命が2倍から多い場合には3倍に延びることが実証されています。摂取カロリーを減らしたネズミでは、自己免疫疾患が起こらなくなることもわかっ

● 正しい食事9ヵ条

❶ 快適で適当な設備が整った場所で、必ず座って落ち着いて食べる

❷ 食事の前には必ず目を閉じ、感謝の言葉を唱える（食事は瞑想）

❸ お腹がすいてから（前の食事がきちんと消化されてから）、
時間をわきまえ、毎日同じ時間帯に規則的に食べる

❹ 食べる速度は早すぎず遅すぎず、よく噛んで、
腹4分の3あるいは3分の2の量をとる

❺ 食後は慌ただしくせず、すぐに動かないこと。
少なくとも、3〜5分は座って消化を見届ける

❻ 昼食を主にする。
夕食はできるだけバランスのとれたものにする

❼ 食物はできたての温かいうちに、
作った人の愛情を感じながら食べる

❽ 冷たい食物は控える。白湯をすすりながら食べるとよい

❾ 食べあわせに注意する

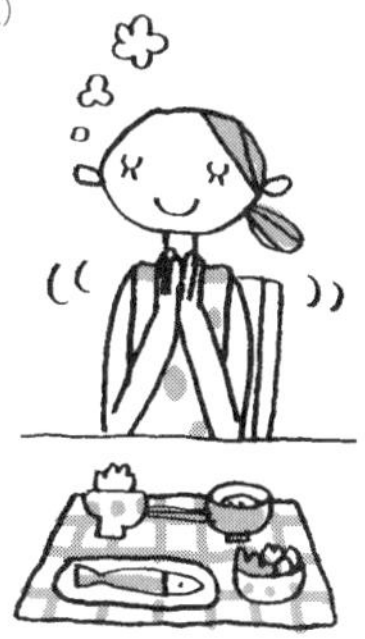

ています。また摂取カロリーの栄養成分の内訳では、脂肪やたんぱく質が炭水化物より多いと効果が低下し、炭水化物の割合を70〜80％と多くすると効果が高いようです。これは炭水化物が消化しやすいため、未消化物を作らないからでしょう。

●料理する人の愛情をこめて

現代社会の食生活において、最も大切なことは、作った人の愛情が注がれた料理を食べることです。料理に込められた愛情は〝魂の栄養素〟となります。愛情深く作った食物を、愛情を持って与えることが、親子関係の原点だと思います。それが最近では忘れられているところに、子供たちの心身の問題やニート、引きこもり、凶悪犯罪などの社会的な問題が起こっているのです。私は、このような魂の栄養不足のために起こった症状

●食べ合わせの悪い組み合わせ

対象食品	左の食品と一緒に食べてはいけない食品
牛乳	バナナ、魚、肉、メロン、酸っぱいフルーツ、酵母を含むパン、さくらんぼ、ヨーグルト
メロン	穀物、でんぷん、揚げ物、乳製品
でんぷん	卵、チャイ、乳製品、バナナ、なつめ、柿、フルーツ全般
はちみつ	等量のギーと混ぜたり、加熱することはよくない
大根	牛乳、バナナ、干ぶどう

対象食品	左の食品と一緒に食べてはいけない食品
じゃがいも、トマト、なす	ヨーグルト、牛乳、メロン、きゅうり
ヨーグルト	牛乳、酸っぱいフルーツ、メロン
熱い飲み物	肉、魚、マンゴー、チーズ、でんぷん
卵	牛乳、肉、ヨーグルト、メロン、チーズ、魚、バナナ
マンゴー	ヨーグルト、チーズ、きゅうり
コーン	なつめ、干ぶどう、バナナ
レモン	ヨーグルト、牛乳、きゅうり、トマト
フルーツ	他のあらゆる食物

を、「愛情飢餓症候群」と呼んでいます。アーユルヴェーダの食事は、「愛情飢餓症候群」の子供たちを癒す、効果的かつ安全、安価な処方となるでしょう

●食後に満足感と軽快感を感じて

正しい食事かどうかの判定は、食事による満足感と軽快感が得られるかということでもあります。アーユルヴェーダの食事のポイントは、何を食べるかということより、食後の満足感や軽快感を得られるように食べることの方が大切です。

●規則正しく食事をしましょう

次に大切なことは、規則的に食事をすることです。同じ時間帯に食事をすると、予期反応として、食前になると消化液や酵素の分泌が促されるように人体では反応がおきてきます。それにより、食物がすぐさま完全に消化できる体制を整えているのです。ですから、いつも同じ時間帯に食事をすれば、アグニが働いてその体制がうまく働きます。しかし、食事をしたり、抜いたり、あるいは異なる時間に食事をしますと、完全に消化が進まなくなるのです。

ただし、規則的に食事をすることを指示しますと、お腹がすいていなくとも時間がくると無理やり食事をしてしまう人がいます。しかし、これはアグニに応じた食事ではないのです。空腹感を感じないとは、アグニが十分に整うように、食事を減らすか、または白湯《さゆ》や、温かい牛乳にショウガやシナモン、クミン、ターメリックなどを加えた物を飲む程度にしておくとよいでしょう。

普通、食事の間隔は、軽食では2~4時間、十分な食事では4~6時間とするのが適当でしょう。しかし、夕食と翌日の朝食の間隔は、12時間以上あいているのがよいでしょう。

●アグニに応じた食事をしましょう

以上のように、アグニに応じた食事のとり方が大切だということです。そうしますと、夕食が少なくなります。夜は自然の変化としてアグニが低下するからです。中国のことわざにも、「朝は好、昼は飽、夕は少」といわれています。天台宗でも「朝は一汁一菜、昼は一汁三菜、夜は非時喰」といわれています。夕食を少なくするだけでもダイエットが可能です。

●食べ合わせに注意しましょう

１３６ページの表のように牛乳と魚、肉、果物の組み合わせや、卵と牛乳、肉、メロンなど、悪い食べ合わせは避けましょう。食べ合わせを注意したい牛乳は、食事中に飲むのは避けたいものです。

体質別食生活の必要性

よくテレビの健康番組などで、ある食材が健康によいと報じられると、翌日には店から売り切れてしまうことがあります。これは多くの人達が健康的な食物を望んでいるからでしょう。ただ1つの食材がよいとされると、すべての人によいという印象を持たれてしまうのは困りものです。現代医学においても、食物や薬物の消化吸収には、個人差があることは知られています。最近の欧米の研究では、３つの遺伝子型によって、りんご型肥満、洋なし型肥満、バナナ型肥満という体質にわけて食事や生活指導しないと、効果的なダイエットができない（マトリックスダイエット）ということがわかってきました。つまり個々の体質によって、代謝が異なるので、個々に異なった生活指導が必要だというわけです。昨今の医学や栄養学では、個人差に応じたテーラーメイド処方が認識されるようになってきました。

しかし、すでにインドでは２０００年以上前から、そのような個人差に応じた治療や生活処方が基本的な考えでした。それは、体質や体調に応じてドーシャをバランスさせる食物をとるというアーユルヴェーダの食生活です。前述のマトリックスダイエットにおけるりんご型肥満は、まさにカパ体質、洋なし型はピッタ体質、バナナ型はヴァータ体質にきわめて近い概念でしょう。このように最も古い医学アーユルヴェーダには、最も新しい栄養学が隠されているのです。では具体的に、体質や体調ごとの食事を説明しましょう。

ヴァータ体質の食生活

ヴァータ体質では、ヴァータを増大させないような食生活が必要です。これは、ヴァータと反対の性質の食材や食事法をするということです。ヴァータの性質とは、風の性質、つまり冷性、変動性、軽性、乾性などです。ヴァータを乱す大きな原因は、食事の時間が不規則になることです。食事時間を規則正しくすることが必要です。あわただしく食べると、ヴァータを増やしますので、ゆったりとした気分で、ゆっくり食べることが大切です。食材についていえば、たとえば、ヴァータの性質である冷性の食物は、ヴァータを増大させますが、それを温めますとヴァータを増やさなくなります。乾性の食物はヴァータを増やしますが、それを油で炒めたり、ドレッシングをかけると、ヴァータを増やす作用がなくなります。また、同じ食品でも蒸すとヴァータを減らしますが、ただしカパを増やす作用が出てきます。

味でいえば、甘味、酸味、塩味のものがよいのですが、あくまで6味を摂取した上でのバランスですので、甘味の物だけという摂取の仕方はしません。

● ヴァータをバランスする食事

すすめられる食物

甘味、酸味、塩味の食物。
重く、温かく、油気、湿り気のある食品。
牛乳、チーズ、ヨーグルト。肉。ゴマ製品。
適量のナッツ。適度なスパイス。ギー。大豆、豆腐製品。
すべての油（特にゴマ油）、白砂糖をのぞくすべての甘味。
よく熟して果汁が多いもの。
水、茶、温めたフルーツジュース。

控える食物

上記食物をとりすぎない。生の食物。
生野菜、冷たい食物。冷凍食品。乾燥した食物。
辛味、苦味の強い食品。
じゃがいも。ドライフルーツ。

ピッタ体質の食生活

　ピッタの性質とは、火の持つ性質です。つまり熱性、鋭性、微油性、動性などですので、ピッタ体質では、熱い食材や体を熱くするスパイスなどは控えるべきです。また、ピッタ体質は、消化する火が強いため、食事の量が多い傾向があります。それでもアーマができにくいのですが、ついつい度を過ごすことがありますので、規則正しい食生活の中で、量を控えめにしておくとよいでしょう。ピッタを減らすことで有名な食材としては、牛乳などの乳製品ですが、ピッタを増やすことで有名なものが、お酒とヨーグルトですので、これらの食材のとりすぎには注意しましょう。

　また、ピッタを冷ます効果を持つ食材の味は、甘味、苦味、渋味ですので、果物や野菜（甘味と苦味、渋味を持つ）はおすすめです。特に野菜や果物は生で食べますので、ピッタの熱性も抑えることになります。

　一方、ピッタを増やす味は、辛味、塩味、酸味ですから、その意味でも、スパイスのとりすぎは控えるべきです。また塩分の多い食事も、ピッタを増やし、高血圧や湿疹を起こすことになります。

●ピッタをバランスする食事

すすめられる食物

甘味、苦味、渋味の食物。水分。
生野菜、果物、穀類、豆、ミルク、ギー。
冷やすハーブやスパイス（コリアンダーやフェンネル）。
牛乳、バター、ギー、無塩チーズ、オリーブ油。
糖蜜とはちみつ以外の甘味。
よく熟して果汁の多い果物。
水、フルーツジュース。

控える食物

酸味、辛味、塩辛さが強い食物。
アルコール、肉全般、揚げ物、ヨーグルト。
醤油や味噌、塩、ゴマ油。
卵全般、ナッツ類（ピーナッツなど）。

カパ体質の食生活

カパの性質とは、重性、冷性、油性、湿性ですので、その反対の性質の食事をすべきです。つまり、軽い食事（量が少なく、油もおさえた食事）が適当です。特に朝食は、ほとんど水分（温かい野菜スープ）だけでよいでしょう。また冷たい食事ではなく、十分に温めて。また体を温める作用のあるスパイスを頻用することがすすめられます。特に、辛味の強いスパイスを十分に利かせて、苦味や渋味の野菜を温野菜で十分にとるとよいでしょう。またカパを増やす甘味、酸味、塩味のものについては、特に冬から春にかけてのカパの増える季節には控えることが大切です。お酒は、体を温めてくれることから、カパ体質だけにはおすすめです。特に食前酒として摂取するには適当でしょう。

カパ体質は、体格がよいけれども、アーマをためやすい人ですから、定期的なプチ断食や小食を行うとよいでしょう。インドでは、宗教的な理由で、満月と新月に断食をしますが、これはアーユルヴェーダがすすめているわけではありません。しかし、カパ体質の人は、十分な水分を摂取しながらインドの断食を取り入れるとよいでしょう。

● カパをバランスする食事

すすめられる食物

多種多様な温野菜、温かい食物。
サラダにスパイスをかける。
豆料理、豆腐、豆乳。
辛味、渋味、苦味の食物。スパイス。
すべての葉野菜、花野菜。
ローファットミルク、アーモンド油、コーン油。
よく熟した果物。熱いお茶、適度なワイン、水。

控える食物

甘味、塩辛さが強い食物。脂っぽい食物。
乳製品、肉類全般、ナッツ、揚げ物。
冷たいもの、果物、冷凍食品。
醤油や味噌、塩、砂糖類、卵全般、ココナッツ油、バナナ。

アーマを消化するアーマパーチャナ

アーユルヴェーダでは、病気の原因は、ドーシャのアンバランスとしていますが、病気が進行するのは、ドーシャがアンバランスする結果、代謝と消化の火であるアグニが不順になり、病的な老廃物であるアーマが蓄積することによるとしています。アーマは、体内毒素で、老化の促進や病気の発生悪化を招く病気の素になると考えられています。

そのようなアーマを浄化あるいは解毒することが、アーユルヴェーダの日常生活では極めて大切となります。デトックスとは、アーユルヴェーダ的には、まさにアーマを浄化することにほかなりません。アーマを浄化するためには、アグニを立て直すことが必要です。アグニを立て直すには、まずアグニの負担を軽減して、負担をとってあげればよいのです。これは、つまるところ食事の量を少なくすることを意味します。

アグニの立て直しには、アグニを高める性質のものを摂取することも必要です。アグニを高めるものでは、スパイスが有名ですが、スパイスは用い方によっては、ピッタを増大させます。アーユルヴェーダでは、特に滞在型で浄化療法を受ける場合など、白湯《さゆ》をたくさん摂取することをすすめています。白湯＝水＋火ですので、火がアグニを高め、水が、排泄を促しますので、非常に安全でアグニに有効です。ただし、胃腸から出血があるなどのピッタが増大している状態には、白湯はすすめられません。

週末プチ断食のすすめ

アグニの負担を減らし、アグニを高める白湯やスパイスを摂取することによって、体内の毒素をデトックス（解毒）できます。これをアーマパーチャナといいます。パーチャナは消化しきることを意味し、すなわちアーマを消化しきる方法を意味します。アーユルヴェーダでは、週末に定期的に行う週末プチ断食をすすめています。

現代医学的にも、1、2日間の減食は、免疫機能を高めることが知られています。実際に、体験されればわかると思いますが、非常に頭がクリアになり、体も軽くなります。普通の食事を再開した時には、アグニが順調になって味覚が敏感になるためか、食事が非常においしく感じられるようになります。まさに食事をとらせていただけることに感謝の気持ちが持てるようになります。また、ダイエット効果もあることは明らかです。飽食の時代にあって、週末プチ断食は、安価で効果的な健康美容法です。

● 家庭でできるアーマ・パーチャナ〈週末プログラム〉

金曜日	朝、昼食を普通にとる。 夕食を麺類にする。
土曜日	朝から夜まで、スープ、白湯、新鮮な果実ジュースやにんじん、赤かぶ、大根などのジュースやスープにする。 外出しない。運動を控え散歩程度にする。
日曜日	朝食—お粥と味噌汁。 昼食—普通食。ただし、肉や脂っこい物を控える。 夕食—昼食の３分の２にし、揚げ物や肉を控える。
ポイント	◎金曜の夜から日曜まで就眠は10時、起床は6〜7時 ◎激しい活動を控える ◎白湯は毎日１〜２ℓ程度飲む ◎ショウガを、煎じたり、ジュースに入れたり、千切りにしてとる

スパイス&ハーブでアーマを消化

アーマを消化しきるには、小食にすることに加えて、スパイスやハーブでアグニを高めると効果的です。特にショウガは、どの体質にも使える処方です。ただ、生のショウガは、冷ます作用があり、乾燥した粉のショウガは、熱性が強くなります。ピッタ体質では生が、カパ体質などでは粉ショウガがよいことになります。ショウガに加えて、コショウや長コショウもおすすめです。

長コショウは、インドの常用スパイスです。日本でも沖縄などで栽培されていて入手できます。ショウガ、コショウ、長コショウは、合わせてトリカツ（3つの辛味薬）と呼ばれるように、アグニを高める、すなわちピッタを高める作用があります。ですから、これらの辛味スパイスは、ピッタ体質では少量を用いるようにすべきです。もし、それでも胸やけがする時には、コリアンダーを使うとピッタを減らすことができるでしょう。

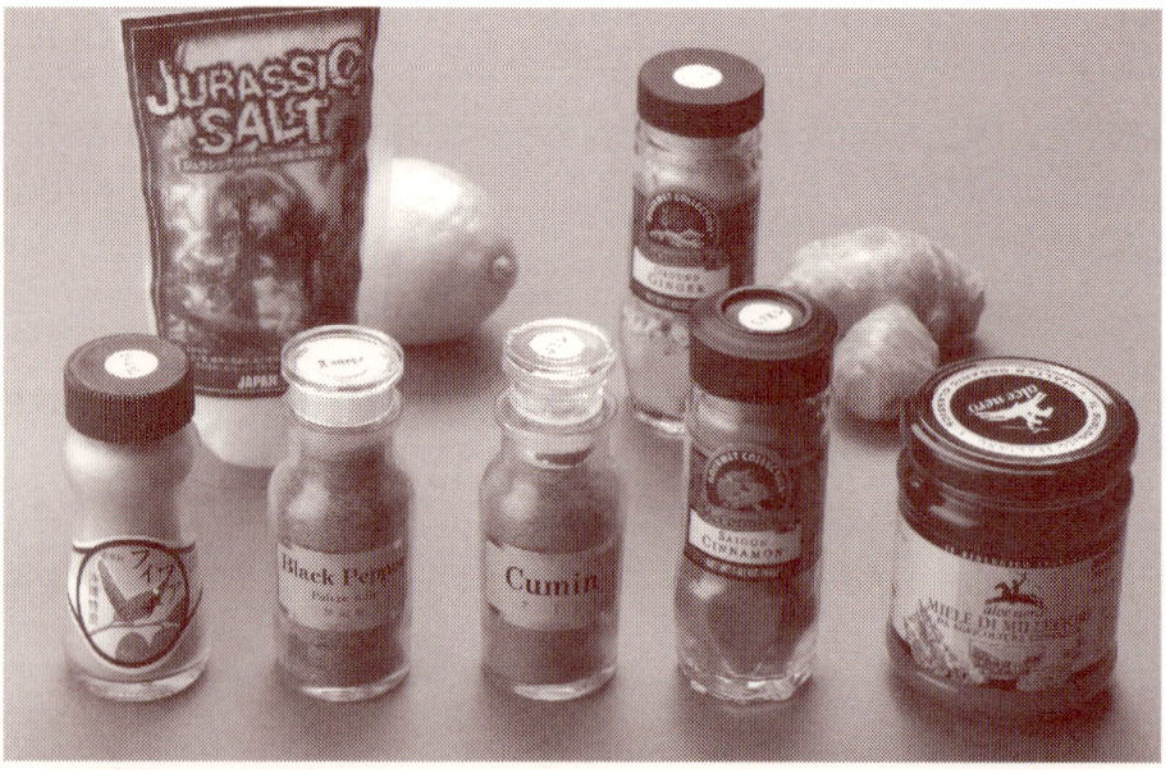

アーマを消化する簡単レシピの材料となるスパイスやハーブなどは、キッチンに常備しておくと便利です。長コショウ（フィファチ）は、沖縄の「仲善」☎ 098-949-1188 で入手できます。

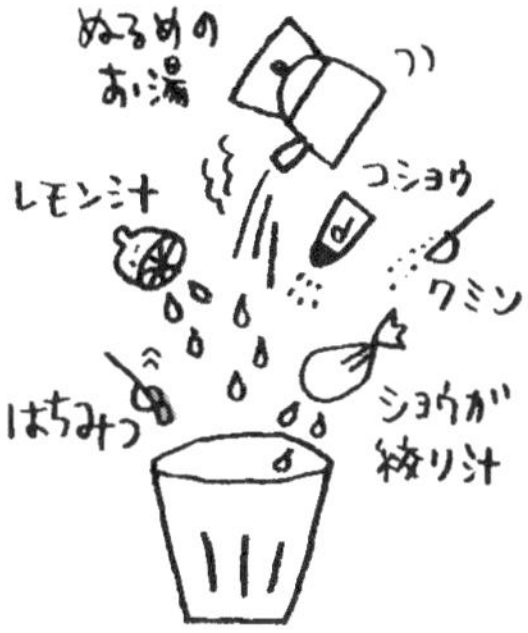

ショウガ汁＋レモン汁

ショウガ汁（すりおろし汁）の辛味と、レモンの酸味が、アグニを立ち直らせます。はちみつと白湯を加え、クミンやコショウ粉を振りかけて飲みます。

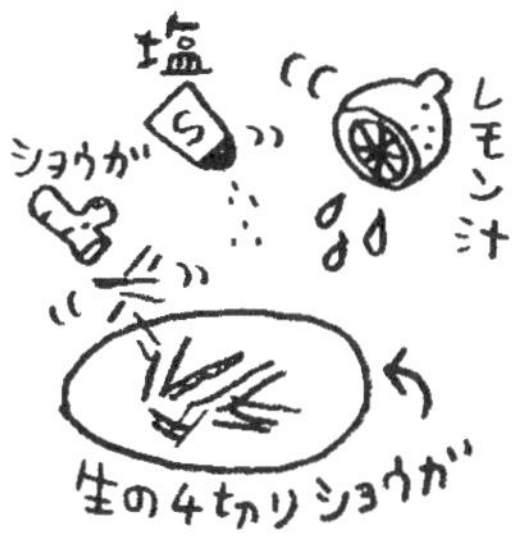

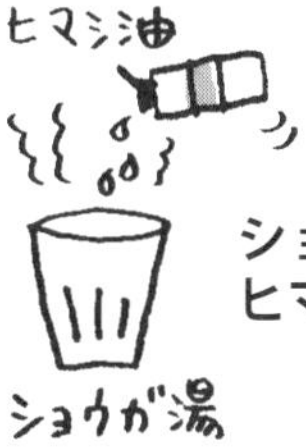

ショウガ湯＋ヒマシ油

コップ１杯のショウガ湯にヒマシ油15 gが目安。ヒマシ油は、下痢から軟便を起こした時に、たまっているピッタやヴァータを浄化してくれます。

ショウガ湯

ショウガのスライスを数枚、コップ1.5杯のお湯に入れて、20～30分煎じ、煎じた液を飲みます。黒砂糖などを適量加えてもよいでしょう。

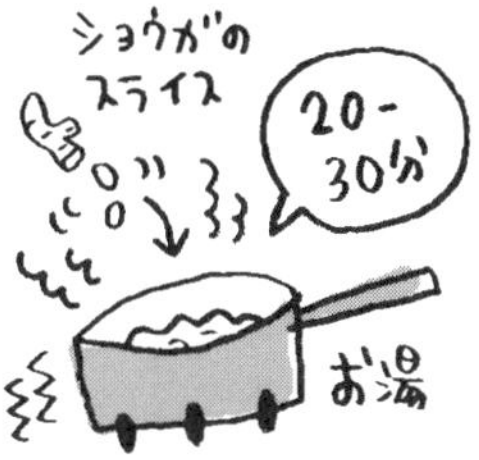

ショウガのスライス

天塩などを振りかけて、食前にかじると、食事がおいしくなるでしょう。しかし、ショウガで、ピッタが増えすぎて、胃腸が悪くなる人がいます。その場合、コリアンダー、カルダモンなどに変更してください。

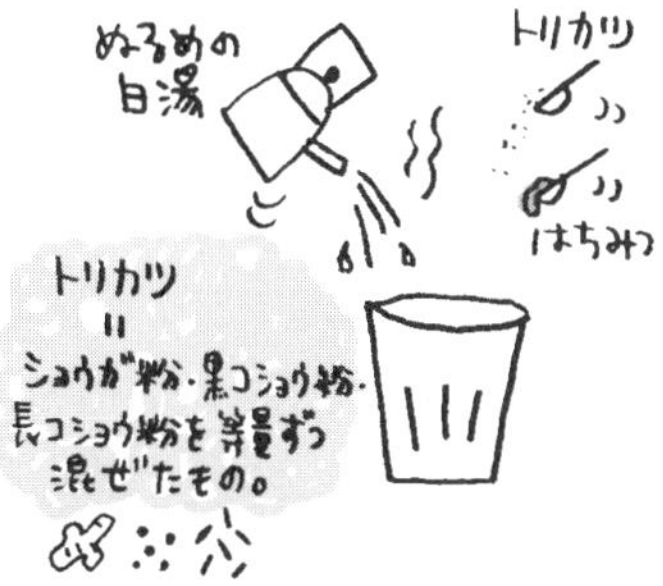

トリカツ（トリカトゥ、3辛薬）

ショウガ、コショウ、長コショウの等量ずつ混合したもので、アグニを奮い立たせるスパイスミックスです。ただし現代医学の薬を飲んでいる人は、血中濃度が高くなることがあるので注意を。はちみつとぬるめの白湯を加えて飲みます。

column

インドの知恵 4

インドの油、ギーを使いこなしましょう

アーユルヴェーダでは、ギー(精製バター)は、栄養学的にも霊的にも非常に大切な油とされています。神様の使いである牛から分泌されるだけでなく、ほとんど万能的な薬効があるとされています。ギーはいくらとりすぎてもコレステロールを上げないといわれています。しかし実際はとりすぎれば、当然血中脂質を増加させますが、塩分が少なく日持ちがしますので、バターよりも日本で普及させるべき食材でしょう。以下の作り方で試してみてください。

〈ギーの作り方〉

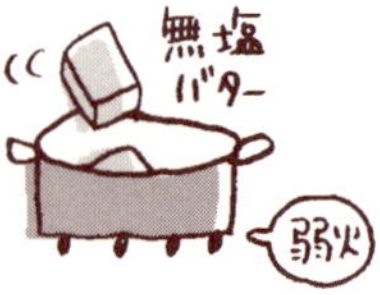

①
無塩バターを鍋に入れ、弱火にかけます。焦げにくいステンレス鍋がおすすめです。

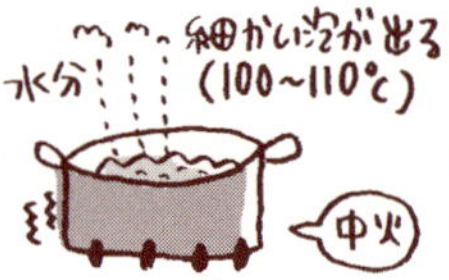

②
無塩バターが溶けたころ、中火にすると細かい泡が出てきます。温度は100~110℃。

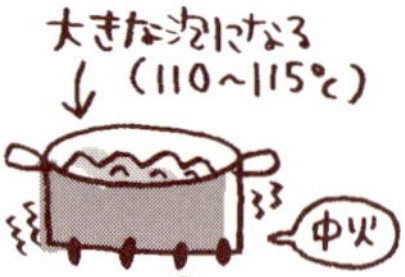

③
加熱していると、泡が大きくなります。この時温度は110~115℃。

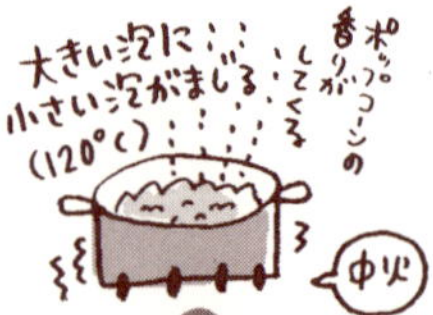

④
さらに加熱すると、大きな泡に小さな泡が混ざるようになり、ポップコーンの香りがして透明な黄金色になります。温度は120℃。

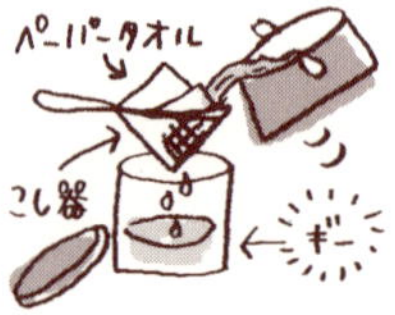

⑤
すぐに火を止め、こしてできあがりです。保存びんに入れて冷蔵庫で保存します。

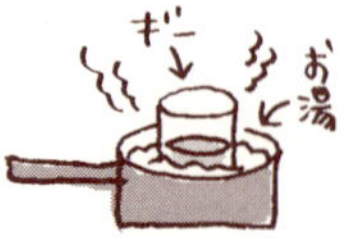

⑥
使用時は、使う分だけ湯煎します。

Chapter 5

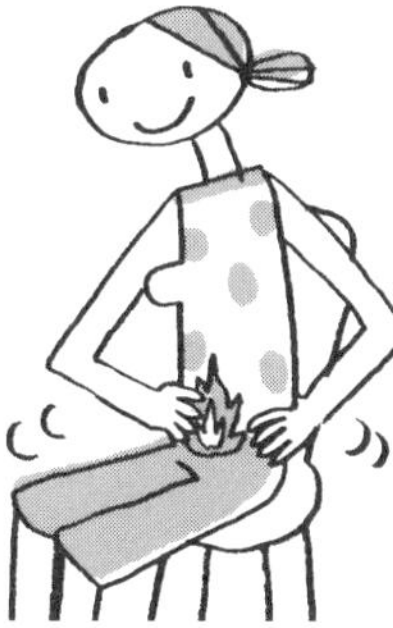

アーユルヴェーダの セルフケア

自分を知って自分を癒すセルフケア

アーユルヴェーダという医学は、「病院の医学」と「家庭の医療」の2つの面を持っています。しかし、「病院の医学」の面では、現代医学の発達した現代社会にあっては、アーユルヴェーダの出る幕は非常に限られています。一方、「家庭の医療」あるいは予防医学または養生法という面では、現代医学は十分な対処法を知りませんし、体系化されていませんのでアーユルヴェーダの出番になります。

ですから、アーユルヴェーダの「家庭の医療」の面は、これからの現代社会において、ぜひ普及させたいところです。これまで私達は病気になったら、すぐに医者のところに行っていました。しかし、医療費も高騰した現代社会では、「自分の健康は自分で守る」ことが切実な問題になっています。そのために温故知新の考えをもっと理解して、伝統医療や民間療法を見直す必要があるでしょう。

特にインドなどの国民の所得水準が低い国では、現代医学の薬がなかなか安価に手に入りません。そこでWHO（世界保健機構）では、開発途上国を主体に、伝統医学をプライマリケア（地域医療）の方法として重視するキャンペーンを1970年代から開始しています。インドでは、風邪にかかった場合など、経済状態にもよりますが、80％程度の人がアーユルヴェーダを受けていますし、家庭の主婦は、簡単なアーユルヴェーダの処方は、台所で作ることができます。どこでもスパイスボックスがあり、何か家族が不調を訴えるとすぐに主婦が台所で処方を作ります。まさに主婦がホームドクターなのです。

主婦がホームドクターになれば、どんなにか医療費が節減できるでしょう。
アーユルヴェーダのセルフケア法は、理論的な根拠にとぼしい民間療法とは違って、独自の身体観や疾病観に従って、理論的に処方するものです。アーユルヴェーダの自己治療は、理論として体系化され完成されているのです。往々にして、中国医学など東洋医学独自の身体観は、現代医学の言葉を習ってきた現代人にとっては難解で、たやすく受け入れられないことが多くあります。しかしアーユルヴェーダの理論は、幼稚園児でも理解できる極めてシンプルで自然な方法です。なぜならアーユルヴェーダとは、生命の科学つまり生命の法則を説いたものだからです。〝知識〟としてアーユルヴェーダを知る前から、〝知恵〟としてのアーユルヴェーダは万人が知っているものだからなのです。

ですから、アーユルヴェーダを、知識としてではなく、人類の知恵として理解することが必要です。そして、基本的に本人が自分の中に持っている〝内側の知恵〟に聞きながらセルフケアを行います。いくら楽になる治療やケアだからといっても、それが本人にとって苦しいとかつらい、痛いものだったら、無理にケアを強要しません。あくまで内側の知恵に聞いて心地よい状態をもたらす方法を行うことが、アーユルヴェーダのセルフケアの安全で意義深いところです。

ただし、セルフケアを実践する場合、簡単な風邪と思っても、重大な病気の前触れというケースもまれとはいえあります。何か症状が出てからの家庭療法には、限界があることを知り、すぐに医師を訪れることが必要です。このようなセルフケアを実践する場合は、毎日の養生法として活用するのがベストでしょう。

症状別セルフケア１

風邪

冬の寒さと乾燥は、ヴァータを増大させます。エネルギーが中にこもることや寒さは、カパの蓄積をもたらします。また寒さをしのぐため厚着になったり運動が不足したり、さらにこたつに入って食べる量が多くなったりすると、カパがますます蓄積してきます。

特に雪や雨などの冷えて湿っぽい天候の時はヴァータやカパの増悪が起こることでしょう。その結果、頭痛、咽頭痛、鼻炎、気管支炎などの風邪症状が出現してくるのです。

アーユルヴェーダでは風邪を次の4つのタイプに分類しています。

❶ヴァータ・タイプ＝全身の痛み、特に激しい頭痛。
❷ピッタ・タイプ＝鼻づまり、鼻腔内の灼熱感、渇いたくしゃみ。
❸カパ・タイプ＝頻回のくしゃみ、涙目、頭重。
❹サンニパーティカ　3つのドーシャの乱れ　＝重症で発熱。インフルエンザのような症状。

ヴァータは他のドーシャを導く一番重要なドーシャでありますし、アーマ（未消化物）の蓄積やスロータス（通路）の閉塞なども加わると、ヴァータ・タイプやカパ・タイプ以外のピッタ・タイプや3つのドーシャが乱れて起こるサンニパーティカ・タイプの症状も出てきます。ですから、ヴァータを鎮めることを主眼にします。

つまり治療の原則は、以下のようなヴァータの持つ性質（軽、動、冷、乾燥、不規則性）と反対の性質の生活を心がけることです。

❶休息をとる。
❷体を温める。
❸ホットタオルやショウガを温めたショウガ湿布を胸、腰、鼻にあて温かく潤す。
❹絶食あるいは、軽い食事。
❺消化の火を高める食物をとる。

セルフケア法では、１５１ページで紹介しているような対処法や、１５２ページのような体を浄化するヨーガなどがおすすめです。

◎風邪の時の対処法◎

インフルエンザなどの治る風邪でなく、原因ウイルスの特定ができない風邪症状（38℃までの発熱）が出た時に、最初の 24 時間以内に試す処方です。しかし、24 時間以上熱が続くようならば、48 時間以内に医師を受診してください。

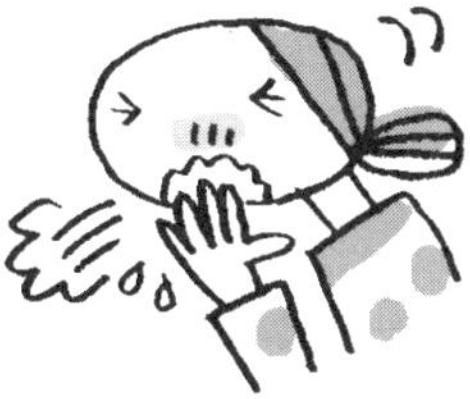

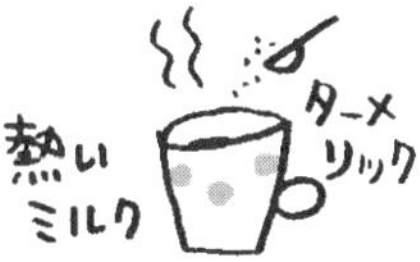

風邪撃退レシピ

寒気と発熱があるなと思った時、早めに風邪を撃退するには、ヴァータやアーマに対処することです。未消化物アーマを消化しきるトリカツ（トリカトゥ、三辛薬：ショウガ、コショウ、長コショウの等量混合物）やショウガ湯、ショウガとはちみつにレモンを等量ずつ入れたドリンクなどは、アーマを消化しきる作用があります。実際、ショウガには風邪への効果は確認されています。

インド家庭のポピュラーな風邪処方は、ターメリック入りの温かいミルクです。ターメリック自体には、抗菌作用や抗炎症作用、抗酸化作用、肝保護作用などがあります。

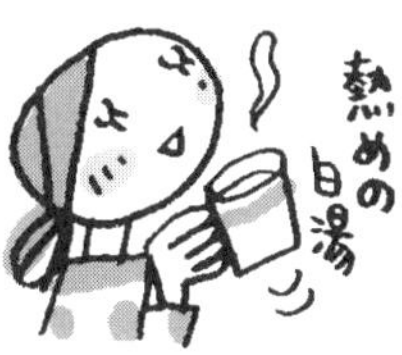

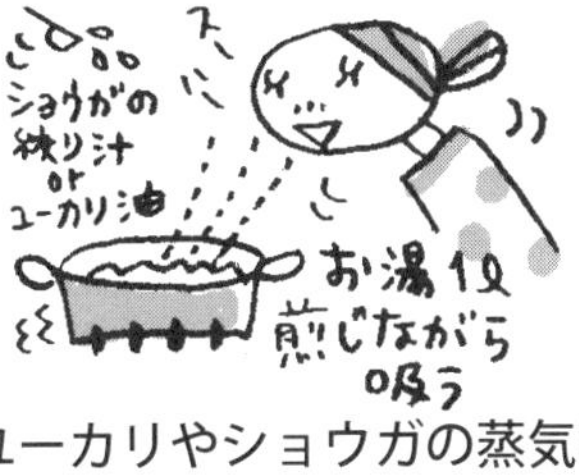

ターメリック足湯

中国の伝統医学や西洋の風邪に対する伝統的治療として、足浴はよく利用されてきました。ターメリックの精油成分が血管を拡張させ足が温まるでしょう。足の裏を揉みほぐせばさらに効果が高まるでしょう。

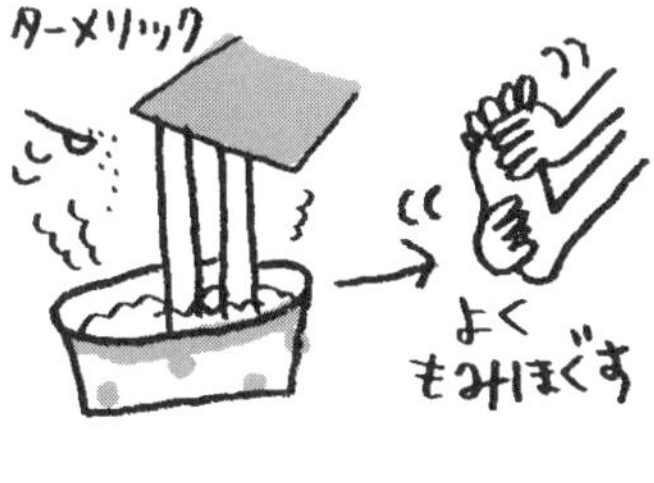

ユーカリやショウガの蒸気吸入

ユーカリやショウガには、アーユルヴェーダ的に、カパやアーマを減少させる作用があります。現代医学的にも、抗ウイルス作用や抗菌作用があります。特に蒸気にして吸入すれば、気道にひそむウイルスや細菌などから、体を守る働きをしてくれます。ただし、人によっては、気道に刺激を与えることもありますので、注意して行ってください。

風邪に効くヨーガ

風邪の症状は体内に蓄積し増大したヴァータやカパ、アーマの蓄積によって起こると考えられます。熱、鼻水、くしゃみや咳などの症状は過剰なドーシャやアーマを浄化しようとする自然治癒力の現れです。薬で症状を抑える前にできるだけ浄化作用を高めるヨーガや生活法を取り入れましょう。風邪を上手にひけば、体内の毒素を排泄することができます。風邪は、バランスのとれた自分を取り戻すよいチャンスでもあります。

1

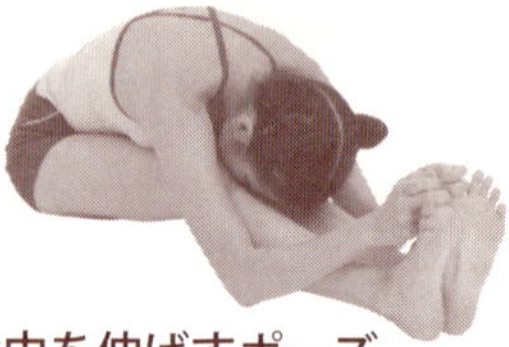

背中を伸ばすポーズ
パシチモッターナ・アーサナ

上体を伸ばした両足の方向にお腹、胸、顔の順番に近づけるようにして、膝の後ろ、もも、腰、背中をくまなく伸ばしていくようにします。自然呼吸でしばらくポーズを保ちます。

2

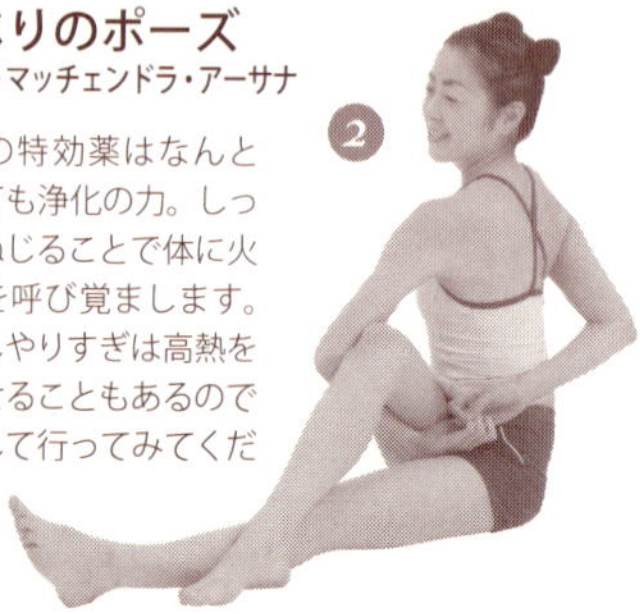

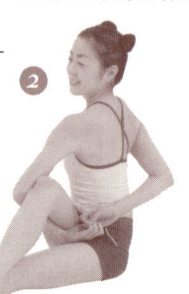

ねじりのポーズ
マルダ・マッチェンドラ・アーサナ

風邪の特効薬はなんといっても浄化の力。しっかりねじることで体に火の力を呼び覚まします。ただしやりすぎは高熱を出させることもあるので注意して行ってみてください。

3

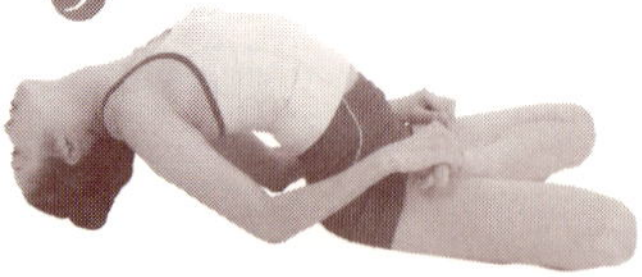

足を組んだ魚のポーズ
マツヤ・アーサナ

足を座禅の時のように組み、あお向けで寝ます。肘を使って頭頂をできるだけお尻に近くにし、胸、お腹を開くようにゆっくりとした呼吸で保ちます。

4

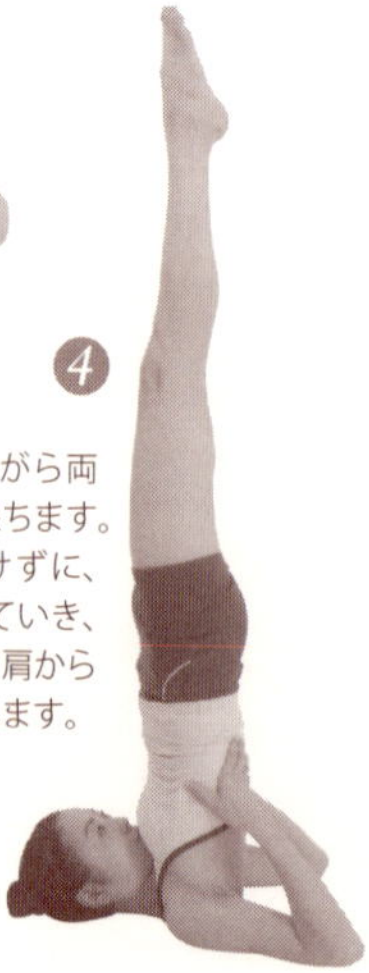

肩立ちのポーズ
サルヴァーンガ・アーサナ

あお向けで寝て、息を吸いながら両足をまず床に対して 90 度に保ちます。さらにできるだけ反動をつけずに、ゆっくりとその足を顔に向けていき、肩でバランスをとるようにして肩から足先まで一直線に保つようにします。

5

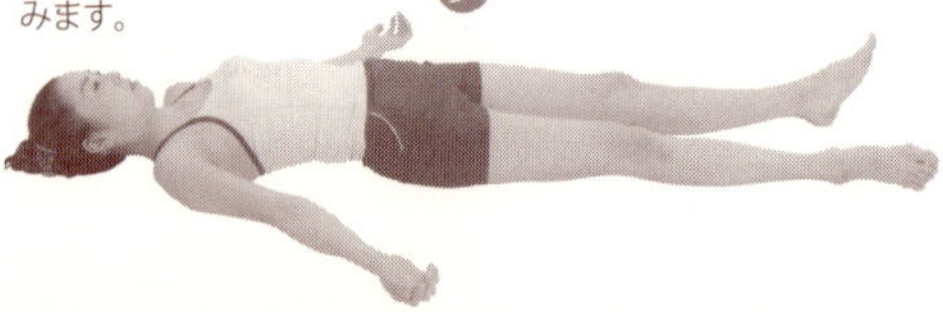

屍《しかばね》のポーズ
シャヴァーサナ

体を床にまかせるように、全身の緊張を抜くようにしてあお向けになって休みます。

症状別セルフケア2

咳・痰《たん》

これらの症状は、カパのアンバランスによるものと推定されます。ですからカパを増大させる甘味の食品や塩味の食品を避けるべきでしょう。甘い食品や油が多い食品が粘液を増加させるということは、別の伝統医学でも知られています。

しかし、黄色味がついた痰《たん》になれば、感染や炎症の悪化で、ピッタが増大したことを意味しています。また、アーマが蓄積すれば、痰が粘っこくなってきます。

この時のセルフケア法は風邪の治療とほぼ同じですが、長期に続くようであれば、肺ガンや肺結核ということもありえますので、1週間以上は家庭療法を継続しないでください。また、たばこによる空気の汚染が原因となっていることもよくありますので、禁煙は必須です。ターメリックは、カパを減らすだけでなく、ピッタも減らしますので、黄色い痰が出る状態にもよいスパイスです。

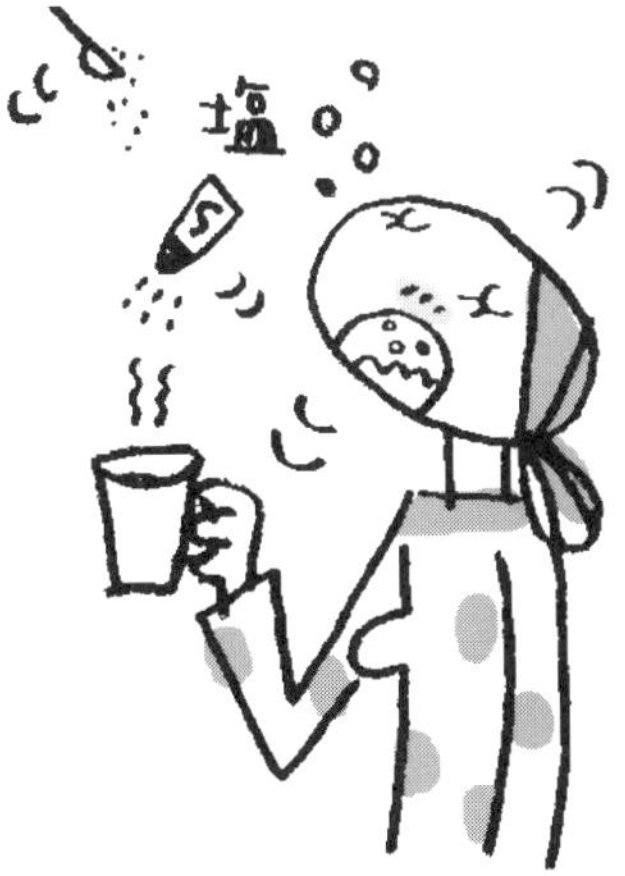

◎咳・痰に効くドリンクレシピ◎

●ショウガ＋はちみつ＋レモン　ショウガは、カパとヴァータを減らす万能食品として有名です。また、はちみつは甘くてもカパを減らし、去痰作用を持っています。レモンは、消化の火アグニを活発にし、また現代医学的にもビタミンＣやポリフェノールが豊富です。これら３つをあわせて、ショウガの汁にはちみつとレモン汁を等量ずつお湯で割って飲むという処方は、適当に味を調節すれば、どのような状態にもおすすめのドリンクになります。

●バナナドリンク　乾燥した咳には、バナナをくずし、はちみつとコショウ、お湯を加えてドリンクに。これを一日２回程度飲む。

●ターメリックのうがい　ターメリック（春ウコンの方がよい）と塩を溶いたお湯でうがいをします。

症状別セルフケア3

花粉症・鼻炎

花粉は確かに、量が最近多くはなったかもしれませんが、有史以来地球に舞っていました。古代人達が花粉症で困っていたという話は聞いたことはありません。つまり、花粉が原因ではなく、それと接触する人間の側が問題なのです。それを忘れて、花粉を除去することに終始しているのが現代医学です。また、花粉が飛散してない冬でも「花粉症」だという診断をされる場合がありますが、それは、「血管運動性鼻炎」と呼ばれる病気も多く含まれています。これは、気温や環境の変化によって自律神経系のアンバランスが起こり、鼻の分泌能が過剰になって起こるものです。

　このように、花粉症も血管運動性鼻炎も、自律神経系や免疫系などのアンバランスが原因なのです。体内のバランスがよくないということはすなわち、原因は自分自身にあるというわけです。この考え方はアーユルヴェーダでも同じです。

　私たちの体は、四季のうつろいとともに変化しています。アーユルヴェーダでは、春は冬の間に蓄積したカパが芽ぶきの暖かさにより溶け出してくる季節です。カパが溶け出すと、体内の種々の場所における分泌が増加します。したがってカパの要素を多く持つカパ体質は、カパの乱れによる病気にかかりやすくなります。

　春の鼻炎の治療というと、冬の間からのカパの増悪を防ぐ生活法を行うことになります。カパの増悪を防ぐためには、カパの性質（重、安定、冷、油、粘性）と反対の質（動、温、軽、粗性）を持つ生活をすることが必要です。ポイントは、❶体を冷やさないこと、❷食事に注意すること、❸朝の散歩など運動を励行すること、❹浄化療法を受けることです。

●体を冷やさないこと

　特に頭部を冷やさないことです。ささいなことですが、洗髪を夜間に行うと頭を冷やすことになるので、洗髪は朝の入浴時に行いましょう。朝の入浴やシャワーによって、カパの増大しやすくなる朝に体を暖めるようにすると、鼻の調子がかなり違ってくるものです。また全身的にも冷やさないことです。冷たい飲食物は止めます。また温めたゴマ油によるオイルマッサージもよいでしょう。

●食事療法と運動の励行

最も速効性のあるカパを減らす方法は、食事を控えることです。そうしてアグニを高めます。腹８分目を守り、１日２食にするとか、小食にすることです。

また食事内容では、カパを減らす辛、苦、渋の味を多くします。辛味の食物（ショウガ、サンショウ、シナモン、ターメリック、七味唐辛子などのスパイス類）は、温性の作用を持ちますので積極的にとるようにするとよいでしょう。一方、冷たい食物は粘液を増加させます。また特に甘味、酸味、塩味の食物、脂っこくて高カロリーの食物、消化しにくいものを冬の間から控えるようにします。たとえば乳製品（チーズ、ヨーグルト、アイスクリーム）は控えたほうがよいでしょう。これらは西洋でも粘液を増加させるといわれています。

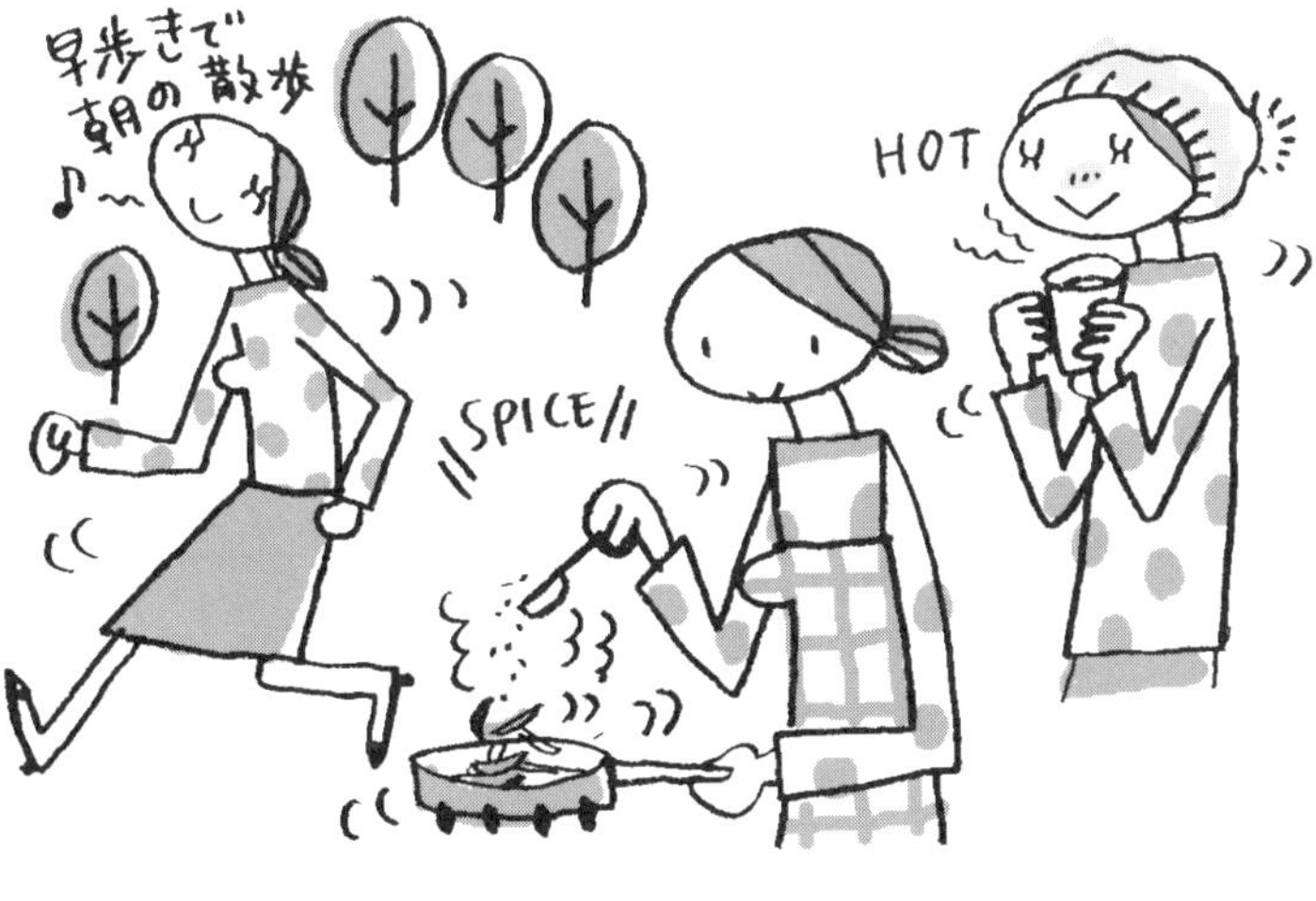

花粉症に効くヨーガ

鼻炎はカパが増大して起こる典型的な分泌増加症状です。鼻炎や花粉症を、カパが過剰になって溶けてきている症状だと考えると、むやみに薬などで症状を止めることは、カパの浄化を阻害することになります。カパを効率よく溶かすエアロビック的なリズミカルな動きと流れを持ったヨーガでエネルギーバランスを取り戻しましょう。

1

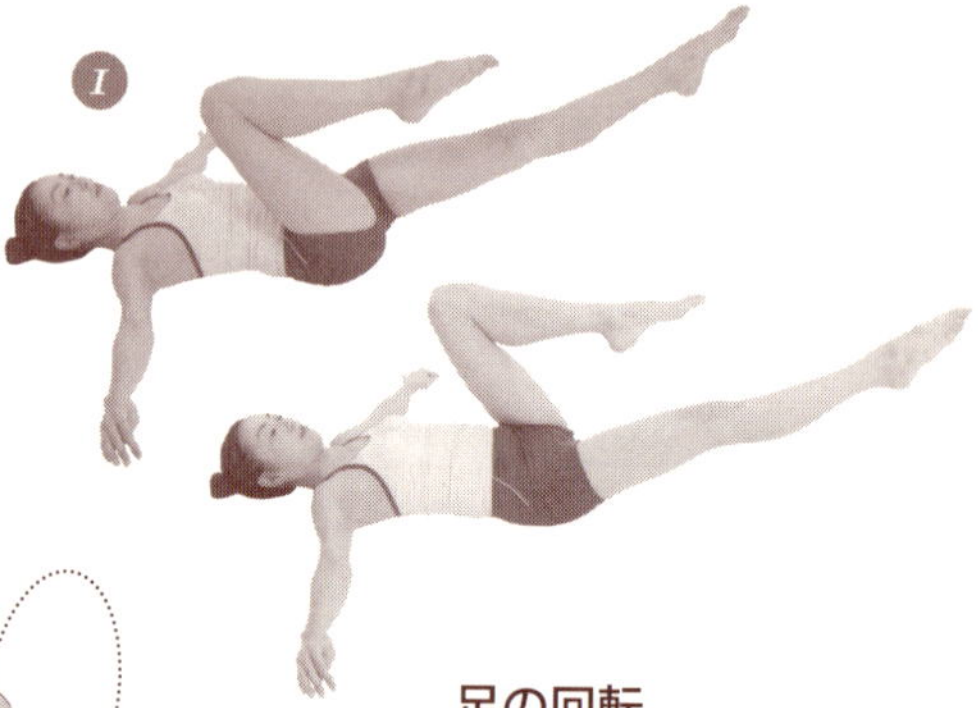

自転車ペダル漕ぎ

自転車のペダル漕ぎのような動きを空中で行います。小さな円にならないように大きな車輪をイメージして両足が床に接触しないように大きく回します。

2

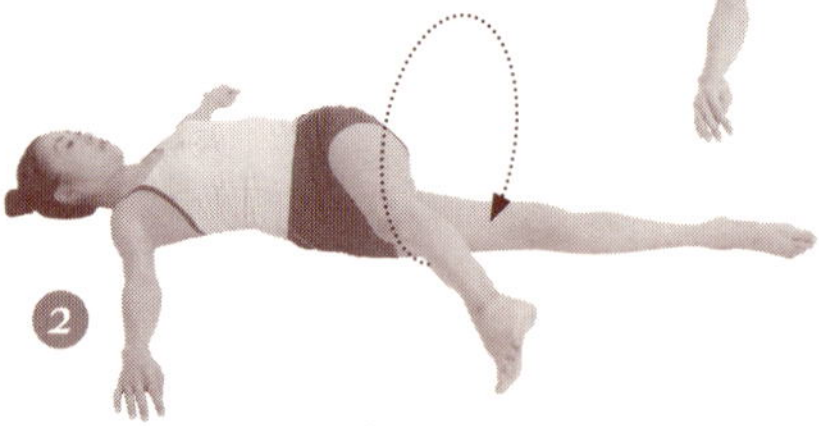

足の回転

片足ずつ大きな円を空中に描くように回転させます。できるだけ股関節から回すようにして慌てずしっかり行います。片足各10回ずつを目安に。

3

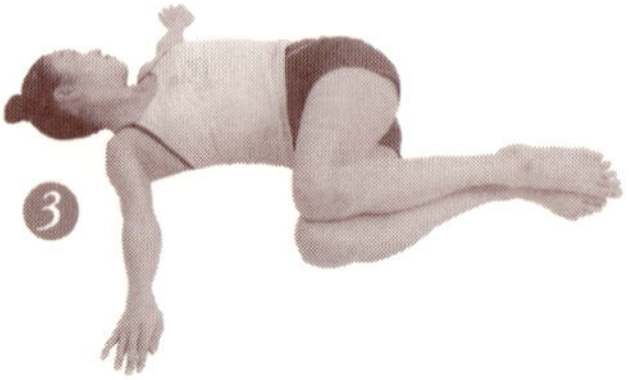

両足抱えねじり

両肘を床につけて両膝を胸に近づけた状態で息を吐きながら両足を左(右)に下ろし、息を吸いながら戻す、を10回程度繰り返します。

4

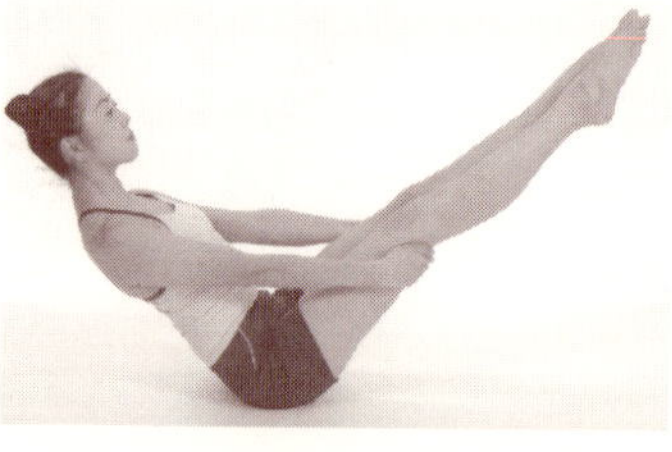

舟のポーズ

両手足を上げ、全身を緊張させ、無理をしないで少し保って(10〜15秒)からパッと力を抜きます。5回程度繰り返します。お腹に気を入れ安定させます。

◎ひどい花粉症には、鼻洗浄を◎

ジャラ・ネーティーの方法

ジャラとは、水のことです。ネーティは鼻洗浄ですが、単に真水で洗浄すると、浸透圧が低いため、鼻を刺激してしまいます。体温よりも若干温かい生理食塩水のお湯（0.9% 食塩湯、38 ～ 40℃前後）で、カパの悪化している朝に鼻を洗浄するとスッキリします。いつの間にか花粉症が気にならなくなったという人もいます。

まず、小さめの急須か、ロタ（吸口）またはネーティポット（専門店で購入できます）を用意し、適温のお湯を入れます。これを鼻を横に向け片方の鼻孔に差し込み、お湯を入れます。するとそれが反対の鼻孔から出てきます。これで結構です。最後には、フッフッと、鼻から息とお湯を吐き出すことをしてください。これも、カパを減らすカパラバーディ（105 ページ）と呼ばれる呼吸法そのものです。

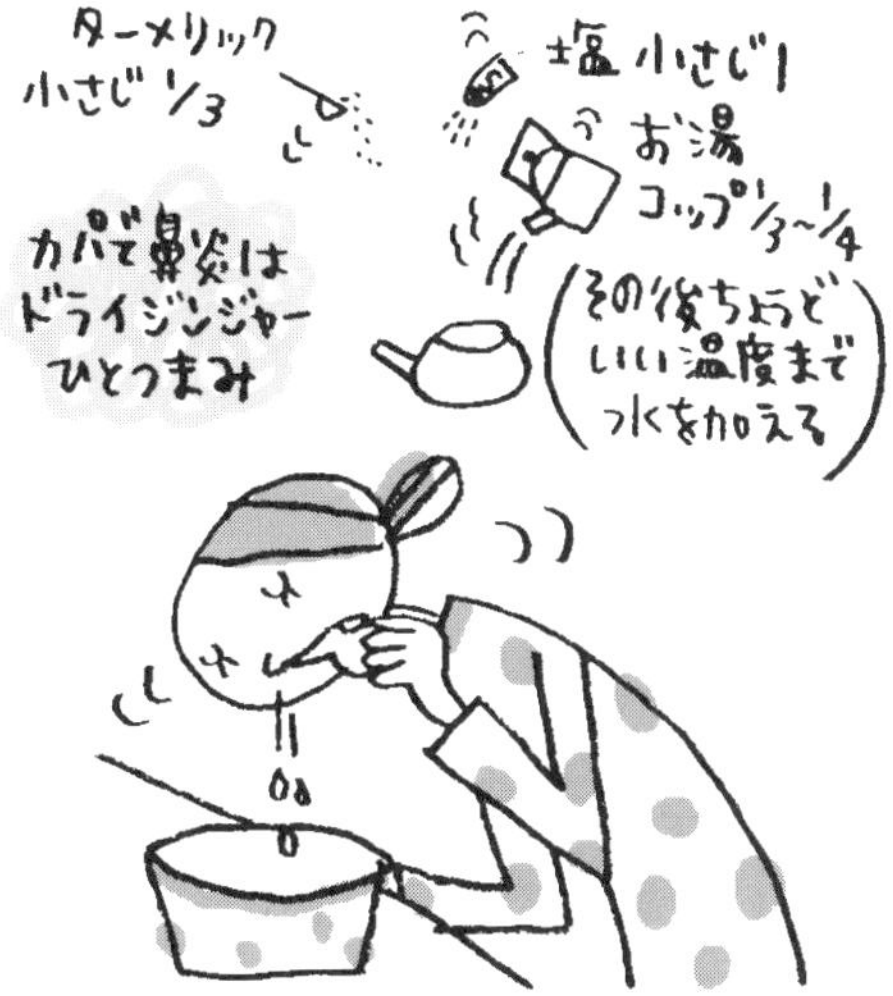
ターメリック
小さじ1/3
塩小さじ1
お湯
コップ1/3～1/4
カパで鼻炎は
ドライジンジャー
ひとつまみ
その後ちょうど
いい温度まで
水を加える

さらに効果が高まる強力ジャラ・ネーティ

カパやアーマの浄化をさらに促すために、ショウガ粉やターメリックなどのスパイスを生理食塩水のお湯に加えて､鼻洗浄（ジャラネーティ）をしてみましょう。しかし、あまり刺激が強くなると、鼻が乾燥しますので、鼻洗浄の終了後、ゴマ油などを綿棒などに浸けて鼻孔内に塗っておきます。アーユルヴェーダでは、とにかく一般の食材を使いますので、副作用の危険性は極めて少ないですが、もし不快感があれば、中止してください。

症状別セルフケア4

夏バテ

夏になると、さっぱりしたものがおいしく感じられ、ショウガやワサビがきいた汁をかけたそばやソーメンが欲しくなります。カレーライスの売行きもよくなるようです。よくカレーには、体を冷ますスパイスが入っているから夏によいと説明されます。確かにカレー粉中のコリアンダーはピッタを鎮める作用を持ってはいますが、カレーが夏に売れるもっと大きな理由は、中のスパイスが消化を助けるからだと考えられます。元来スパイスはアグニ（消化の火）をあおるものですので、消化の力が低下した季節に需要が増すのでしょう。

夏になって痩せる人の場合、アグニの低下により消化・吸収が低下し栄養分が体内に取り込まれないために痩せます。それがひどくなりますと、食欲の不振となり、手足がだるく、体力がなくなり、眠い、あくびが出る、発汗過多、消化不良、思考力の低下、だるい、喉がかわく、ボーッとする、寝つきが悪い、ほてる、足腰が重苦しい、横になりたいなどの夏バテ症状が出るのです。また夏にピッタが増加すると、それをバランスするために自然と冷たいものを欲しがりますが、冷たい飲食物をとると、さらにアグニを低下させることになります。また冷たい食物やクーラーなどで体が冷えすぎると今度はヴァータが乱れることになって、病状はさらに複雑になるのです。

夏に汗をかくことは、浄化を促すことになります。夏は汗をかくべき時なのです。汗をかくことをいやがって適温の部屋に1日中こもりっきりでいますと、体力も増加しません。そのことを理解しながら、セルフケアでは、❶食事のとり方と内容に気をつける、❷環境条件、生活習慣を整える、❸ヨーガのポーズや呼吸法によりアグニを調整する、といった対策を取ってください。

❶食事のとり方と内容に気をつける

食事時間を規則正しくする。食物の量は腹7分目から6分目にして（他の季節より少なめが適量です）、よく噛んで（1口32回）ゆっくりと食事をします。甘い果汁や穀物、ミルク、白湯などで体を冷ましますが、冷たい水分は、体を冷やしてヴァータを悪化させることになりますので、控えましょう。

❷環境条件、生活習慣を整える

暑くて汗をかいても、できるだけ自然の風を入れるようにします。昼間は暑さが厳しいので、老人や小児は、室内で仕事をしましょう。寝室には、刺激する色は避けてできるだけ、青や緑など海や自然を思い起こさせるような色を使ってピッタを鎮めます。また、香りとしてペパーミントやローズ、サンダルウッドなどのピッタを鎮める香りを使うのもよいでしょう。また、起床後など、爽やかさを強調するために小川のせせらぎなどの自然音を室内に流すという工夫をするのもよいでしょう。

❸ヨーガでアグニやピッタを調整する。

160ページで紹介しています。

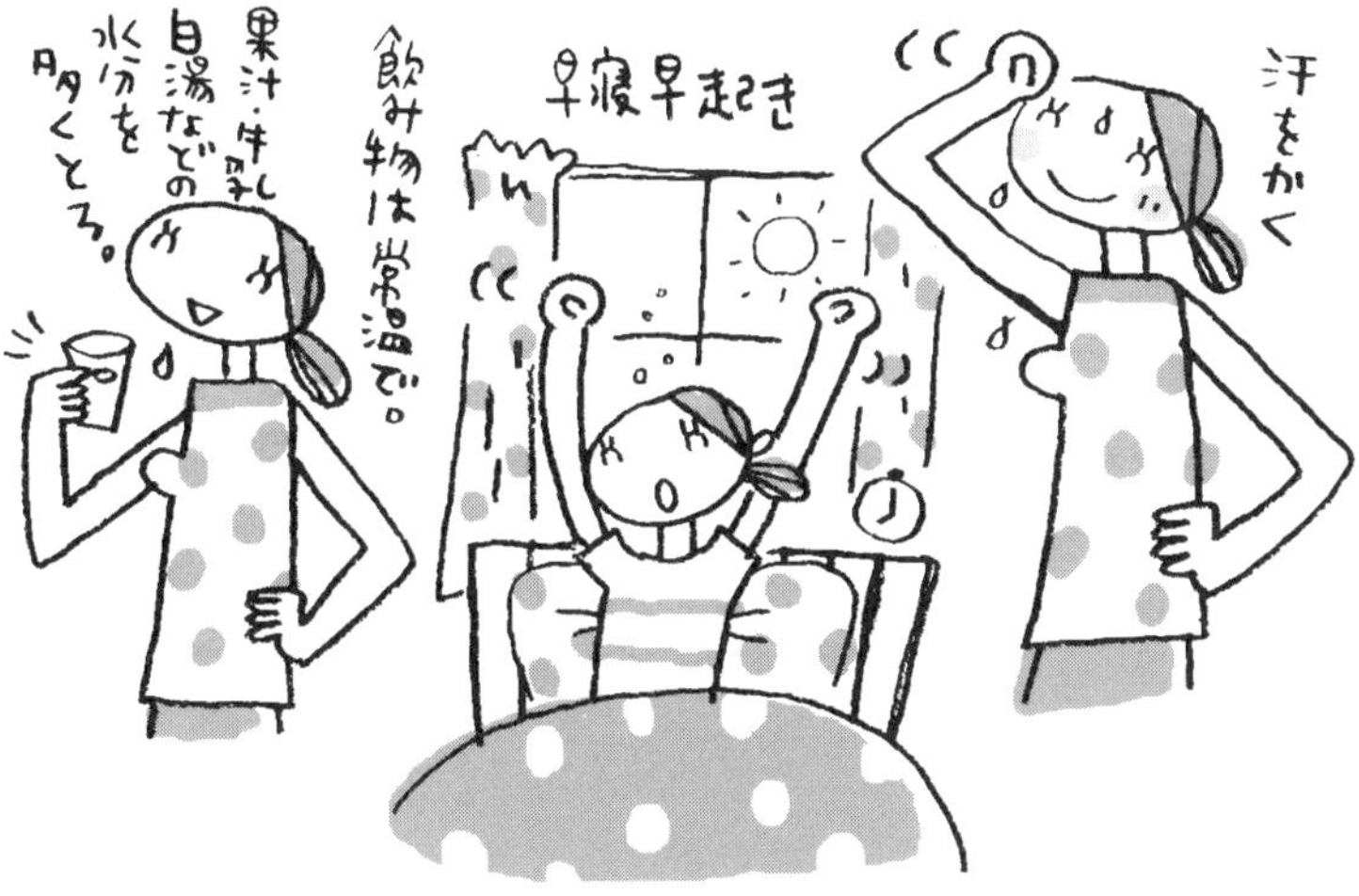
汗をかく
早寝早起き
飲み物は常温で。
果汁・牛乳
白湯などの
水分を
多くとる。

夏バテを予防&解消するヨーガ

夏バテ対策のポイントは、夏のピッタやアグニの変化に合わせて暮らし、夏のよい面を味わうことです。大切なのはアグニに応じた生活をすることです。夏に消化力が弱っているのに無理にスタミナ料理を食べたり、クーラーの効いた涼しい部屋で過ごしていると、逆に体力が弱ってしまいます。夏は汗をかくべき季節です。汗は過剰なピッタを浄化することになります。そこで夏バテ防止のヨーガはアグニを高めるようなポーズをクーラーが効きすぎない部屋で行うことが大事です。

◎サハジャアグニサーラ◎

消化を高める呼吸法

夏バテに関係するアグニを高める効果がある呼吸法です。息を吐いた後、息をしばらく止めてその間、腹筋を使ってお腹をふくらませたり凹ませてみます。そして無理のないところでゆっくり息を吸っていきます。ここまでで1セット。3、4セット行います。この方法は「ソーラー・システム」(太陽組織)を活性化させて、消化の促進、毒素の排泄の促進、栄養素の同化作用、循環促進作用、便秘解消作用、腹部の筋肉の強化などに効果があるといわれています。ただし食後3時間、心臓病、高血圧、妊娠中、生理中は行わないようにしてください。

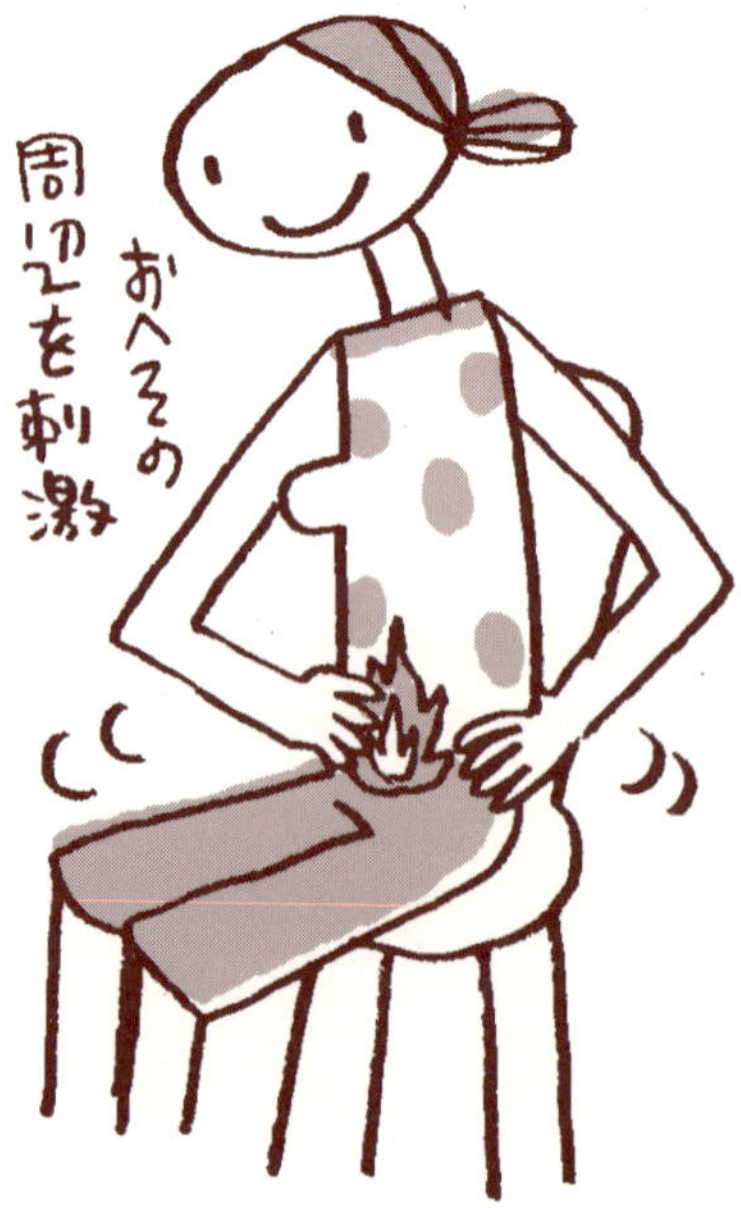

背中を伸ばすポーズ
パシチモッターナ・アーサナ

両足を伸ばし座ります。息を吸いながら両手を頭上に伸ばし、息を吐きながら背中を伸ばすようにしながら足先をつかみお腹に心地よい刺激を。

1

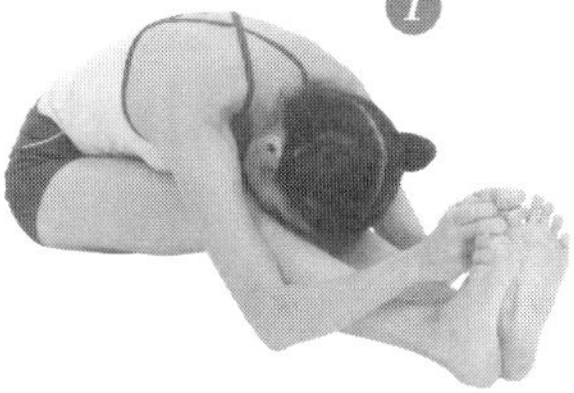

2

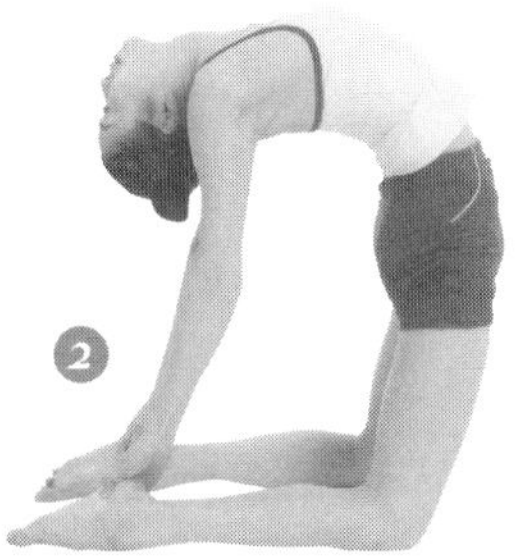

らくだのポーズ
ウシュトラ・アーサナ

膝立ちをして立ちます。両手を後ろに回し、かかとをつかみます。その後、息を吸いながらできる範囲で腰、お腹、胸を前に押し出し広げていくようにします。

3

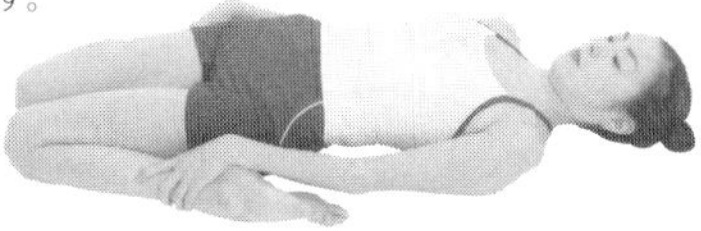

眠れる英雄のポーズ
スプタヴィーラ・アーサナ

正座から足を外に出して“おばあちゃん座り”のようにします。上体をゆっくり後ろに寝かせていきます。腰やお腹が気持ちよく開かれていくのを感じ取ってください。

4

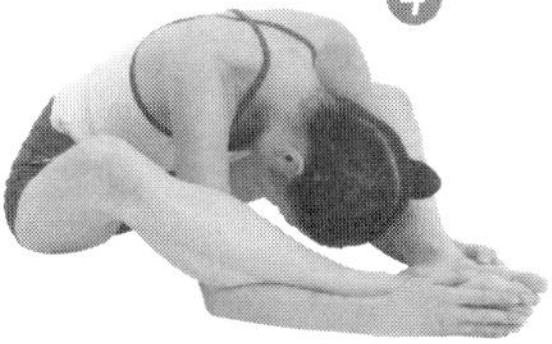

亀のポーズ
クールマ・アーサナ

足裏を合わせ、ひし形をつくるようにします。その足の中に両手を入れて足先を持ちます。頭は亀が甲羅の中に入れるように納め、腹部を意識し自然呼吸で 2、3 分じっとポーズを保ちましょう。

5

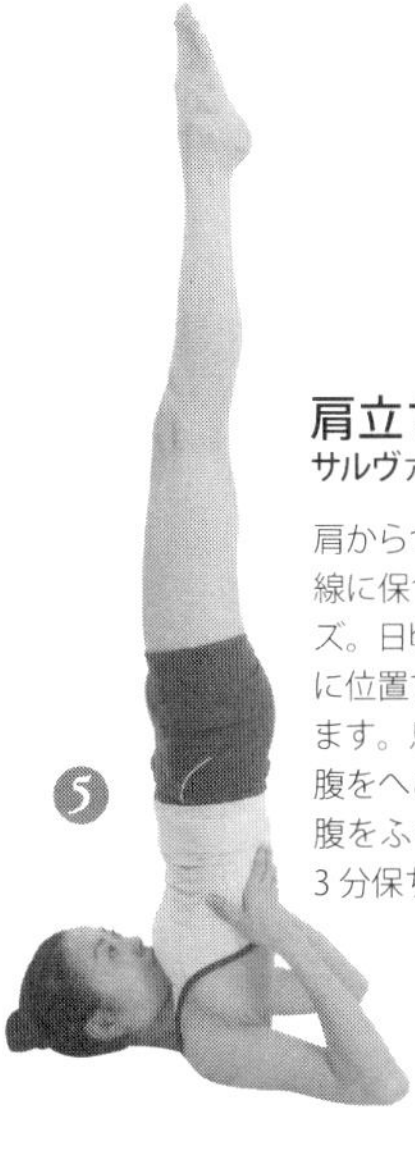

肩立ちのポーズ
サルヴァーンガ・アーサナ

肩からつま先までを一直線に保つようにするポーズ。日頃は心臓よりも下に位置する足を上げています。息を吐きながらお腹をへこませ、吸ってお腹をふくらませながら 2、3 分保ちましょう。

症状別セルフケア5

頭痛

体質も基本的なものに3種類あるように、種々の症状も3タイプに分けて考えるのがアーユルヴェーダの特徴でしょう。頭痛でも、緊張や不安、冷えなどによる後頭部の筋緊張性頭痛は典型的なヴァータ性頭痛です。1日中じっとしていて頭や体が重い感じというのはカパ性頭痛、ズキズキする片頭痛などで熱い感じがするのはピッタ性も加わった頭痛といえます。これらの3種類は、ドーシャがバランスすれば改善したり、悪化すれば出現したりします。しかし、アーマ性頭痛は、常に頭痛が続いたり、頭痛が不規則に起こります。つまり、痛みというのはヴァータの乱れで出現するのですが、ヴァータが乱れる原因として、ピッタやカパの増悪やアーマの蓄積があるわけです。

頭痛の処置としては、各ドーシャの乱れを鎮静化すると同時に、アーマ性のものは、アーマパーチャナも行うことが必要です。

効果的なドーシャの鎮静法では、ヴァータ性頭痛に対して、ヴァータを鎮静化させるオイルマッサージです。とりわけ頭のマルママッサージ(120ページ参照)は速効性がある場合が多いようです。シローダーラー(スタパニマルマなどへの頭部滴油療法)だけでも効果がありますが、ナツメグ粉のペーストを温めて額などに塗るとさらに効果が高まるでしょう。

ピッタ性頭痛では、白檀粉を水で練ったクーリングペーストを使う方法がすすめられています。カパ性頭痛では、ユーカリのスチームを浴びた後に、ショウガ粉を水で練ったウォーミングペーストでマッサージします。

もちろんこれらの対処法以前に、バランスのとれた規則正しい食生活や規則的で適度の運動、十分な睡眠などの生活全般の注意も重要です。

なお、頭痛も、重症高血圧、脳腫瘍や脳卒中の前ぶれという場合もありますので、かならず医療を受けながら、アーユルヴェーダのケアを併せて行うことが大切です。

症状別セルフケア6

肩こり・腰痛・背痛

吹きすさぶ乾いた木枯しが、体を冷やす秋にヴァータを乱した時や、普段の無理や睡眠不足などが重なり度を越すと、肩こり・腰痛、背中の痛みなどのヴァータ性の疾患が起こります。しかし、前述した頭痛と同じように、ヴァータを乱す原因があります。つまり痛みはヴァータの乱れが原因ですが、そのヴァータの乱れを起こす、そのまた原因があるのです。それは、ピッタが増大した場合、カパが増大した場合の、二次的な結末としてヴァータが増大することの方が案外多いからです。ですから、痛みというとすぐにヴァータというわけではありません。

しかし、痛みは最終的にヴァータが悪化して起こるわけですから、ヴァータを鎮静化するマッサージが効果的です。特に、パンチャカルマの浣腸療法（バスティ）は最適な治療です。実際、長年の腰痛が、バスティを1回行ったその日に改善した例がありました。

ただし、痛みの原因となるヴァータ性、ピッタ性、カパ性、アーマ性という発症機序を理解して対処しないと悪化させてしまうこともありえます。痛みは、最終的にヴァータが悪化しているわけですが、その原因としてピッタやカパの増大、アーマの蓄積ということがありえるわけです。特に運動不足や筋力不足により、カパやアーマが蓄積してヴアータが悪化し、痛みが起こることも多いものです。

ですから、頭痛と違い、マッサージだけではなく、適度な運動やストレッチ、特にヨーガが最適です。ヨーガが、通常の体操よりも腰痛に効果があることは、有名なアメリカの医学雑誌「Annals of Internal Medicine誌（2005年143号）に報告され、科学的にも実証されています。

ただし、ヨーガをしても腹筋や背筋の力は十分にはつきませんので、筋肉トレーニングも追加するとよいでしょう。また、足下を冷やすと、肩こりや腰痛が悪化します。食事が多すぎてアーマが蓄積することも、とりわけ肩こりの原因になります。

症状別セルフケア7

吐き気・嘔吐

外傷後などの吐き気や嘔吐は、救急を要する事態ということあるので、安易に家庭療法を行ってはいけません。また、胃腸疾患で起こる嘔吐も、癌や潰瘍ということがあります。このような場合も想定し、原因がわからない場合は、まずは医師を受診してください。しかし、軽いつわりや食べ過ぎなどで起こる場合は、家庭療法で対処しましょう。

アーユルヴェーダ的には、吐き気は、まさに胃にたまったカパを浄化する正常な反応です。ですから、吐き気止めなどでおさえるべきではない場合も多くあります。まずは、食事の内容や量が問題ないか、さらには規則正しく食事をしているかどうかをよく反省して、消化しやすくてアグニ（消化の火）を高める食物を適量とるようにしましょう。基本的に、各種スパイスはアグニを高める作用がありますが、柑橘系の果実や玉ねぎなどにも類似の作用があります。

カパの増大が強い場合は、玉ねぎの絞り汁2分の1カップとはちみつ小さじ2を混ぜたドリンクを。ピッタの増大が強い場合は、1カップのお湯にライムジュース10滴と氷砂糖小さじ2分の1、さらにベーキングソーダ小さじ4分の1を混ぜたドリンクを。しかし一般的な吐き気には、レモンとはちみつ等量（小さじ1ずつ）のドリンクがおすすめです。

◎吐き気に効くレシピ◎

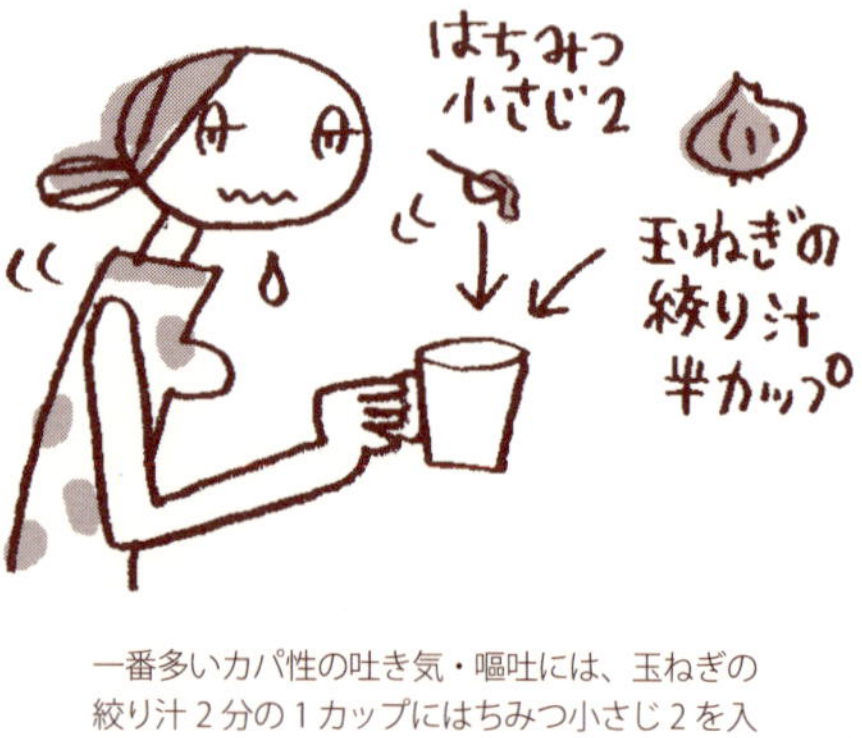

一番多いカパ性の吐き気・嘔吐には、玉ねぎの絞り汁2分の1カップにはちみつ小さじ2を入れたドリンクが効きます。

症状別セルフケア8

下痢

下痢は、ピッタが悪化した状態を浄化しようとする正常な反応という場合が多いようです。しかし、アグニが低下して消化しきれない状態になった時に起こる場合もあります。体にとって毒になるものを摂取した場合や、細菌が産生した毒素を排泄しようとして下痢を起こす場合、または過敏性腸症候群の場合も多くあります。このように種々の原因が考えられますので、まずは医師を受診してください。その上で特に疾病がないとか、精神的なストレスが原因だとわかった場合にだけ、家庭療法を試してみましょう。また、とりわけ高齢者や小児では、下痢をした後には脱水を起こしていますので、それへの対処も忘れてはいけません。

　アーユルヴェーダ的には、青いバナナを煮て、ショウガ粉とギーをかけてとります。青いバナナが手に入らない時は、皮をむいて切ったりんごを煮て、そこにギーとカルダモン、ナツメグを振りかけて食します。他に、ラッシー（ヨーグルトと水を1対1）に、すったショウガを入れて飲む方法もあります。習慣性の下痢には、オオバコや玄米の炒った粉（シガリオ製・188ページ）などを、毎日多めに摂取すると改善することがあります。

　ハーブ処方では、ショウガ粉小さじ2分の1と、黒砂糖小さじ1を白湯に混ぜたドリンクがおすすめです。急性下痢には、フェンネル粉とショウガ粉を小さじ2分の1ずつ混ぜたものを、噛むようにとる処方がよいでしょう。

◎下痢に効くレシピ◎

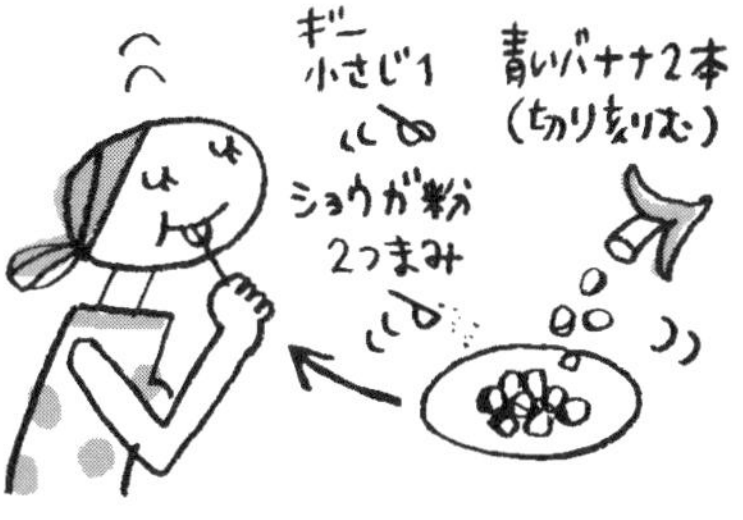

熟していない青いバナナ2本を皮をむいて切り刻み、ショウガ粉を2つまみとギー小さじ1をかけて食べます。

症状別セルフケア9

便秘

便秘は、癌が原因することもありますので、必ず医師の診断を受け、生活習慣などに起因するものだということがわかってから、アーユルヴェーダの治療を試みてください。

アーユルヴェーダでは、ヴァータ、特に下腹部のアパーナヴァータが悪化したために起こると考えます。しかし、アパーナヴァータだけでなく、まずは頭部のプラーナヴァータが悪化して、アパーナヴァータの悪化を引き起こしている場合も多いのです。プラーナヴァータの悪化とは、まさに精神的ストレスがかかっていることを意味しています。この場合は精神的な安らぎを得るヨーガのポーズ、呼吸法、瞑想法などを行うことで、自然に便秘や肩こりなどが改善する例もあります。

また、食事の内容に問題がある場合も多くあります。食物繊維の多いものがよいことはわかっています。しかし、食物繊維の中で、水にとけない食物繊維（セルロースなど）は、たくさん摂取しすぎると、その「粗性」ゆえに、ヴァータを悪化させ、強い満腹感をもたらすことがあります。適当な量の野菜と果物特に水溶性食物繊維であるペクチンを含むりんごを摂取するとよいでしょう。

老人の便秘は、低緊張性便秘ともいわれ、運動不足などが原因です。適度な運動が必要となる便秘です。また体内の潤いが少なくなるために起こる便秘も老人では多くあります。まさに、これらはそれぞれ、カパやヴァータが増大して起こる便秘です。アーユルヴェーダ的には、ヴァータを鎮静化するために、ギーと牛乳をとることをすすめます。寝る前に小さじ1〜2のギー（精製バター）を温かい牛乳コップ1杯に入れて飲みます。ちょっとショウガ粉を入れてもよいでしょう。また、浄化の目的では、ショウガ粉とヒマシ油を一緒に摂取します。また、腹部を「の」の字にマッサージすることや温野菜や果物を毎日摂取することもヴァータを鎮静化して便通を促します。一方、カパ性便秘には、適度な運動が必要です。

症状別セルフケア10

二日酔い

二日酔いは、アルコールが、肝臓のアルコール脱水素酵素により分解されてアセトアルデヒドになって、体内へ蓄積したために起こる中毒症状だといわれています。アセトアルデヒドを分解するアセトアルデヒド脱水素酵素の活性を高めれば、アセトアルデヒド（毒素）が少なくなり、二日酔いの症状を軽減することができます。この働きをするものの代表が、ウコンです。

ウコンを摂取すると、中に含まれる精油成分が胃腸を活性化させ、含有成分の色素クルクミンが、アセトアルデヒド脱水素酵素を活性化させアルデヒドの浄化を促します。その結果二日酔いが予防できます。ウコンは、飲酒の前にとるとよいでしょう。また二日酔いによる吐き気や食欲不振、頭痛などの症状で苦しんでいる場合には、日本人なら、梅干しにしょうゆをたらし番茶を注ぎ、さらにそこにショウガ粉を加えたレシピが効果的です。

アーユルヴェーダ的にいえば、二日酔いは、お酒により体内のピッタが増大し、消化の火であるアグニが働かなくなった状態です。そこでウコンの辛味や、梅干しの酸味としょうゆの塩味でアグニを調整します。またウコンの苦味や番茶の苦みがピッタを冷ますのです。同じような味を持つ、レモンとショウガなども効果的です。

◎二日酔いに効くレシピ◎

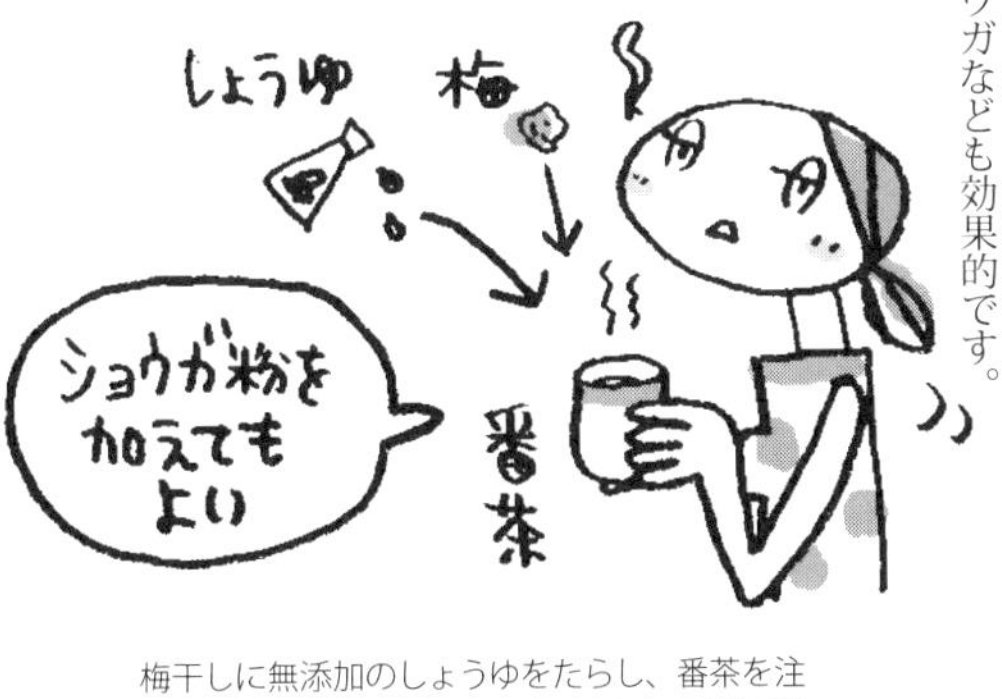

梅干しに無添加のしょうゆをたらし、番茶を注ぎます。ショウガ粉を加えるとさらに効果がアップします。

症状別セルフケア11

女性のケア

アーユルヴェーダでは、女性の健康を重視しています。アーユルヴェーダの診療科である産科学（アーユルヴェーダでは小児科学に含まれる）や強精法科には、女性の健康管理について記載してあります。これには、特に生理中や性行為、妊娠中の注意などが指示されています。

たとえば、大人になった男女（成長が終わった段階の男24歳、女16歳が結婚適齢期としています）が、パンチャカルマに基づく浄化療法を受けて、生殖組織の機能を高める薬草（アシュバガンダ、シャタヴァリー）を飲むことにより、健康状態を改善した後、よい日のよい時間帯にマントラ（真言）を唱えながら性行為をすれば、その女性は、よい子孫を産むことができると教えています。

また、アーユルヴェーダでは、授精時の両親の体質やドーシャバランスの状態が、子供の体質を決定するとしています。ですから、酒に酔ってピッタが増大したお母さんが子供をつくると、ピッタ体質の怒りっぽい子供が生まれやすいし、タバコをよく吸う母親からは、ヴァータ体質のイライラしやすい子供が生まれやすいというわけです。

また、女性は、妊娠前の生理期間中には、肉体的・精神的ストレスや性的刺激を避けるべきで、それがよい子供を産むことにつながると教えらます。

この他にもインドには女性の健康を守るための習慣が多く残っています。たとえば産後の女性は、炊事をすることを禁じられています。また生理期間中の女性は、不浄とされ、種々の社会活動を制限されています。

このような習慣は、女性蔑視だという人もいますが、女性の産後の肥立ちをよくするための習慣であり、女性を大切にするインドの伝統の現れだという解釈もなされています。

インドでは、女性の大統領も出ています。日本と比較して貧困な国ではありますが、女性が活躍しやすい環境が、アーユルヴェーダの教えのもとに自然に守られているのでしょう。

生理時の対処法

アーユルヴェーダでは、生理とは、浄化のための自然現象であり、なおかつヴァータが増大しやすい時期だと考えられています。生理中に浄化を完了させるために以下のような注意が必要だとしています。❶十分な休息＝寝ているという意味ではなく、仕事をセーブする程度。ただし性行為は控えないとヴァータが乱れます。❷昼寝を控える＝昼寝をすると体内の循環が悪くなり、オージャスが流れる通路（スロータス）を閉塞してしまうからです。❸運動は控える＝15〜30分の軽い散歩や早足程度。ヨーガのポーズでは、ねじり、膝の後ろをのばす（アパーナを調整する）などのポーズがおすすめです。❹生理中は洗髪を控える＝頭部をさわるとアパーナが乱れるから。❺意識を内側にむける＝浄化の時期ですから、自分の心と体に注意を向けます。❻軽く温かく消化しやすいヴァータを鎮静化する食事を＝生理中はアグニが低下しています。炭酸飲料はヴァータを悪化するのでよくありません。冷たい飲食物は控えます。チーズ、ヨーグルト、肉、チョコレート、揚げ物は特に控えます。❼頭部マッサージを控える＝ヘッドマッサージのしすぎは、ヴァータを悪化させることになります。ですから生理の初日は、洗髪や、頭部や顔のトリートメントは控えます。毎日のアビヤンガも控えます。❽五感の過剰な刺激を避ける＝生理中は色や香り、音に敏感なので刺激的なものは避けます。

◎生理時に控えること◎

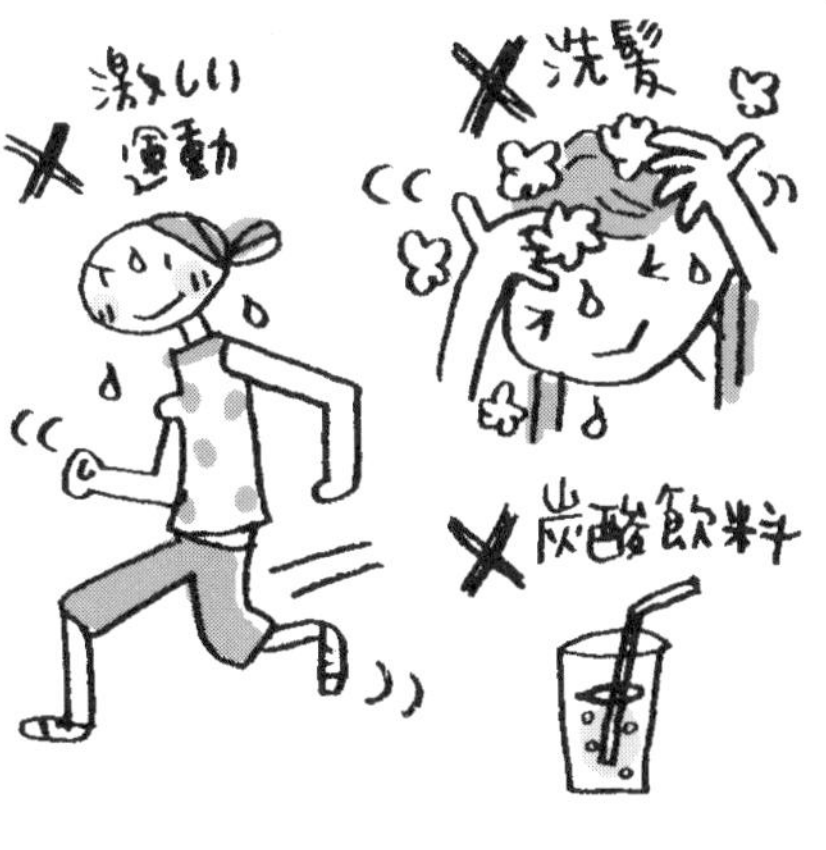

更年期の対処法

基本的に、更年期障害は、３タイプに分類できます。ヴァータ性更年期障害は、気分の変動、皮膚や粘膜が乾燥、便秘か下痢、不眠、不安、性欲が落ちるなどの症状が目立ちます。ピッタ性更年期障害では、怒り、敏感、短気、顔面紅潮、出血過多、皮膚病などが主症状となります。カパ性更年期障害では、アーマの蓄積が関与し、重い感じ、眠気、やる気が起きない、体重増加、肥満、むくみ、コレステロールや中性脂肪の高値が特に目立つようになります。

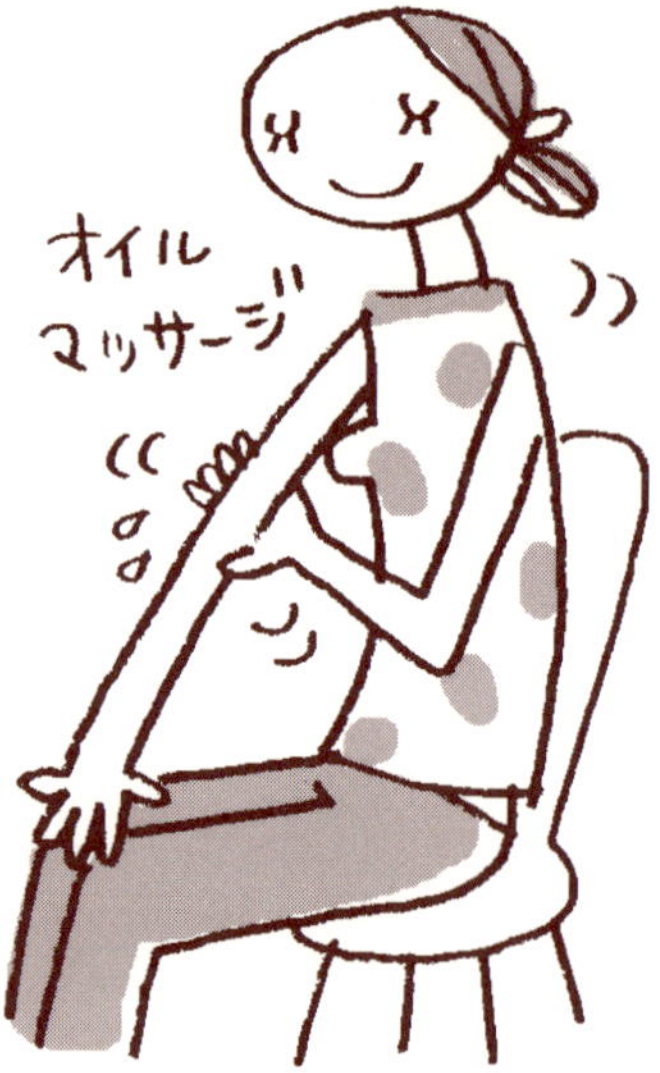

治療としては、ヴァータやその他のドーシャをバランスさせる生活が大切です。鎮静療法としては、毎日のオイルマッサージやハーブ製剤をとることです。ハーブ製剤は、生殖器を若返らせるシャタヴァリー、アロエゲル、サフラン、アシュヴァガンダなどで、日本でも専門店で購入できます。特にピッタ性の場合は、抗ピッタの薬草であるアロエゲルやサフランミルクが、カパ性の場合には抗カパ薬草であるトリカツ（トリカトゥ、ショウガ、黒コショウ、長コショウの３つの混合物・１４５ページ参照）などのホットスパイスやアロエゲルがおすすめです。

浄化療法としては、食事にも気をつけアーマをためないようあるいは除去するようにします。また更年期は、女性ではなくなるという喪失感によって心のドーシャを乱し、メンタル・アーマをためて病状を悪化させます。心へのアプローチであるヨーガを毎日行うとよいでしょう。

眼精疲労

目はピッタの座す場所です。ですから眼精疲労は目を使いすぎてピッタが乱れた状態です。ドライアイは、さらにヴァータの乱れが加わって乾燥が強くなった状態です。このような目の異常に対するアーユルヴェーダの特徴的な治療が、ネートラ・タルパナと呼ばれる眼球のオイル浴です。

オイルは、ピッタを鎮静化するギー（無塩バターから作る精製バター。作り方は146ページ参照）あるいはギーにトリファラーと呼ばれる薬草の果実の粉の混合物を溶かし込んだ薬用オイルを使います。

あお向けに寝た状態で、水で練った小麦粉で目の周りに堤防を作り、そこに38度程度に温めたギーを注ぎ入れます。最初は目を閉じたままで注ぎ入れた後、目を開けて眼球を左右に動かします。眼球浴をすると、目がさっぱりする上に、体もすっきりする感じがします。

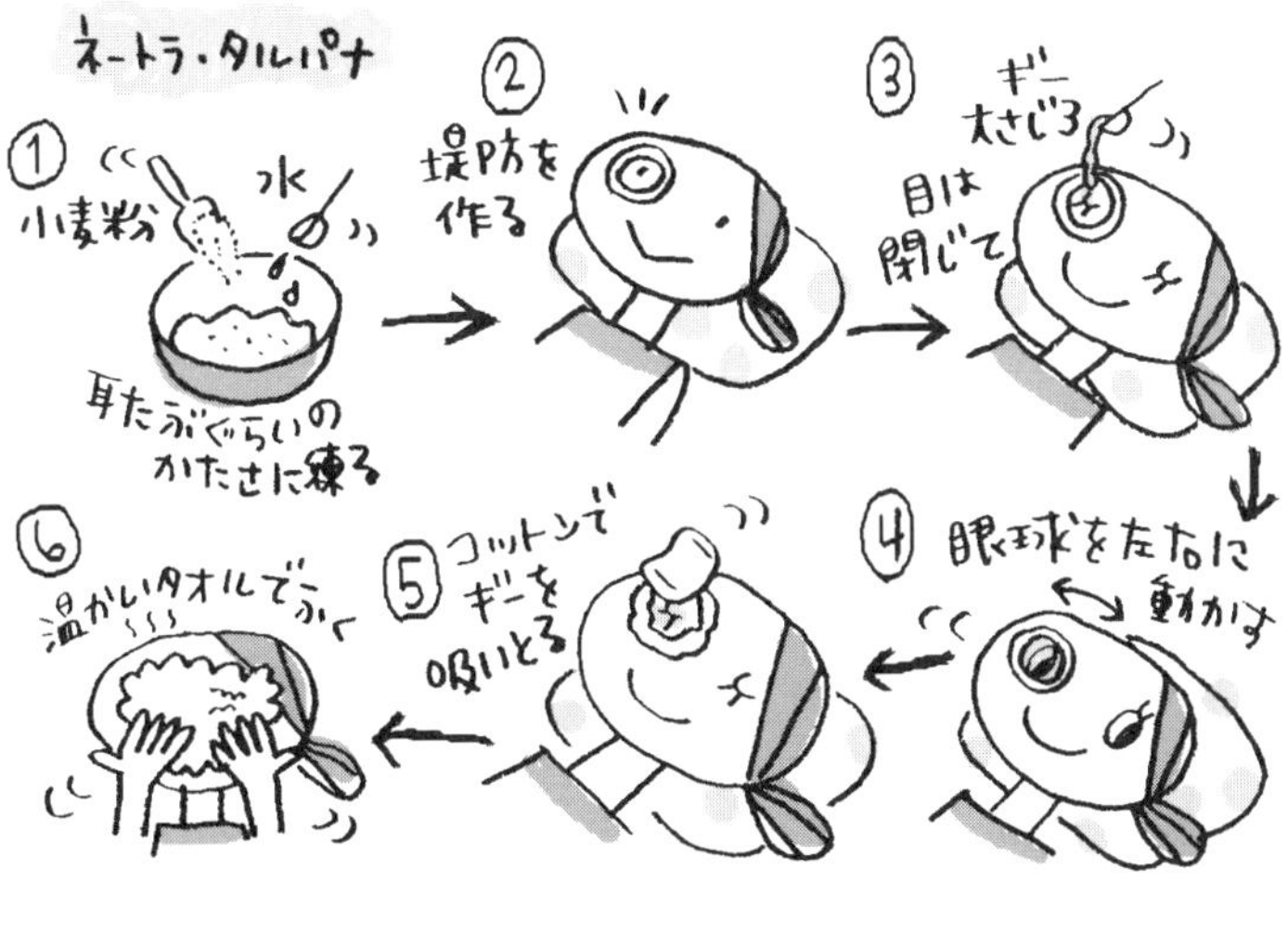

症状別セルフケア13

皮膚炎

皮膚炎の多くは、アーマの蓄積とピッタやカパの乱れが原因して起きます。また、乾燥が強い症状の場合は、ヴァータの異常も加わることもあります。

●**鎮静療法**　ピッタの乱れに対しては、刺激物や塩分を控えましょう。酒もピッタを乱すもと。またカパを乱さないよう、揚げ物や肉類、動物性食品を控えましょう。オイルマッサージには、ターメリックオイル（作り方は下記）を使ってみましょう。メンタル・ドーシャに乱れの対しては、怒ったり敵意を持ちすぎないこと。そのため瞑想や呼吸法（102ページ参照）を励行します。

●**浄化療法**　特に夕食を少なく軽いものにするなど、食事を完全に消化させるように気をつけましょう。カパの乱れが強い人では、次のような家庭できる瀉下《しゃげ》療法がおすすめです。ショウガや白湯飲みを励行してアーマをためない、週1日だけ小食で過ごしてアグニを立て直す、などです。

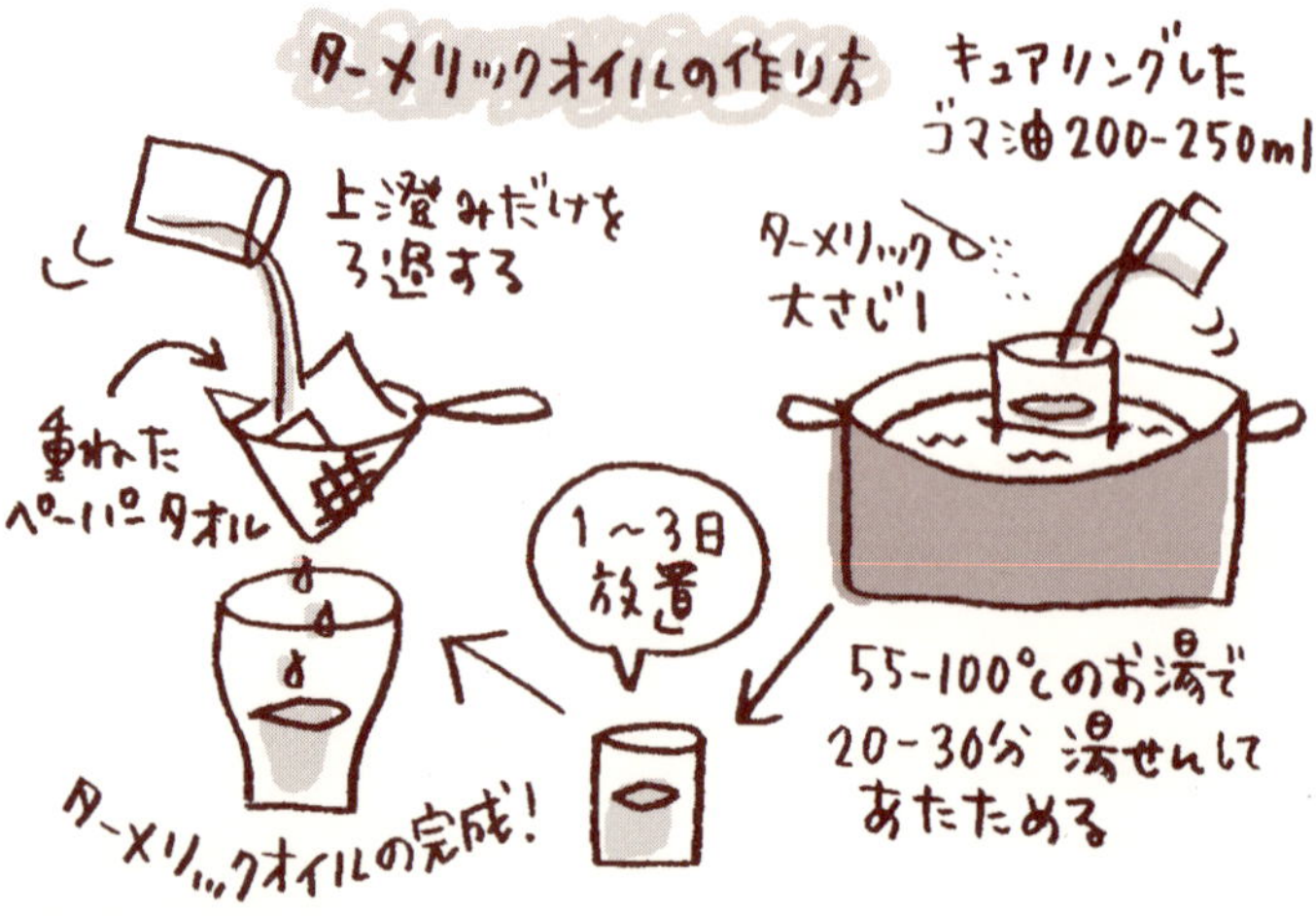
ターメリックオイルの作り方
キュアリングした
ゴマ油200-250ml
ターメリック
大さじ1
55-100℃のお湯で
20-30分 湯せんして
あたためる
1~3日
放置
上澄みだけを
ろ過する
重ねた
ペーパータオル
ターメリックオイルの完成!

症状別セルフケア14

疲れやすい

疲れやすい時は、カパやヴァータの異常や、時にはアーマの蓄積が加わっています。ほとんどの場合は、アグニが弱り、オージャスが低下しています。

●鎮静療法　夕方や労働の後に出てくるヴァータの乱れには、休息することが必要です。黒砂糖、甘草、ショウガ入りのハーブティーなどをとるのもよいでしょう。温めたゴマ油によるオイルマッサージの後に休息するともっと効果的。朝方からだるいのはカパの乱れ、熱めの入浴でさっと体を温めます。夕方の食事を少なくし、揚げ物や肉は食べない、朝食も温めた牛乳にショウガとウコン、シナモンなどを入れたものだけにします。入浴の時は室内にスパイシーな香りを使うのもよいでしょう。メンタル・ドーシャの乱れに対しては、瞑想と呼吸法、ヨーガのアーサナを。

●浄化療法　ショウガや白湯飲みを励行します。特に夕食は少なく軽いものにしましょう。

症状別セルフケア15

不眠

頭がさえて眠れない状態とは、ヴァータやピッタの乱れた状態です。不眠には次の6つのケアがおすすめ。❶入浴、セックスをする。❷頭、顔、額に白檀クリームなどを塗る。❸オイルマッサージを受ける。❹好みの香水や音楽に親しむ。❺気持ちがよいベッドに眠る。❻指圧やマッサージを受ける。

まずは、温めのお風呂に入ってヴァータを鎮めます。お湯の中にラベンダー、サンダルウッド、ローズなどを入れるとヴァータとピッタが鎮静できるでしょう。アロマポッドに数滴のアロマを滴下するのもおすすめ。枕下に置いておくとよいでしょう。ハーブが好きな人では、体質や体調別にサシェを作りそれを浴剤としても用いてもよいでしょう。サシェのアロマは、ヴァータにはカモミールやラベンダー、ローズマリーなど、ピッタにはローズ、ゼラニウム、ベルガモットを、カパにはユーカリやティートリー、レモングラスなどを入れます。

column インドの知恵 5

舌で健康状態をチェックしましょう

アーユルヴェーダに限らず、伝統医学全般に、部分＝全体というフラクタル概念があります。たとえば、耳や足に全身が反映されるリフレクソロジーや、虹彩に全身が反映される虹彩診断です。アメリカのニューメキシコあるアーユルヴェーダ研究所ヴァサント・ラッド氏は、舌には下図のような全身の対応があるといっています。このような対応関係を実証するデータはありませんが、古来からいい伝えられてきた事柄ですので、研究する価値はあるでしょう。

このような対応関係の細部が正しいかどうかは別にして、現代医学でも、舌には胃腸の状態が反映されることがよくいわれています。ぜひ、毎朝洗顔後に、自分の舌を眺める習慣をつけましょう。人間というのは、自分の体の異常に注意を向けるだけでも、生活習慣を改善させる大きな動機づけになります。実際、血圧を計る習慣を身につけるだけで、薬を飲んでいなくても、血圧が低下することが知られています。

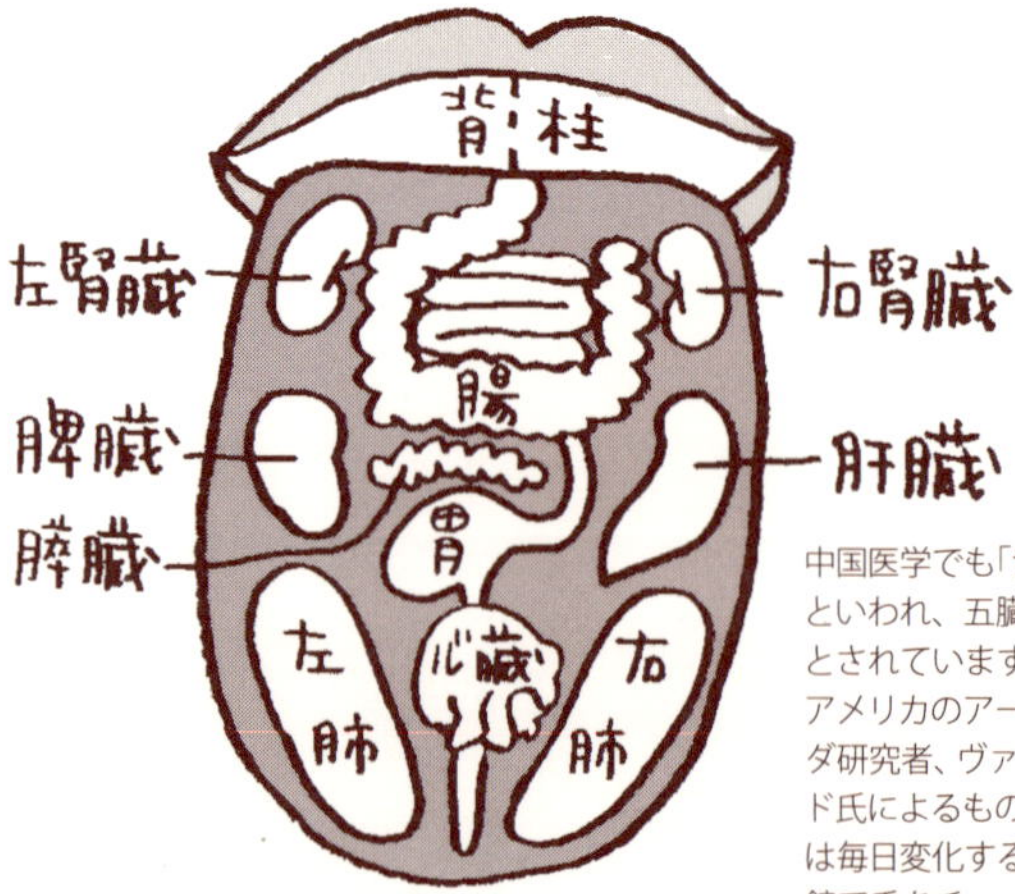

中国医学でも「舌は体の鏡」といわれ、五臓を反映するとされています。この図は、アメリカのアーユルヴェーダ研究者、ヴァサント・ラッド氏によるもの。舌の様子は毎日変化するので、毎朝鏡で舌をチェックする習慣をつけるとよいでしょう。

Chapter 6

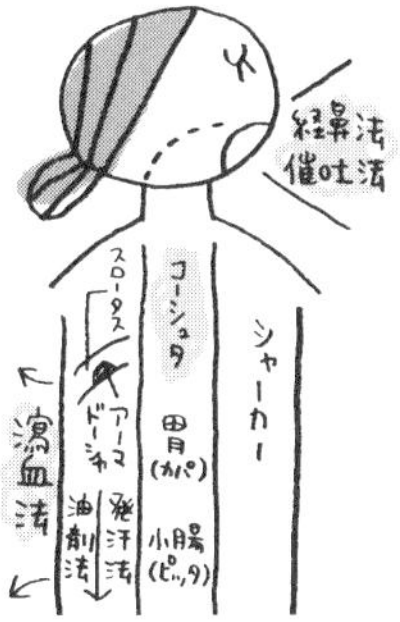

アーユルヴェーダの浄化療法

心身を浄化するパンチャカルマ

　パンチャカルマとは、心身にたまった老廃物をデトックス（浄化）することで、病気の治療ばかりでなく、病気の予防や健康増進を目指すアーユルヴェーダの代表的治療法です。人体を浄化することで、人間が本来持っている自然治癒力を呼び覚ますことをめざしています。アーユルヴェーダでは、「汚れた布をきれいに染めるには、一度洗濯してからでないと、きれいに染まらない」といわれるように、その治療を成功させるための基本的な方法です。若返り効果も期待できることから、以前から欧米でも注目されてきました。

　その概念は、体内に蓄積したマラ（生理的な老廃物）や、アーマ（病的な未消化物・不完全燃焼物）などとともに、過剰に蓄積したドーシャを体系的で順序だった方法で、排泄することにより心身をきれいにするというものです。パンチャとは「5」、カルマとは「行為」という意味で、中心処置に5つの方法があることから、そのように呼ばれています。またパンチャカルマは、前処置→中心処置→後処置との順番に行われます。

❶前処理

　パンチャカルマは、アーマ・パーチャナを3〜7日間行った後に受けるのが普通です。なぜならアーマは、治療の前にできるだけ消化させ排泄しておく必要があるからです。

　前処置は、胃腸の中から体内に油（主にギー）を染みこませる油剤飲用法（スネーハ・パーナ）から始まります。これによりアーマや過剰なドーシャを溶かして動きやすくします。油剤法(スネーハナ)で最も有名な方法は、外から油（主にゴマ油）を染み込ませるオイルマッサージ（アビヤンガ）です。アビヤンガは、約40分間、2人の術者から、温かい油を使って左右同調したマッサージをされるため、夢のような心地よさを体験できます。アビヤンガの後には、シローダーラーを行います。これは39～40度の温かい油を額に垂らし、一種の瞑想状態を体験させることで、心を浄化する方法です。これらの油剤法は、この後に続く浣腸法や瀉血《しゃけつ》法などの負担の強い中心処置によって体内のヴァータが乱れることを防ぐためにも必要となってきます。

その後、約20分間かけて発汗法（スウェーダナ）である薬草の蒸気サウナを行います（頭だけは熱くしない）。温めることで体内の通路（スロータス）を開放させて、油に溶けた過剰なドーシャなどを、皮膚や消化管の中に分泌させやすくします。

油剤法と発汗法を兼ねた方法がピッチチリです。これは、熱めの油を全身にホースでかけるものです。油が体の内と外の境界をなくし、自分と周囲とが1つになった感覚を体験できます。精神的なストレスの解消と発汗による心身の浄化ができます。

❷中心処置

以上の前処置により消化管や皮膚に分泌された

●パンチャカルマの原理

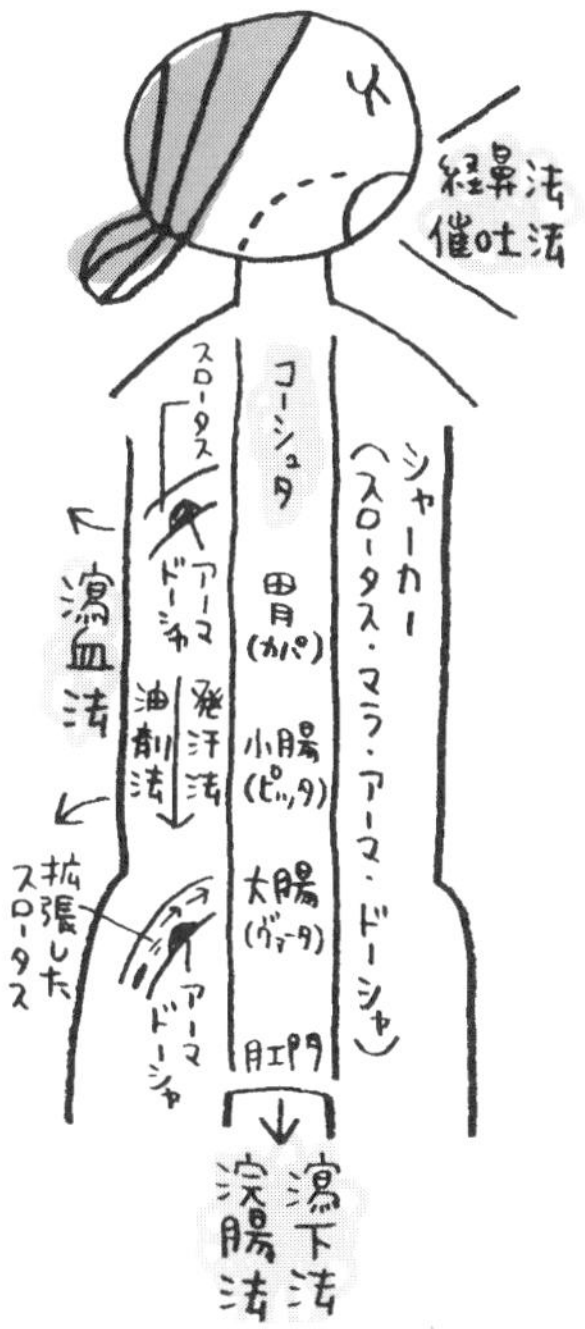

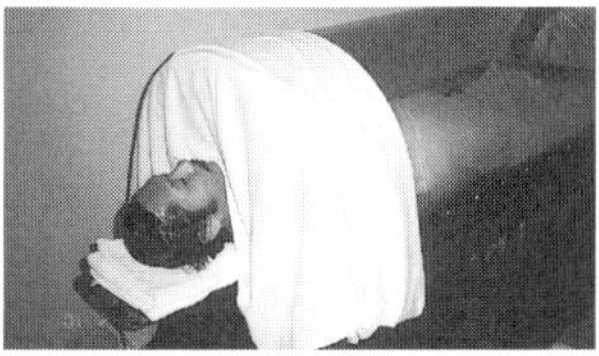
全身発汗法 スウェーダナ

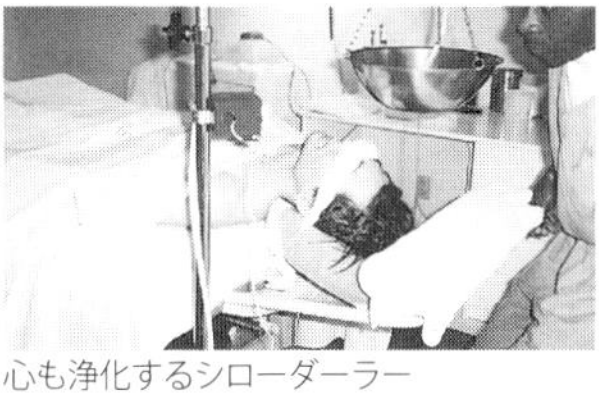
心も浄化するシローダーラー

過剰なドーシャやアーマなどを、5つの方法で排泄させるのが中心処置です。これは人体を1本のちくわに模した図（177ページ参照）で説明できます。ちくわの身は、シャーカーと呼ばれ、ここにアーマやドーシャ、スロータス、マラがあります。ちくわの中空部分は、コーシュタと呼ばれる胃腸管や鼻腔で、過剰なドーシャなどが導き出されます。

鼻からは経鼻法（ナスヤ）、口からは催《さい》吐《と》法（ヴァマナ）により、過剰なカパを出します。小腸からは瀉《しゃ》下《げ》法（ヴィレーチャナ）により過剰なピッタを、大腸からは肛門を通じて浣腸法（バスティ）により過剰なヴァータを出します。皮膚からはアーマや汚濁した血液を瀉血《しゃけつ》法（ラクタ・モークシャナ）により排泄させます。これら5つがパンチャカルマと呼ばれている方法です。

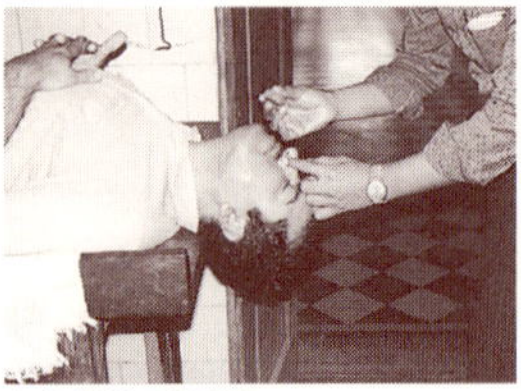
中心処置の経鼻法

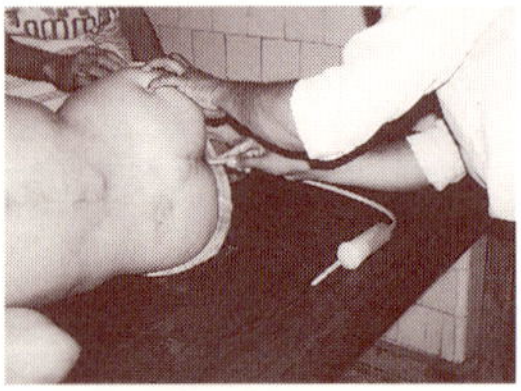
中心処置の浣腸法

❸後処置

前処置と中心処置を同じ日に続けて行うと、体は負担を受けています。そこで中心処置の後には、心身を安静にして、できるだけ静寂の状態を維持します。食事も軽くて消化しやすいものにして、特に肉や油っぽい食物は避けます。激しい運動や性行為なども治療中には禁じます。また、治療最終日以後でも、食事や活動をすぐに戻さないようにします。通常中心処置の期間の2倍程度をかけて、元の生活に戻していきます。

治療中、原則的には西洋医学の薬は中止しませんが、ハーブ製剤は一時中断し治療終了後から再開します。アーユルヴェーダでは、パンチャカルマ終了後に、ラサーヤナと呼ばれる強壮長寿薬を処方します。ラサーヤナの薬草効果は、治療によってきれいになった体に染みわたっていくのです。

洗練された海外パンチャカルマ施設

インドのヨーガにしても、アーユルヴェーダにしても、インド国内で行われていた時代にはほとんど知られていませんでしたが、一度欧米に普及するや、世界的な広がりを見せています。アーユルヴェーダが西欧社会で普及したのは、アメリカやドイツなどの先進諸国で行われたからです。西欧的合理主義で解釈され、洗練されることによって、アーユルヴェーダは私達にも理解しやすい形になったのです。その後、インド本国にも、南インド地方を中心に滞在型のパンチャカルマ施設が作られ、海外からの利用者を集めています。

私はドイツのトラーベン・トラバッハにあるマハリシアーユルヴェーダパンチャカルマセンターで治療を受けたことがあります。センター内は、電磁波の影響を避けるため、室内のあらゆる電気機器がシールド配線され、建物のすぐそばに小川が流れ、地下に治療室があるなど、すべてが癒しを意識した環境の中で治療が行われていました。また、患者は体質ごとに異なる室内環境（南向きか北向きか、調度品の形が四角か丸かなど）を用意されていました。

滞在型施設で行われるパンチャカルマは、診断後、前処置→中心処置→後処置の順で行われます。通常は中心処置だけで最低7～8日間必要です。

パンチャカルマの手順はまず、脈診などで体質と体調を診断した後、前処置として、アビヤンガと呼ばれる薬用オイル塗布を40分間程度行います。薬用オイルは体質にあったものを使います。なお、カパ体質では、ガルシャナと呼ばれる絹の手袋などでの刺激的な皮膚摩擦法を行うこともあります。その後、シローダーラーを20～30分間行い、心の浄化をします。その後には、薬草蒸気による蒸気サウナを25～30分間行います。

最後に、中心処置として必ずバスティ浣腸が行

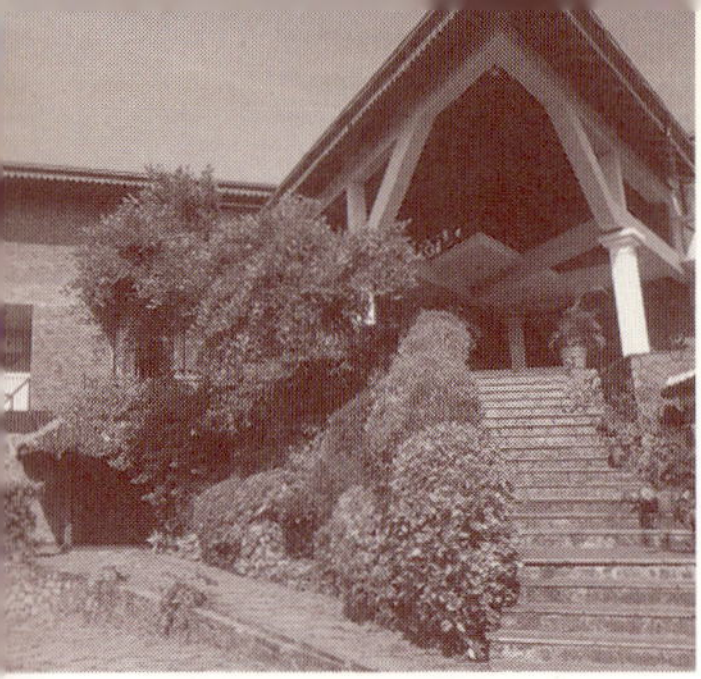

▲本格的な治療が体験できるスリランカの「ホテル ツリー オブ ライフ」

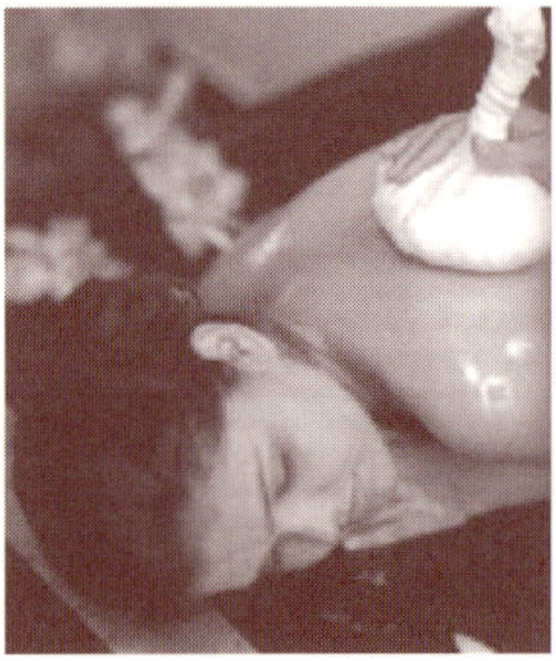

▲インド「IVAC」にてアビヤンガ

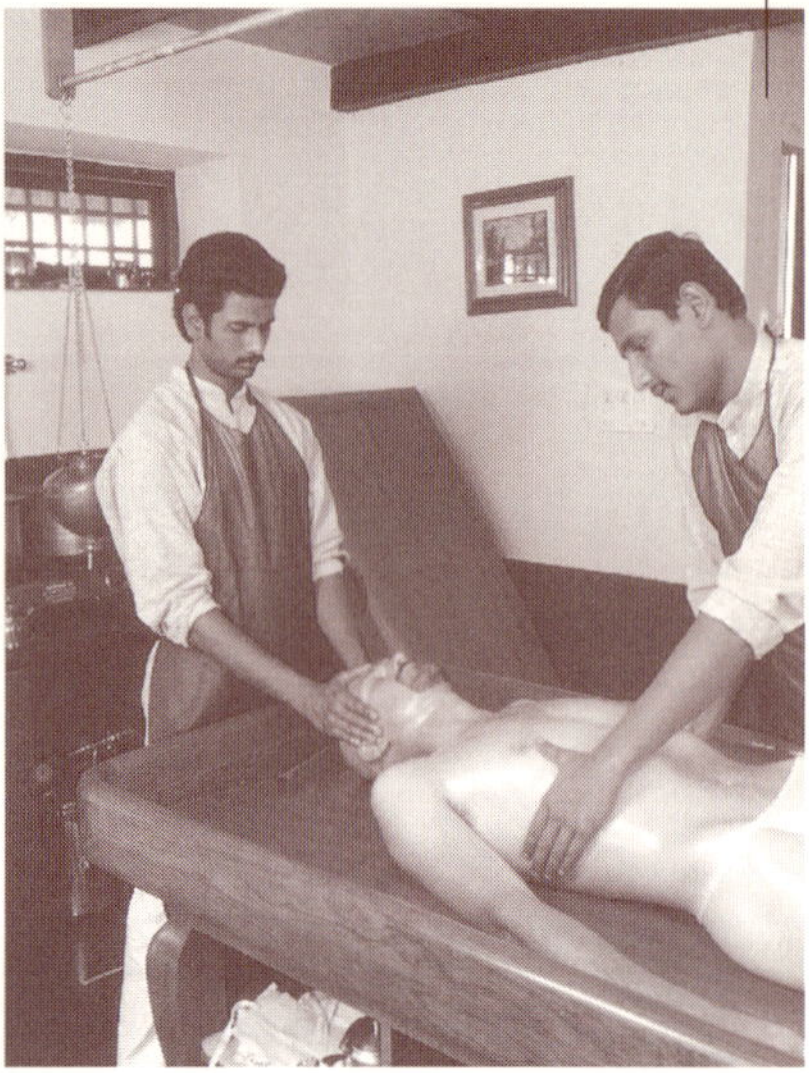

◀インド「タージアーユルヴェーダセンター」にて

われます。浣腸には、薬用ゴマ油を50㎖程度投与するアヌヴァーサナ・バスティ（A）と、薬草の煎液やゴマ油などを混合させて大量（500〜900㎖）投与するニルーハ・バスティ（N）に分かれ、この2つを交互に繰り返します。浣腸法以外にも、経鼻《けいび》法（ナスヤ）と呼ばれる薬用オイルの点鼻や、瀉血《しゃけつ》法（ラクタモークシャ）、催吐《さいと》法（ヴァマナ）なども行われることがあります。

中心処置の後は、後処置として、まずは30分程度静かに休息します。

以上のような治療を4〜5日間継続していると、人によっては体が痛んだり頭痛がしたりすることがあります。しかし、6日目ごろから急激に諸症状が改善します。これが好転反応と呼ばれるものです。種々の伝統的治療法では、瞑眩《めんげん》反応とも呼ばれます。これを通り過ぎると、体も心も、本当に軽く心地よくなり、これまでの体が自分のものではないような体験をすることもあります。パンチャカルマが、若返り療法と呼ばれて、世界の注目を集めている理由はここにあるのです。

リゾートでパンチャカルマ体験！

海外のアーユルヴェーダ施設

タージアーユルヴェーダセンター 連絡先（エアーリンク新橋内シーズ・クリエイト） ☎ 03-3501-4084（日本担当：木本、荒井） http://www.seascreate.com/	インド・カリカットのタージレジデンシーホテルの中にある。インドのアーユルヴェーダ団体の1つアーユシュマ・アーユルヴェーディック・トラストによって管理され、有資格医師、訓練されたセラピスト、ヨーガインストラクターが常駐している。
Hotel Tree of life 連絡先☎ 03-3409-1900（日本） ☎ 94-81-2499777（スリランカ） http://www.treeoflife.co.jp/	スリランカの古都キャンディから車で 20 分、ハヤラテナにあるリゾートホテルで本格的なアーユルヴェーダトリートメントが体験できる。
IVAC（アイバック） 連絡先☎ 91-821-2473437（インド） http://www.ayurindus.com/	日本アーユルヴェーダスクールの校長、Dr. クリシュナ U.K. が監修したインド・マイソールアーユルヴェーダセンター。インド式風水により建てられた施設。本格的パンチャカルマを体験できる。
マハリシ アーユルヴェーダセンター 連絡先：☎ 49-6541-7050（ドイツ）	ドイツ・トラーベントラバッハにある完成度の高いパンチャカルマセンター。部屋は体質別に用意され、壁紙からじゅうたん、家具まで体質別コンセプトに基づいている。すべてが癒しを意識した環境の中で、本格的なパンチャカルマを受けられる。
ソマティーラム アーユルヴェーダ ビーチリゾート 連絡先：☎ 91-471-2268101（インド） http://www.somatheeram.com/	インド・ケララ州の絵のように美しい海岸に建つ。マッサージセンターでは、科学アーユルヴェーダに基づいており、経験豊富な専門医やセラピストによって行われる。ケララ州政府より、質の高いアーユルヴェーダセンターとして認定認されている。ケララ州の伝統的な建物からなる宿泊施設に滞在し、ビーチリゾートを満喫しながら心身を癒すことができる。

日本で受けられるアーユルヴェーダ治療

日本では、アーユルヴェーダの治療には、保険がききません。また保険がきく治療ときかない治療を併用する混合診療がまだ解禁になっていないため、アーユルヴェーダの治療を提供している医療機関は、非常に数少ないのが現状です。しかしアーユルヴェーダの学校やアビヤンガのエステサロンなどは、徐々に増加しつつあります。

医療機関では、診療所と鍼灸院を併設することで、アーユルヴェーダの治療と保険がきく治療の両方を統合医療として提供している医院があります。この医療形態は将来の日本の医療形態を先取りしたものとして注目されています。そこでは、アーユルヴェーダ治療と同時に、現代医療、漢方、鍼灸治療などを総合的に、しかも比較的安価に受けることができます。その他にも、古代のインドの英知を純粋に受け継いで、アーユルヴェーダの治療のみを純粋に提供し、アンチエイジングや健康増進を目指している医療機関もあります。しかし欧米では、現代医学とアーユルヴェーダ、中国医学、その他の医療を統合した統合医療の時代に入っています。今後は統合医療の中で、アーユルヴェーダも、他の医療と一緒に提供されるようになっていくでしょう。なお、アーユルヴェーダの外科的治療法であるクシャーラ・スートラ（痔ろうの治療）は、２００６年現在、３つ以上の肛門科専門クリニックで行われています。

アーユルヴェーダの教育機関も、非常に数少ないものです。純粋なアーユルヴェーダの授業を提供しながら、インドのグジャラートアーユルヴェーダ大学などと提携したり、英国のアーユルヴェーダカレッジの日本校として機能している学校、インドだけでなくスリランカ政府のアーユルヴェーダ省などと連携しながら日本にアーユルヴェーダを普及させている学校などがあります。さらには、統合医

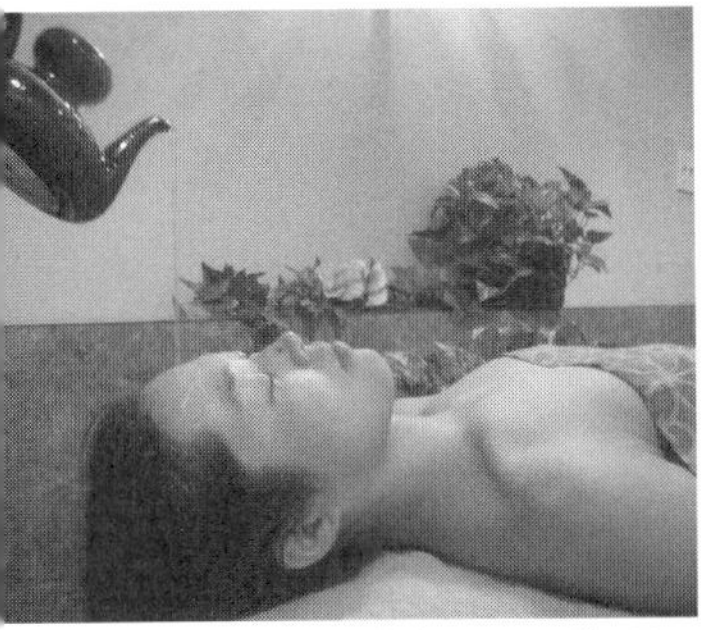

▲ナチュラ恵比寿のシローダーラー

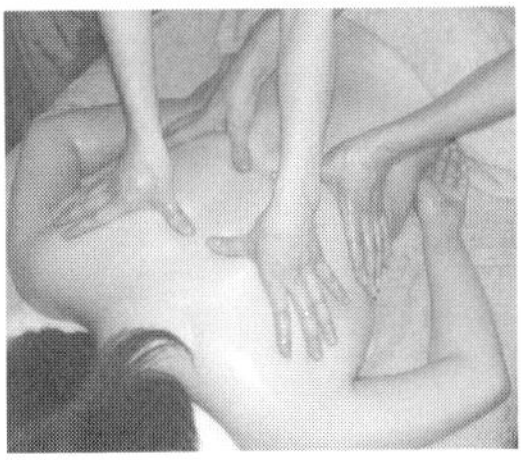

▲ビューティーライフ研究所のアビヤンガ

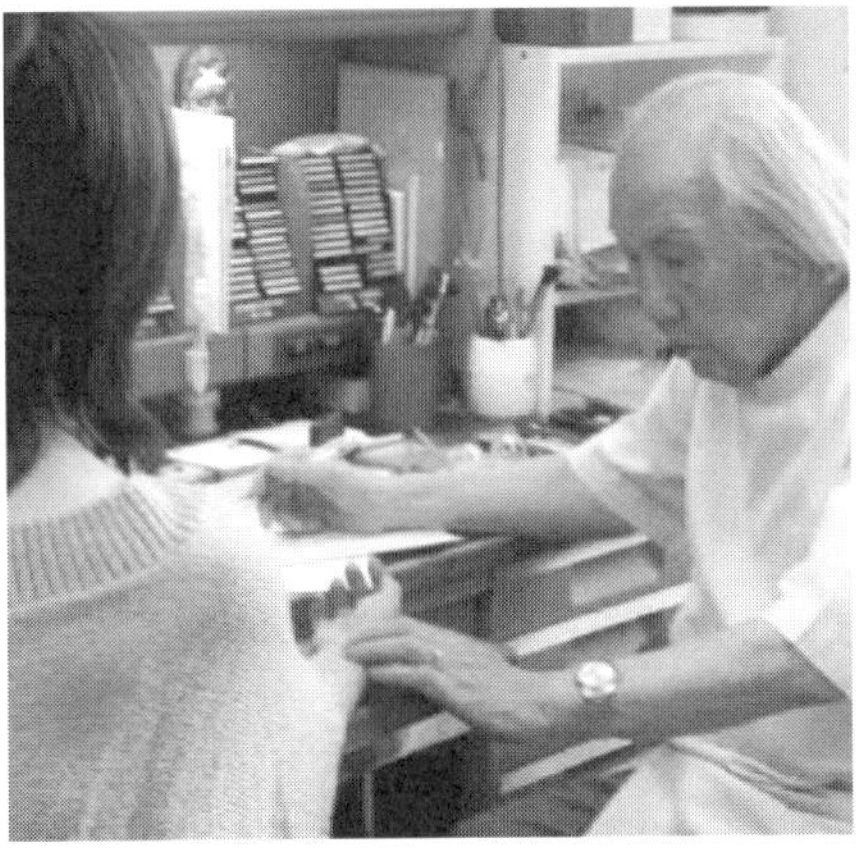

▲ハタイクリニックにて 脈診

療の流れの中で、アーユルヴェーダとヨーガ、タイ伝統医学なども統合しながら教育している学校などもあります。これらの学校では、主にアーユルヴェーダによる、アンチエイジング、健康増進、ストレス解消法を中心に教えています。将来的には、医療機関でも、美容や健康のためのアーユルヴェーダを提供するようになるでしょう。

現在、アーユルヴェーダは、統合医療の雛形として、種々の治療法や健康増進法を、その生命観の中で合理的にとらえることができます。今後は、実証に基づいてアーユルヴェーダを今一度見直し、取捨選択すれば、その可能性は、さらに開花することでしょう。「古いものだから、インドのものだから、大丈夫」という発想だけで突き進むのは危険です。アーユルヴェーダも、時代とともに知識を積み重ね、「生命の科学」として進化しているのです。特に、生だけでなく死をも含むアーユルヴェーダの生命観は、その実証が確立されてくれば、現代医学をしのぐ包括的な「真の生命科学」を構築することができるでしょう。

日本のアーユルヴェーダクリニック

ハタイクリニック 東京都目黒区中町 2-47-22 ☎ 03-3719-8598	日本のアーユルヴェーダ治療の先駆者、幡井勉院長のもと、インドの伝統医学であるアーユルヴェーダとロシア生まれのプラセンタ療法、漢方医学などを取り入れた統合医療を行っている。
マハリシ 南青山プライム クリニック 東京都港区南青山 1-15-2 ☎ 03-5414-7555	マハリシ・アーユルヴェーダの専門知識を持つ蓮村医師による診察、トリートメントが受けられ、パーフェクトヘルス、トータルビューティかいずれかを受診することができる。
マハリシ那須クリック 栃木県那須塩原市木綿畑字川原 2263-3 ☎ 0287-68-1153	アーユルヴェーダの専門医療機関。古代インドの建築学に基づいて建てられた「マハリシ総合研究所 ヴェーダの森那須」に宿泊しながら、パンチャカルマの治療が受けられる。
統合医療ビレッジ ライフアートクリニック 東京都千代田区六番町 6-5 六番町アンドロイドビル ☎ 03-3222-1055	医師の診察を経て行われるアーユルヴェーダのシローダーラーをはじめ、ホメオパシー、リンパ球療法、漢方、アロマテラピーなどの代替療法を取り入れて、生活習慣病、癌などの治療を行っている。
Ayur Space RAKU 東京都港区元麻布 3-12-44 コンド十番館 B1 ☎ 03-5414-3276	鍼灸手技療法、アーユルヴェーダの薬用オイルによるアビヤンガと発汗療法を組合せた治療など、続けられる気持ちのよい治療を行っている。ヨーガセラピーもあり、各個人別にメニューを作ってくれる。

日本のアビヤンガショップ

Natura 恵比寿 東京都渋谷区恵比寿 1-7-12 追分ビル 3F ☎ 03-3444-5444	本書のヨーガページも執筆した西川眞知子先生のサロン。30 年以上の研究に基づいたトリートメントやシローダーラーなど、個々人の体質、体調、目的に合ったコースが受けられる。
AYUSHA　生活の木 東京都渋谷区神宮前 6-3-8 ☎ 03-3409-1807	本場スリランカの Hotel Tree of life と同じメニューのトリートメントや肩・背中、頭などのコースが受けられる。
Bija アーユルヴェーダサロン 京都府京都市下京区綾小路通室町西入善長寺町 140-1　グランドビル 21 ☎ 075-321-3777	京都・四条烏丸駅から 3 分のところにあるサロン。街中とは思えないほど静かで落ち着いた雰囲気の中でアビヤンガなどのトリートメントが受けられる。ロイヤルサロンで特別メニューも受けられる。
PRAVA　代々木店 東京都渋谷区千駄ヶ谷 4-27-1 ビューティータワー　8F ☎ 03-6775-7070	スタッフは全員、英国アーユルヴェーダカレッジ日本附属校卒業生。アーユルヴェーダ理論に基づく「心と身体」を癒すサロン。オイルはスリランカから直輸入の品質の高いオーガニックオイルを使用。
サトヴィック 東京都文京区大塚 6-29-3 ☎ 03-3942-2630	インドの伝統的手法により作られたカイラリ社のオイルを使用して行われるトリートメント。日本に滞在しているアーユルヴェーダの女医、アーシャ医師による健康カウンセリングなどのコースもある。
ビューティーライフ研究所 東京都江戸川区松島 3-12-11 ☎ 03-3674-3568	本格的なアーユルヴェーダ・トリートメントと心理カウンセリングやセミナー、薬膳スープカレーも楽しめる、トータルコンセプトのケアハウス。アーユルヴェーダ商品の販売や『コスメクッキング』も楽しめる。

● INFORMATION

アーユルヴェーダ・スクール

アーユルヴェーダ ネイチャーケアカレッジ

東京都港区白金台 5-11-2
バルビゾン 20 5F
☎ 03-3444-0334

本書の執筆者の1人である西川眞知子先生のスクール。日常生活全般に渡って健康や美容をアドバイスできるアーユルヴェーダライフコンサルタントを育成する。ボディー、ヘルス&ビューティ、ウェルネスカウンセラーの3つのコースに分かれて認定される。手軽に学べる1日セミナーやアーユルヴェーダヨーガ、レイキヒーリングなど短期スクールメニューもある。

日本アーユルヴェーダ・スクール

東京都目黒区中町 2-47-22-101
☎ 03-3792-2054

日本の文化・生活に沿った生きたアーユルヴェーダが学べ、インド国立グジャラート・アーユルヴェーダ大学と提携している日本で唯一のスクール。1年終了ごとに認定証が授与され、2、3年生はかなり専門的なレベルで勉強する。またペットのためのアーユルヴェーダ、ナチュラルケア・アドバイザー養成コースも開講される。

英国アーユルヴェーダカレッジ 日本附属校

東京都渋谷区千駄ヶ谷 4-27-1
ビューティータワー 4F
☎ 03-6775-7100

ビューティーケアの知識に体系だったアーユルヴェーダの原理を応用した知識や技能をアーユルヴェーダドクターからインターネットや来日授業で専門的に学べる。英国本校は昨年9月より国立ミドルセックス大学健康科学科になり新たにスタート。

Bija アーユルヴェーダスクール

京都府京都市下京区綾小路通室町
西入善長寺町 140-1 グランドビル 21
☎ 075-321-3777

理論と実技の両方を学べる入門コースから、卒業生のための開業・実践のための応用クラス、クォンタムプロフェッショナルコースがある。

ジャパン・アーユルヴェーダ・グールクラ

東京都世田谷区
玉川田園調布 2-17-8 セトル田園調布
☎ 044-430-5072

アーユルヴェーダの基礎を楽しく学ぶ、シヴァ・アーユルヴェーダ・ベーシック講座をはじめ、オイルマッサージ、クッキング専門家養成などのコースがある。北インドで臨床医として活躍しているドクターパルタップの指導のもと、実生活に役立つアーユルヴェーダを提供。

INFORMATION

ヨーガ・スクール

日本ヨーガ禅道友会
京都府八幡市　☎ 075-971-5200

富山ヨーガ教室
富山県富山市　☎ 076-491-3666

日本ヨーガ学会
東京都新宿区　雪山社・東京瑜伽大学
☎ 03-3208-6474

社団法人ヨーガ研究所
福井県福井市　☎ 0776-22-6537

日本ヨガ瞑想学校
九州本校
福岡県福岡市　☎ 092-711-0504

友永ヨーガ学院
東京都杉並区上荻　☎ 03-3393-5481

be yoga japan
東京都港区　☎ 080-1057-4769

NPO 法人国際ヨガ協会
大阪府吹田市　☎ 0120-81-0550

NAY ヨガスクール
東京都新宿区　☎ 03-3203-3831

インターナショナル
ヨガセンター /
アシュタンガヨガジャパン
東京都杉並区　☎ 03-5397-2741

セントラルカルチャールーム
千葉県松戸市　☎ 03-3239-0560

深堀ヨガスクール
東京都新宿区　☎ 03-3365-3203

SLOW-FLOW
東京都港区　☎ 03-3475-8102

Sun & Moon　Yoga
東京都品川区　☎ 03-3280-6383

日本フィットネスヨーガ協会
東京都品川区　☎ 03-3440-3415

クリパル・ヨガスタジオ
東京都渋谷区　☎ 03-3780-6002

tokyo-yoga.com
東京都渋谷区　☎ 03-5458-1082

日本ナチュラルヒーリングセンター
東京都港区　☎ 03-3444-0334

● 巻 末 情 報

アーユルヴェーダ・グッズ購入先

日本ナチュラルヒーリングセンター ガルシャナ絹手袋、ネイティーポット	東京都港区	☎ 03-3444-0334
フィロソフィー オブ ロハス 花染めのヨーガウェアなど	東京都渋谷区	☎ 03-3479-7074
仲善 長コショウなど南の島のハーブ	沖縄県島尻郡知念村	☎ 098-949-1188
生活の木 ハーブ、オイル、ティーなど	東京都渋谷区	☎ 03-3409-1778
サトヴィック オイル、パック、シャンプーなど	東京都文京区	☎ 03-3942-2630
シガリオ 玄米全粒粉、玄米香琲	東京都港区	☎ 03-5511-8871
アムリット アーユルヴェーダの健康食品、アロマ用品	三重県三重郡	☎ 0593-65-8631
モナ アーユルヴェーダ製品	神奈川県横浜市	☎ 045-784-7126
マギー マッサージオイル、健康食品など	東京都港区	☎ 03-5777-5311
エイベック&マーヤフィールド オイル、ハーブティーなど	東京都小金井市	☎ 042-387-5972
竹本油脂 ゴマ油	愛知県蒲郡市	0120-77-1150
出雲造機 タングスクレイパー	島根県出雲市	☎ 0854-23-2111

研究機関

東洋伝承医学研究所	東京都目黒区中町 2-47-22-101	☎ 03-3792-2054
富山県国際伝統医学センター	富山県富山市友杉 151	☎ 076-428-0830

INDEX　ヨーガのポーズ

INDEX

●スタッフ

構成　山本和歌子
スタイリング　島もとこ
撮影　末松正義、森カズシゲ
イラスト　もり谷ゆみ
デザイン　釜内由紀江（GRID）
太田久美子、井上大輔（GRID）
編集　エディトルーム・カノン
和田菜穂子（地球丸）

●取材・撮影協力

本書作製にあたり、ご協力いただきました皆様に感謝いたします。
塚本有紀子さん（ポーズモデル）/フィロソフィー オブ ロハス（モデル衣装協力）/ナチュラ恵比寿（P183写真提供）/日本アーユルヴェーダ・スクール（P180写真提供）/ハタイクリニック（P183写真提供）/シーズ・クリエイト（P180写真提供）/生活の木（P180写真提供）/仲善（P144写真「フィファチ」提供）/ビューティーライフ研究所（P183写真提供）

●参考文献

「インドの生命科学アーユルヴェーダ」（上馬場和夫・西川眞知子著、農文協）、「心とからだによく効くインド健康術」（上馬場和夫・西川眞知子著、KKベストセラーズ）、「アーユルヴェーダ＆マルマ療法」（上馬場和夫・西川眞知子監訳、産調出版）ほか

アーユルヴェーダ入門

2006年3月25日　初版第1刷発行
2008年4月30日　第3刷発行
発行者　菅井康司
発行所　株式会社 地球丸
〒105-0004 東京都港区新橋6-14-5
03-3432-7925（編集部）
03-3432-7901（営業部）
http://www.chikyumaru.co.jp/
印刷・製本　大日本印刷株式会社

ISBN978-4-86067-124-2　C2077

著者

上馬場和夫

昭和53年、広島大学医学部卒業。虎の門病院内科、北里研究所、富山県国際伝統医学センター次長を経て、現在、富山大学和漢医薬学総合研究所客員教授。アーユルヴェーダ脈診の研究に対して、1994年、インドのグジャラート・アーユルヴェーダ大学からゴールドメダルを授与された。

医学博士、日本アーユルヴェーダ学会理事。日本臨床薬理学会評議員。日本温泉気候物理医学会認定医＆評議員。NPO法人日本タッチ・コミュニケーション協会理事。国立健康栄養研究所NR（栄養情報担当者）。

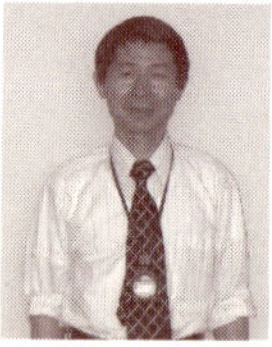

西川眞知子

幼少時から精神世界に興味を持つ。大学時代にインド、アメリカなどを歴訪しヨーガや自然療法に出会う。世界のセラピーとアーユルヴェーダの接点を求める研究と指導を行っている。

日本ナチュラルヒーリングセンター代表。アーユルヴェーダ・ネイチャーケアカレッジ校長。日本アーユルヴェーダ学会評議委員。

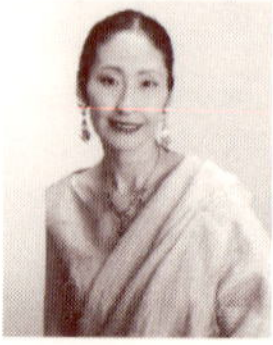